KNAUR
MENSSANA

Renate Bruckmann

Unter der Gürtellinie

Unerklärliche Beschwerden im urogenitalen Bereich körpertherapeutisch verstehen und behandeln

KNAUR
MENSSANA

Die in diesem Buch vorgestellten Übungen wurden von der Autorin und dem Verlag sorgfältig geprüft und haben sich in der Praxis bewährt. Dennoch kann keine Garantie für das Ergebnis übernommen werden. Der Verlag und die Autorin schließen jegliche Haftung für Gesundheits- und Personenschäden aus.

Besuchen Sie uns im Internet:
www.mens-sana.de

MIX
Papier | Fördert gute Waldnutzung
FSC® C018236

Originalausgabe August 2020

Ein Imprint der Verlagsgruppe
Droemer Knaur GmbH & Co. KG
Landsberger Straße 346, 80687 München

Redaktion: Ralf Lay
Covergestaltung: ZERO Werbeagentur, München
Abbildungen im Innenteil: Alle Fotos im Buch von Angelika Klein, Saarbrücken, außer macrowildlife/Shutterstock.com: Abbildung 9
Alle Illustrationen im Buch von Undine Rau, Glinzendorf, Österreich, außer fascialnet.com: Abbildung 2;
le-tex publishing services GmbH, Leipzig: Abbildungen 3 und 27;
Uncle Leo/Shutterstock.com: Abbildung 26
Satz: Adobe InDesign im Verlag
Druck und Bindung: Drukarnia Dimograf Sp. z o. o., Bielsko-Biała, Polen
ISBN 978-3-426-65866-6

Kontaktadresse nach EU-Produktsicherheitsverordnung:
produktsicherheit@droemer-knaur.de

7 6 5 4

Inhalt

Vorwort
von Dr. Helga Pohl

Ich freue mich sehr, dass Renate Bruckmann dieses Buch über die urogenitalen Beschwerden ohne organischen Befund geschrieben hat. Das Thema ist mir seit Langem ein Herzensanliegen und begleitet mich vom Beginn meiner körpertherapeutischen Tätigkeit in den 1990er-Jahren an. Damals arbeitete ich eng mit dem Urologen Dr. Ernst Albrecht Günthert zusammen, der sich in Deutschland wohl als Erster mit dem Thema Psychosomatik und Muskelverspannungen in der Urologie befasste. Er führte mich in dieses faszinierende Thema ein, schilderte mir detailliert die verschiedenen funktionellen Krankheiten auf diesem Gebiet und schickte mir viele Patienten, die er urologisch voruntersucht hatte und denen seiner Überzeugung nach mit »normaler« Urologie allein nicht zu helfen war. Dadurch bildeten die urogenitalen Beschwerden von Anfang an einen Schwerpunkt der sich entwickelnden Pohltherapie® (die damals noch »Sensomotorische Körpertherapie nach Dr. Pohl®« hieß) – sowohl vom theoretischen Verständnis wie auch von der praktischen Anwendung her. Als ich bei den Behandlungen die Leidensgeschichten dieser Patienten hörte, deren Elend man sich als Außenstehender kaum vorstellen kann, wuchs in mir ein besonderes emotionales Engagement für sie.

Die Verantwortung, gerade diesen Patienten mehr und umfassender zu helfen, als ich es allein konnte, bildete für mich einen Hauptmotor, die Ausbildung in Pohltherapie® zu konzipieren und mein Wissen und meine Erfahrungen auf diesem Gebiet weiterzugeben. Innerhalb der Ausbildung versuchte ich, das Engagement für diese verzweifelten, meist »austherapierten« Patienten, für die es keine andere Hilfe gab, an meine Ausbildungsteilnehmer zu vermitteln. Diejenige, bei der dieses Anliegen am meisten ankam, war Renate Bruckmann!

Sie widmete sich dem Thema von Anfang an mit Feuereifer und hat sich im Laufe der letzten Jahre zu *der* Spezialistin auf diesem Gebiet in Deutschland entwickelt. Als seltener Glücksfall vereint sie mehrere Talente in sich, die den Lesern mit diesem Buch auf allen Ebenen zugutekommen: Zum einen ist sie eine begnadete Therapeutin, voll Empathie, Wissen und Know-how, wovon die Falldarstellungen in diesem Buch zeugen. Außerdem verfügt sie über die seltene Gabe, ihren reichen Schatz an praktischen Erfahrungen systematisch darzustellen und ihn mit theoretischem Wissen zu ergänzen. Sie hat fundiert die wissenschaftliche Literatur durchforscht und empirische Forschungsergebnisse zusammengetragen und damit das Wissen und das Vorgehen der Pohltherapie® auf diesem Gebiet sehr eigenständig präzisiert, systematisiert, weiterentwickelt und um wertvolle Ergänzungen bereichert. Und nicht nur das: Renate Bruckmann kann ihre Ergebnisse in einer für Laien wie Fachleute so fesselnden, lebendigen und verständlichen Sprache darstellen, dass man ihr Buch kaum aus der Hand legen will. Daher ist dem Buch eine breite Leserschaft zu wünschen.

In erster Linie wünsche ich mir und Renate Bruckmann, dass dieses Buch seinen Weg zu den *Betroffenen* findet. Vielen von ihnen wird es schon beim Lesen helfen, da sie hier ihre eigenen Leiden wiederfinden werden und sie erstmals zu verstehen beginnen. Bis heute sind die urogenitalen Beschwerden ja ein schambesetztes Thema, das in der Öffentlichkeit kaum erwähnt wird und das man selbst im privaten Bereich oft verschweigt. Dadurch denkt jeder, er wäre der Einzige mit solchen »komischen« Beschwerden. Die Betroffenen werden erleichtert von vielen Leidensgenossen lesen. Sie werden erfahren, dass sie *nicht* die Einzigen sind, dass sie sich diese Beschwerden nicht einbilden und dass ihre Leiden gar nicht so »komisch« und unbegreiflich sind, sondern genauso verstanden, akzeptiert und behandelt werden können wie beispielsweise Kopfschmerzen oder Rückenschmerzen. Schon das dürfte sie entängstigen und damit etwas entspannen lassen, was zur Verbesserung ihrer Beschwerden beitragen kann.

Mehr wird ihnen helfen, wenn sie sich auf das in diesem Buch vermittelte Körperbewusstseinstraining der Pohltherapie® einlassen und damit eigene schädliche »spannende Gewohnheiten« entdecken und sich vielleicht schon etwas davon befreien können. Noch mehr wird ihnen helfen, wenn sie die hier beschriebenen Übungen und Selbstbehandlungen ausprobieren. Und erst recht wird ihnen helfen, wenn sie

lesen, dass es die Pohltherapeuten gibt, die ihnen genau bei ihren Problemen kompetent helfen können.
Sicher wird das Buch auch die *Fachleute* ansprechen, in deren Praxen sich diese Patienten sammeln: Urologen und Gynäkologen, Allgemeinmediziner, aber auch Psychologen, Psychotherapeuten und Psychiater und Heilpraktiker. Für sie dürfte dieses Buch ein hilfreiches Nachschlagewerk sein. Es wird ihnen das Verständnis für diese Art von Patienten erleichtern, denen sie in der Vergangenheit häufig nicht so helfen konnten, wie sie gern würden, weil ihnen die ganz speziellen Kenntnisse auf diesem Gebiet bisher fehlten. Ihre Patienten werden sich von ihnen verstanden und angenommen fühlen, auch wenn sie sie dann kompetent überweisen. Vielleicht werden sie durch dieses Buch angeregt, schon selbst die entsprechenden Muskel- und Bindegewebspartien bei ihren Patienten zu palpieren und so nicht nur eine ausschließende, sondern eine positive Diagnose auf verspannungsbedingte Störungen stellen zu können. Eventuell werden sogar manche Fachleute selbst eine Ausbildung in Pohltherapie® ansteuern, sodass sie ihr Behandlungsspektrum zum Segen ihrer Patienten erweitern können.
Schließlich ist zu wünschen, dass dieses Buch auch einer breiten Öffentlichkeit zugänglich wird, nicht nur Menschen, die sich heute eigenverantwortlich mit Gesundheitsthemen beschäftigen und Angehörige, Freunde und Kollegen besser verstehen und ihnen zur Seite stehen möchten, sondern dass das Buch auch in sämtlichen Medien einen großen Widerhall findet. Ich habe die Vision, dass durch dieses Buch von Renate Bruckmann das Thema der urogenitalen Beschwerden so enttabuisiert wird, dass man über solche Störungsbilder genauso häufig berichtet, offen spricht und diskutiert wie über andere Erkrankungen und dass damit vielen Menschen sehr bald geholfen werden kann.

Danke, Renate!

Einführung

»Ich muss zuweilen zehnmal in einer Nacht auf die Toilette, und nach dem Wasserlassen brennt es.«
»Beim Sitzen habe ich mehr oder weniger ständig Schmerzen.«
»Nach dem Orgasmus habe ich tagelang Krämpfe im Damm und im Penis, die nur schwer zu ertragen sind.«
»Ich habe das Gefühl, als würde meine Scheide platzen.«
»Es fühlt sich an, als würde ein Stück glühende Kohle in meinem After stecken.«
»In meinem Unterbauch ist so ein widerliches Gefühl, das auch mit Schmerztabletten nicht besser wird.«

Diese Patientinnen und Patienten haben keine organischen oder psychischen Erkrankungen, sondern verspannte Muskeln im Becken. Es kann Männer wie Frauen treffen, die Symptome müssen nicht immer so dramatisch ausfallen, beeinträchtigen das Leben aber oft massiv: Beruf und Familie, Partnerschaft und Hobby, nichts läuft mehr wie gewohnt. Das kostet Energie und Lebensfreude. Die Beschwerden sind vielfältig und wechselhaft, sie verändern sich in Stärke, Charakter und Lokalisation. Manche leiden schon lang, viele haben Angst, ihre Beschwerden nicht mehr loszuwerden. Auch wenn ihre Organe gesund sind und sie »nur« Verspannungen haben, sind sie wirklich schlecht dran, und das Beste wäre, ihnen einfach zu glauben.
In der Öffentlichkeit wird diese Art von Beschwerden kaum diskutiert, und sie sind auch kein partytaugliches Gesprächsthema. Niemand würde auf die Frage eines Bekannten, wie es denn so gehe, antworten: »Danke der Nachfrage, ich habe Schmerzen nach dem Wasserlassen und ein Fremdkörpergefühl im After.« Die Betroffenen wissen dadurch nicht, dass das Problem weitverbreitet ist. Dabei kann es jeden betreffen, den Studenten genauso wie die Großmutter, den Lageristen wie die Anwältin und manchmal auch Kinder.
Das Becken ist ein weitgehend unsichtbarer Bereich und anatomisch komplex. Es gibt Öffnungen, Organe, Leitungswege mit ganz unterschiedlichen Prozessen und Empfindungen: Fortpflanzung und

Zyklus, Sexualität und Ausscheidung. Und alles so nah beieinander, dass man nicht besonders verklemmt sein muss, um das ein bisschen unheimlich zu finden. Man denkt also nicht zuerst an Muskeln, wenn es zu Schmerzen im Becken kommt, während es für die meisten Menschen bei Schmerzen in ihrer Wade ganz naheliegend ist, an ihren Wadenmuskel zu denken, erst recht nach einer langen Wanderung. Die Muskeln innen und außen am Becken verhalten sich aber auch nicht anders als die Wadenmuskeln: Eine Überbelastung zieht Schmerzen und Funktionsstörungen nach sich.

In der Regel haben unsere Patienten viele Besuche bei Gynäkologen, Urologen, Proktologen, Neurologen und so weiter hinter sich und alle Organe untersuchen lassen. Trotzdem wird meist keine befriedigende Erklärung dafür gefunden. Die Patienten freuen sich nicht, wenn man ihnen sagt, sie hätten nichts oder nur psychische Störungen, da sie spüren, dass etwas in ihrem Becken nicht in Ordnung sein kann, wenn es so wehtut. So wechseln sie den Arzt und lassen die gleiche Diagnostik wieder und wieder durchführen. Viel sinnvoller wäre es stattdessen, systematisch Muskeln und Faszien zu untersuchen. Dann könnte man feststellen, ob Verspannungen der Grund sein können, und wenn ja, eine geeignete Therapie beginnen, die an den Ursachen ansetzt. Das könnte den Patienten Leid (und den Kostenträgern Geld) ersparen. Ich bin absolut sicher, dass die Einnahme etlicher Medikamente, viele Mehrfachdiagnostiken und manche Operationen damit obsolet wären.

Die Pohltherapie® wurde entwickelt, um Menschen mit chronischen Schmerzen und Funktionsstörungen zu helfen, und ist ein Verfahren, das oft selbst dann noch helfen kann, wenn vieles andere nicht gewirkt hat. Aus meiner Erfahrung als Pohltherapeutin ist dieses Buch entstanden. Ich habe es geschrieben, damit die vielen Betroffenen verstehen, woher ihre Beschwerden kommen, und erkennen, was sie dagegen tun können. Etliche Patienten sind mir noch gut erinnerlich, und ich habe ihre Geschichten (wenngleich verfremdet) in das Buch einfließen lassen.

Das Verstehen der Ursachen mindert die Sorgen, Übungen und Anleitungen zur Selbstbehandlung helfen, die Beschwerden zu verringern. Auch wenn Sie sich lieber behandeln lassen, als es selbst zu lernen, kann das Buch Sie durch die Therapie begleiten und Ihnen Nachschlagewerk und Unterstützung sein.

Wie schnell es besser wird, ist verschieden: Manchmal geht es recht bald, häufiger braucht es Geduld, und selten funktioniert es auch nicht. Nach meiner Praxiserfahrung erreichen wir in gut 75 Prozent das Ziel: Die Beschwerden bessern sich, die Funktionen kehren zurück. Gemessen an dem, was viele hinter sich haben, sind das Ergebnisse, die sich wirklich sehen lassen können.

Manchmal sehe ich mir einen schwer belasteten Patienten an und denke, dass der Mensch, den ich vor mir habe, nicht der Mensch ist, wie er eigentlich gedacht ist. Es liegt etwas über ihm, ein Schatten, eine Verzerrung gewissermaßen. Doch irgendwann im Lauf der Behandlung passiert etwas Verblüffendes: Das Eigentliche kommt wieder hervor – ohne diese »Verschattung«, so, wie der Mensch war, bevor all das losging. Das ist immer ein bewegender Moment für mich, und es geschieht, sobald die Beschwerden besser werden und die Betroffenen sicher geworden sind, auf dem richtigen Weg zu sein. Wenn ich meinen Eindruck mitteile, sagen sie: »Ja, ich habe mein Leben wieder zurück, ich arbeite, mache Sport, gehe aus und weiß endlich, was ich tun kann.« Dafür lohnt sich jeder Aufwand.

Das Buch hat drei Teile. In *Teil 1* erkläre ich die Zusammenhänge zwischen Schmerzen, Missempfindungen, Funktionsstörungen und Verspannungen. Falldarstellungen und Symptombeschreibungen helfen bei der Einordnung der eigenen Beschwerden. Mit den Spürübungen wird das Gelesene klarer und das Verständnis für den eigenen Körper größer. Weil ich weiß, wie ungeduldig man beim Lesen werden kann, wenn man ein Problem hat und eine Lösung dafür sucht, gibt es schon bei den Symptombeschreibungen Hinweise auf Lösungen und Hilfen mit der entsprechenden Seitenzahl. So können Sie direkt anfangen, Ihr Problem anzugehen, und sich nach und nach aneignen, was nötig ist, um Ihre Beschwerden in den Griff zu bekommen.

In *Teil 2* geht es darum herauszufinden, woher Sie Ihre Daueranspannung haben und was sie aufrechterhält. Dabei spielen »spannende Gewohnheiten im Alltag und andere Einflüsse eine Rolle. Auch hier gilt: Spürübungen mitmachen. Sie kommen so viel schneller dahinter, wie Sie Ihre Beschwerden selbst beeinflussen können.

In *Teil 3* erfahren Sie, wie Sie mit einem täglichen kurzen Übungsprogramm Ihren Körper und Ihr Becken wieder beweglich, locker und kraftvoll bekommen. Mentale Übungen helfen bei der Bewältigung von Stress und Sorgen. Sie erfahren, wie die Pohltherapie® Ihnen zu helfen vermag, und lernen, sich selbst nach diesem Konzept zu behandeln. Schließlich gehe ich auf weitere Aspekte ein, die zusätzlich eine Rolle spielen können, und gebe Tipps, was man noch tun kann.

Für besonders interessierte Leserinnen und Leser gibt es hin und wieder kleine Exkurse zu Körperfunktionen, Neurobiologie und Anatomie. Sie erweitern Ihr Verständnis, wenn Sie es genauer wissen wollen.

Den ersten Schritt haben Sie schon getan, indem Sie zu lesen begonnen haben. Sie werden sehen, dass es damit allein nicht getan ist, wenn Sie Ihre Beschwerden loswerden wollen. Das wäre nämlich so, als wären Sie hungrig und läsen ein Kochrezept, statt sich Essen zu kochen. Sie wüssten theoretisch, wie es vielleicht ginge, aber Sie würden nicht satt.

Für ganz Ungeduldige: Wenn Sie wissen wollen, ob Ihre Beschwerden muskulär bedingt sein können, machen Sie den Test auf Seite 24 f.

Ich wünsche Ihnen beim Lesen und beim Spüren hilfreiche Erkenntnisse und Erfahrungen und vor allem: gute Besserung! Fassen Sie Mut und beginnen Sie.

Teil 1:
Beschwerden verstehen

In *Teil 1* können Sie erkennen, ob Ihre Beschwerden möglicherweise muskulär bedingt sind, und verstehen, wie es so weit gekommen ist. Fakten und Wissen über die Zusammenhänge zwischen Anspannung und Symptomen sowie Patientengeschichten erleichtern die Einordnung der eigenen Beschwerden und Diagnosen. So können Sie dann die nächsten Schritte auf dem Weg der Besserung angehen.

Verspannungen als Ursachen chronischer Beckenbeschwerden

Wenn Sie an Beschwerden im urogenitalen Bereich leiden, werden Sie sich oft gefragt haben, woher Ihre Beschwerden kommen. Vielleicht haben Sie unterschiedliche Diagnosen erhalten und Behandlungsversuche gemacht, die Ihnen wenig oder gar nicht halfen. Möglicherweise haben Sie schon einmal daran gedacht, dass Ihre Beschwerden mit Verspannungen in Ihrem Körper, Ihren Muskeln zusammenhängen könnten. Eventuell spüren Sie sogar, dass es Verkrampfungen sind, die Ihr Becken leiden lassen. Vielleicht gehören Sie auch zu den Menschen, die es für absolut undenkbar halten, dass derartig starke Schmerzen und Funktionsstörungen »nur« von Verspannungen kommen können. Doch es kann durchaus möglich sein: Selbst stärkste Schmerzen, nervtötende Missempfindungen und quälende Funktionsstörungen der Blase, des Genitals und des Rektums können durch chronisch verspannte Muskeln und Bindegewebe oder Faszien verursacht werden.

Spannen Sie jetzt ganz leicht tief innen die Pobacken, und halten Sie die Spannung. Macht man das dauernd, merkt man es gar nicht mehr, und irgendwann beschweren sich die überlasteten Muskeln, und man bekommt Schmerzen am Steißbein. Man konsultiert den Arzt, und schließlich wird die Diagnose »Coccygodynie« gestellt. Der Zungenbrecher besagt nichts anderes, als dass einem das Steißbein (Os coccygis) wehtut. Warum, wird nicht gesagt – und auch nicht, was man dagegen tun kann. Wenn man immer weiter das Gesäß anspannt, bringt das auch den Beckenboden in Not, weil er ebenfalls am Steißbein ansetzt; und schon hat man die nächste Beschwerde: Hämorrhoiden. Das ist dann wenigstens etwas Fassbares im Gegensatz zur Coccygodynie, und man bekommt eine Therapie. Fühlt es sich dagegen so an, als stecke eine Walnuss im After und komme nicht heraus, wird man dagegen leicht in die Psychoecke gestellt.

Das »Nussgefühl«, die Schmerzen, die Hämorrhoiden, all das kommt tatsächlich nur vom ständigen Anspannen der Pobacken. Wenn es ganz schlecht läuft, wird man operiert oder kommt in die Psychosomatik, was beides nicht gegen das Anspannen hilft. Der Geplagte merkt in der Regel nicht, dass er mehr oder weniger ständig den Po anspannt, oder falls es ihm doch mal aufgefallen ist, hat er nie darüber nachgedacht, dass das etwas mit seinen Beschwerden zu tun haben könnte.

Dass chronische Schmerzen durch Verspannungen verursacht werden können, habe ich nicht selbst herausgefunden, und es ist auch keine neue Erkenntnis. Schon vor fast hundert Jahren hat man diesen Zusammenhang entdeckt, früher nannte man diese Stellen im Körper »Myogelosen« (Muskelhärten). Heute nennt man sie »Trigger-« oder einfach »Schmerzpunkte«, in diesem Buch ist mit den Begriffen das Gleiche gemeint. Durch die neuere Forschung weiß man, dass auch die Faszien, also das Bindegewebe um die Muskeln herum und unter der Haut, Schmerzen und Missempfindungen auslösen können.

Mit den Händen sind die Verspannungen meist tastbar. Sie liegen in den Muskeln, wo man sie als verhärtete Stränge oder Punkte ertasten kann und Druck Schmerz auslöst, und im Bindegewebe, wo man sie oft sogar von außen sehen kann, weil sie bei Bewegung nicht recht mitmachen. Beim Tasten fühlt dieses Bindegewebe sich für Therapeuten zäh und dick an. Manchmal kann der Druck auf einen bestimmten Punkt auch Schmerz in einer anderen Region im Körper auslösen. Wir werden sehen, wie diese tastbaren Befunde mit den Beschwerden zusammenhängen und wie es gelingen kann, sie aufzulösen.

Verspannungen in Muskeln und im Bindegewebe können durch Fehlhaltungen und die Gewohnheit entstehen, sich in bestimmten Bereichen ständig anzuspannen. Auch Belastungen wie Entzündungen, Operationen, Verletzungen (auch scheinbar unbedeutende) können solche Dauerkontraktionen bewirken. Sie können überall im Körper auftreten und Schmerzen, Missempfindungen und Funktionsstörungen auslösen, im Rücken, im Nacken, in den Beinen genauso wie im Beckenbereich.

Mit der Pohltherapie® kann man solche Verspannungen auffinden und behandeln. Wir untersuchen die Patienten und analysieren ihre Bewegungsgewohnheiten und Körperhaltungen. Dabei stellen wir in der Regel Befunde, welche die Beschwerden erklären können. Wir

ertasten zum Beispiel einen angespannten Unterbauch mit Triggerpunkten (Schmerzpunkten) in den Bauchmuskeln, oft auch harte Pobacken, und stellen eine eingeschränkte Atmung fest. Erfolgt eine rektale oder vaginale Untersuchung, findet man recht häufig einen ziemlich angespannten Beckenboden. Auch die Muskeln und Faszien an den Seiten des Bauchs und oberhalb des Nabels können sich verspannt und druckschmerzhaft anfühlen und Beschwerden im Becken auslösen. Die Untersuchung ist jedoch noch nicht beendet, denn auch die Beine müssen miteinbezogen werden. Hier sind die Beininnenseiten besonders oft betroffen. Nicht selten finden sich Narben im Bereich des Bauchs und der Leisten, die empfindlich sind und zähes Bindegewebe aufweisen. Die Patienten staunen dann oft und können zu Anfang kaum glauben, dass ihre Beschwerden »nur davon« kommen sollen.
Vielleicht ist Ihnen schon aufgefallen, dass in diesem Buch die Rede vom Becken und nicht vom Beckenboden ist. Das hat seinen Grund: Der Beckenboden ist nämlich nur ein Teil der Muskeln, die bei urogenitalen Beschwerden wichtig sind. Deswegen ist er zwar einer der Verdächtigen, aber es gibt weitere: Die anderen sind Atem-, Bauch-, Rücken und Hüftmuskeln. Sie können ebenfalls zu Beschwerden im urogenitalen oder rektalen Bereich führen.

Schmerzen und Funktionsstörungen im Becken können von den Muskeln ausgehen, die zum Rumpf, den Hüften und dem Beckenboden gehören.

Veröffentlichungen und Forschung

In Deutschland finden bislang muskulär bedingte Ursachen bei Beckenbeschwerden wenig klinische Beachtung (Bodden-Heidrich). Die Veröffentlichungen dazu stammen oft aus dem englischsprachigen Ausland, neben den hier genannten Quellen finden sich weitere im Anhang.

2018 veröffentlichte das *Journal of Bodywork und Movement Therapies* einen Fallbericht über die erfolgreiche manuelle Behandlung von Muskeln durch das Lösen von Verspannungen bei Pudendusneuralgie (Origo und Tarantino 2018).

2017 erschien im *Ärzteblatt* eine Studie zum Beckenschmerzsyndrom, wonach eine Behandlung in Form einer Kombination aus manuellen Techniken sowie Körperübungen auch noch nach über einem Jahr eine deutliche Verbesserung erbracht haben (Klingler 2016).

2015 wurde von den Autoren Baessler und Junginger als »ein häufiger gemeinsamer Nenner in der Pathogenese [der Entstehung der Beschwerden] ein hypertoner [übermäßig angespannter] Beckenboden« genannt (Baessler und Junginger 2015).

2012 erschien im amerikanischen *Journal of Urology* ein Bericht, wonach Frauen mit der Diagnose »Blasenschmerz/Interstitielle Cystitis« im Vergleich zu normalen Massagebehandlungen deutliche Verbesserungen durch myofasziale Therapie hatten (Fitzgerald et al. 2012).

2014 erschien die letzte Auflage des Klassikers *Handbuch der Muskeltriggerpunkte,* eines zweibändigen Standardwerks für Ärzte und Therapeuten. Dr. Travell entwickelte zusammen mit Dr. Simons seit den Vierzigerjahren das Konzept der myofaszialen Triggerpunkte als Erklärung für chronische Schmerzen und Funktionsstörungen, auch im urogenitalen Bereich (Travell und Simons 1992).

2010 kam von Dr. Helga Pohl das Buch *Unerklärliche Beschwerden?* heraus. Sie wurde durch eigene Beschwerden (im Rücken) nahezu arbeitsunfähig, bis sie begann, sich mit den Ursachen zu beschäftigen. Wissenschaftliche Erkenntnisse bezog sie genauso mit ein wie körperbasierte Therapieverfahren. Daraus entwickelte sie die Pohltherapie®. Ihre Arbeit half vielen Betroffenen zu verstehen, dass chronische

Schmerzen und viele funktionelle Störungen auch im Becken durch chronische Anspannung entstehen können (Pohl 2010).

2008 erschien im amerikanischen *Journal of Urology* eine Studie zum Thema »Chronische Prostatitis, chronischer Beckenbodenschmerz«. Dazu wurden Daten von 384 Probanden ausgewertet. Die Autoren kamen zu dem Schluss, dass bei CPPS und der chronischen Prostatitis die Beschwerden durch Muskeln und Faszien verursacht sein können (Shoskes et al. 2008).

Auch wenn im Rahmen dieses Buchs bei Weitem nicht der komplette wissenschaftliche Überblick dargestellt wird, reicht es Ihnen hoffentlich, um zu erkennen: Es ist nicht die »spinnerte Idee« eines Einzelnen, chronische Beckenbeschwerden ohne organischen Befund durch Verspannungen in Muskulatur und Bindegewebe zu erklären und dementsprechend zu behandeln. Das Konzept greift bekannte medizinische Erkenntnisse und Forschungsergebnisse auf und widerspricht der schulmedizinischen Betrachtungsweise überhaupt nicht.

Fragebogen: Können meine Beschwerden muskulär bedingt sein?

Wenn Sie wissen wollen, ob Ihre eigenen Probleme durch Verspannungen verursacht worden sein können, beantworten Sie den Fragebogen:

Meine Beschwerden

- sind fachärztlich (gynäkologisch, urologisch, proktologisch) abgeklärt und ohne Befund,
- kamen schleichend,
- eher plötzlich (nach einer Verletzung, einem Sturz, einer Entzündung der Blase, der Nieren, der Prostata, der Scheide; einer OP im Bereich des Bauchs, des Beckens, der Leisten oder des Rückens; einer besonderen Stresssituation).
- Ich habe zwar Beschwerden, die sich wie eine Entzündung anfühlen, aber selten oder nie einen handfesten bakteriologischen Befund.
- Ich habe immer wiederkehrende bakterielle Blasenentzündungen.
- Durch längeres Sitzen oder Stehen verschlechtern sich die Beschwerden.
- Durch Kälte verschlechtern sich meine Beschwerden.
- Ich bin sehr kälteempfindlich und versuche immer, mich warm zu halten.
- Ich habe Stellen am Körper, bei denen schon leichte Berührungen unangenehm sind oder die sie sich irgendwie taub anfühlen.
- Durch Stress verschlechtern sich die Beschwerden.
- Durch den Stuhlgang (währenddessen oder kurz danach) verändern sich die Beschwerden.
- Die Ärzte sagen, mir fehlt nichts, aber ich spüre doch, dass ich etwas habe.
- Eine Psychotherapie hat nichts an den Beschwerden geändert.
- Das Antibiotikum half gar nicht.
- Das Antibiotikum half nur ein, zwei Tage lang.

- Ich habe schon gespürt, dass Bewegung wie Gehen oder Sport die Beschwerden bessern oder verschlechtern kann.
- Manchmal bemerke ich, dass ich im Körper ganz angespannt bin.
- Ich habe auch andere Beschwerden, wie Probleme mit der Verdauung, Sodbrennen und Übelkeit, Rückenschmerzen, Beinschmerzen, Schmerzen im Gesäß, Kopf- und Nackenschmerzen.
- Ich fühle mich insgesamt steifer als noch vor einiger Zeit.
- Ich habe schon bemerkt, dass ich manchmal ein wenig atemlos bin, etwa beim Sprechen, Treppensteigen oder wenn ich in Aufregung gerate.

Auswertung: Wenn Sie bei drei oder mehr Aussagen festgestellt haben, dass sie auf Sie zutreffen, kommen Verspannungen als Verursacher Ihrer Beschwerden infrage. Nachdem Ihre Beschwerden ärztlich abgeklärt worden sind, sollten Sie sich von einem kundigen Therapeuten oder einer Therapeutin untersuchen lassen. Wenn Sie Letzteres nicht wollen oder können und es allein versuchen möchten, ist der zweite Teil des Buchs für Sie besonders interessant. Dort gibt es einen großen Teil zum Thema »Übungen und Selbstbehandlungen«.

Was sind chronische Verspannungen?

Damit Sie sich die Folgen einer chronischen Anspannung verdeutlichen können, ballen Sie Ihre rechte Hand zur Faust, spüren Sie die Spannung in Ihrer Hand und halten Sie diese, zählen Sie dabei langsam bis fünfzehn, und schließen Sie so lang die Augen. Dann lösen Sie die Hand langsam. Sie spüren, wie das Blut wieder besser fließt, die Hand wieder lockerer wird, sich wieder bewegen lässt.
Stellen Sie sich nun vor, Sie hielten Ihre Hand stunden-, ja monatelang ständig zur Faust geballt. Was würde dann aus Ihrer Hand werden? Wie würde sie sich anfühlen? Könnten Sie damit einen feinen Pinselstrich ziehen? Mit chronisch angespannten Muskeln im Becken passiert nichts anderes: Sie schmerzen, lassen sich nicht mehr gut bewegen, sind schlecht durchblutet und beeinträchtigen die Funktionen der Organe und Strukturen, in die sie eingebettet sind.
Verspannungen können überall in den Muskeln und Bindegeweben oder Faszien des Körpers entstehen. Jeder kennt das: Nach einem langen Tag am Schreibtisch mit angespanntem Nacken tun Kopf und Schultern weh und fühlen sich verspannt an. Dann bewegen wir uns ein bisschen, kreisen mit den Schultern, lassen uns von unserem Liebsten den Nacken massieren, und alles ist wieder gut. Nicht so, wenn die Anspannungen andauern, sich nicht mehr lösen, dann entstehen aus chronischer Anspannung chronische Beschwerden. Das kann im Becken genauso passieren wie woanders im Körper. Nur: Was genau schmerzt eigentlich bei Verspannungen? Und wie entstehen diese Schmerzen?

Muskeln

Muskeln brauchen wir, um uns zu bewegen, Wärme zu erzeugen, zu atmen und so weiter. Ein Muskel besteht aus einzelnen Fasern, wie jeder weiß, der schon mal etwas davon zwischen den Zähnen stecken hatte, nachdem er ein Stück Fleisch gegessen hat. Diese Strukturen kann man noch mit dem bloßen Auge erkennen. In den Fasern finden wir kleinere Fäserchen, und das geht dann immer so weiter bis zur kleinsten Einheit, dem Sarkomer, das kann man nur noch im Mikroskop erkennen. Millionen davon müssen sich zusammenziehen, um die Seite eines Buchs umzublättern oder Wasser zu lassen. Wenn sich winzige oder größere Faseranteile in einem dauerhaft angespannten Muskel nicht mehr entspannen können, entstehen druckschmerzhafte Punkte, man nennt sie wie gesagt auch »Triggerpunkte« oder »Myogelosen« (siehe die Abbildung). Es sind winzige oder größere Faseranteile von dauerhaft verkrampften und verkürzten Muskeln, die sich nicht mehr entspannen können. Sie können in den äußeren Muskeln des Körpers oder innen im Becken auftreten.

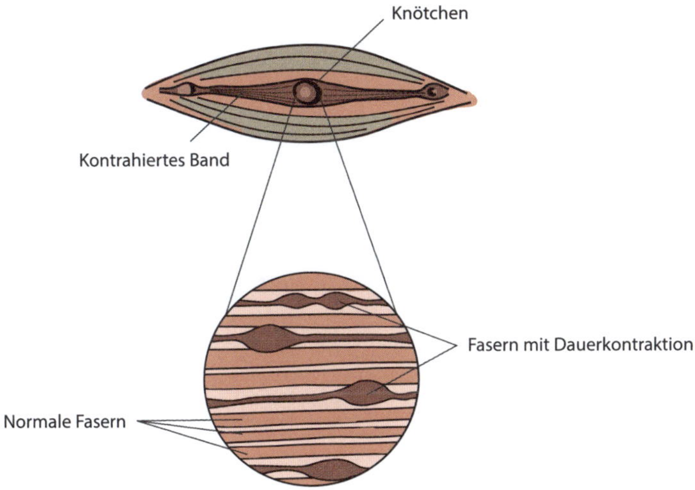

Abbildung 1: Triggerpunkte in einem verspannten Muskel

Man sieht die kleinen Knötchen, die verdickten Stellen mit den Triggerpunkten. Die Fasern bleiben dann an dieser Stelle zusammengezogen und verlieren ihre Fähigkeit, sich wieder lang zu machen und glatt zu werden, so wie die Nachbarfasern. Meist gibt es in einem verspannten Muskel mehrere oder viele solcher Punkte.
Die kleinen verkrampften Stellen haben Folgen für das umliegende Gewebe: Eine davon ist, dass sich in der Region der Druck im Gewebe erhöht. Außerdem verlieren steife Fäserchen ihre Funktion als

Minipumpe, die normalerweise dafür sorgt, dass Blut durch die kleinen Kapillargefäße fließen kann. Dadurch wird die Versorgung der Zellen mit Sauerstoff und Nahrung behindert. Doch nicht nur die Zufuhr ist erschwert, auch der Abfall aus den Zellen wird nicht mehr richtig entsorgt. Diese Veränderungen lösen Schmerzreize aus. Meist sitzt der Schmerz an dem Ort, an dem ein Triggerpunkt sitzt, oder irgendwo in der Nähe. Sie lösen aber nicht nur Schmerzen aus, wenn man darauf drückt, das könnte man ja vielleicht noch vermeiden. Leider tun sie auch ganz von allein weh, und sie schmerzen ebenfalls, wenn man versucht, den verspannten Muskel zu bewegen.

Letzteres kompensiert der Mensch, ob er will oder nicht, indem er die schmerzauslösende Bewegung meidet, was zwar natürlich ist, aber den Muskel immer steifer macht. Dieses Verhalten spiegelt sich in einer Schonhaltung wider. Schonhaltungen führen dazu, dass andere Muskeln mehr Arbeit bekommen, als ihnen guttut, sodass sie ebenfalls in Überlastung geraten und schmerzen, wodurch es leider sogar an ganz anderen Stellen anfängt wehzutun. Für Beschwerden im Bereich des Beckens und des Beckenbodens können verschiedene Muskeln in Betracht kommen, äußere Muskeln des Bauchs und der Hüften genauso wie innerhalb des Beckenbodens und der Beckenwände.

Bindegewebe und Faszien

Bindegewebe ist eine Gewebeart, die in vielen Regionen und Varianten im Körper vorkommt. Heute wird vielfach der Ausdruck »Faszie« verwandt, wenn damit das Bindegewebe im Bereich der Körperfunktion Bewegung gemeint ist (vom lateinischen *fascia* für »Binde, Streifen, Bandage«). In diesem Buch verwenden wir den Begriff »Bindegewebe« analog zum Begriff »Faszien«. Beide sind erst in jüngerer Zeit Gegenstand der wissenschaftlichen Betrachtung geworden. Zahlreiche Veröffentlichungen verweisen auf seine Rolle bei der Entstehung von Schmerzen und bei der Bewegung (Guimberteau und Armstrong 2016; Pohl 2010; Stecco und Stecco 2016).

Muskeln sind nicht denkbar ohne Bindegewebe und Faszien, sie würden ohne diese Strukturen auseinanderfließen und könnten keine

Fasern und Fäserchen bilden. Ähnlich, wie eine Orange nur ihre charakteristischen Schnitze und Fasern des Fruchtfleischs bekommt, weil sie durch feines und weniger feines Bindegewebe in einzelne Strukturen unterteilt und zusammengehalten wird, ist es auch mit den Muskeln und dem Bindegewebe.

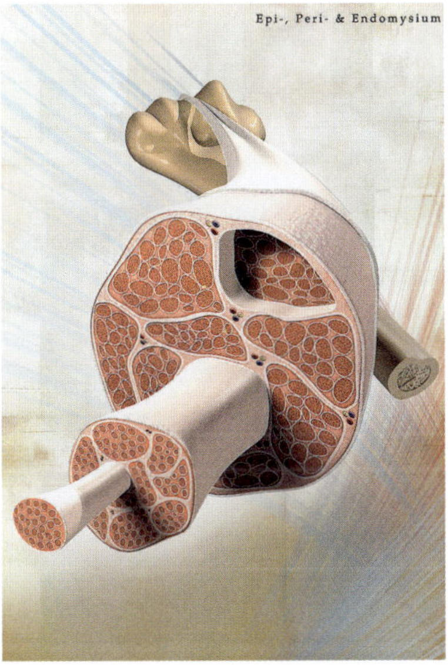

Abbildung 2: Arbeitseinheit Faszien (Bindegewebe) und Muskeln (©fascialnet.com)

In der Abbildung können Sie die rosa Muskelfasern und die weißen Faszien und Bindegewebe erkennen. Beide bilden zusammen eine Arbeitseinheit. Sie können auch sehen, wie der ganze Muskel außen umhüllt ist von Bindegewebe, das sich schließlich zu einer Sehne verdichtet, die zum Knochen läuft. So werden Kräfte übertragen von den Muskeln zu den Knochen, die Bewegung ermöglichen. Dachte man früher, dass nur die Sehnen die Kraft aus den Muskeln auf die Knochen übertragen, weiß man heute, dass das Bindegewebe hier eine viel größere Rolle spielt und dass einige Muskeln hauptsächlich über Faszien funktionieren.

Bindegewebe ist elastisch, kann sich anpassen, kann Kräfte übertragen und ermöglicht das Gleiten der einzelnen Schichten und Strukturen im Körper. Jedes Organ, auch die im Becken, sind von

Bindegewebe umhüllt. Seine Dehnbarkeit sorgt zum Beispiel dafür, dass die Blase sich weiten und zusammenziehen kann, je nachdem, wie gefüllt sie ist. Die Bänder, mit denen die Beckenorgane flexibel aufgehängt sind, bestehen ebenfalls daraus.

Bindegewebe besteht aus Flüssigkeit, Zellen und Fasern, die auf mikroskopischer Ebene gitternetzartige Strukturen bilden. Man kann es sich vorstellen wie ein allumfassendes Netz, das die einzelnen Strukturen des Körpers miteinander verbindet, und zwar von den Tiefen der Organe und Knochen über die Muskeln bis an die Körperoberfläche unter der Haut.

Es enthält eine große Menge verschiedener Rezeptoren, die fortlaufend Reize aufnehmen. Über Nerven werden diese Reize an die Zentrale, also das Gehirn, weitergeleitet. Es gibt Rezeptoren für Wärme, Kälte, Streicheln, Druck, Schmerz, Juckreiz und so weiter. Damit aber unser Gehirn weiß, ob wir unser Bein gerade gestreckt haben oder gebeugt (ohne hinzusehen), haben wir die *Propriozeption.* Das Zungenbrecherwort meint die innere Körperwahrnehmung. Dieses Sinnesorgan funktioniert den ganzen Tag, ohne dass wir uns dessen bewusst sind. Schon wenn wir aufwachen, spüren wir, dass wir auf dem Bauch liegen und den Kopf nach rechts gedreht haben, es warm unter der Decke ist, und das verdanken wir ebendieser Propriozeption.

Alle diese Wahrnehmungen nehmen wir mit den Rezeptoren in unseren Bindegeweben von Haut, Muskeln und Gelenken auf. Bindegewebe und Muskeln zusammen machen ungefähr 40 bis 50 Prozent unseres gesamten Körpergewichts aus. Das ist eine ganze Menge, und gemessen daran haben sie in der Medizin lange Zeit wenig Aufmerksamkeit bekommen.

Wie die Muskeln kann sich auch Bindegewebe zum Schlechten verändern. So hat man festgestellt, dass sich Faszien bei Stress und Entzündung und Verletzung zusammenziehen können (Guimberteau und Armstrong 2016). Hält dieser Zustand an, nennen die einen das »Verfilzung«, die anderen »Verklebung«, wieder andere sagen, es sei verspannt. Das spielt für uns in diesem Buch weniger eine Rolle. Auf jeden Fall fühlt es sich für Therapeuten zäh und dick an. Und es kann dann gewaltige Schmerzen und Missempfindungen erzeugen.

Es kann »nur« wehtun, es kann einem davon übel werden, es kann brennen, jucken, sich taub anfühlen oder wahnsinnig kälteempfindlich werden. Das kommt, weil es so viele Rezeptoren enthält. Wenn das Bindegewebe als Hülle um die Muskelfasern herum verspannt und trocken ist, behindert es natürlich die freie Bewegung des Muskels. Das kann man sich vorstellen, als würde man ein Rinderfilet in Vakuum packen lassen, die feste Hülle macht auch das Fleisch unbeweglich und steif.

Wie entstehen Schmerzen?

Mancher wünschte sich, keine Schmerzen empfinden zu können, doch die Wahrheit ist, dass wir Schmerzen zum Überleben brauchen. Sie sind ein wichtiges Warnsignal für uns; gäbe es sie nicht, hätten wir keinen Grund, mit einem gebrochenen Fuß stehen zu bleiben. Schmerzen machen uns auf ein Problem aufmerksam und wenden weiteren Schaden von uns ab. Auf der Welt gibt es etwa hundert Menschen wie Meggie Zahneis, die junge US-Bürgerin kann durch eine extrem seltene Genmutation keine Schmerzen empfinden, aber leider ist das ziemlich gefährlich, denn sie spürt keinen Grund, zum Arzt zu gehen oder mit dem Kratzen an einem Stich aufzuhören, auch wenn's blutet, denn es tut ihr absolut gar nichts weh.

Schmerzen werden von winzig kleinen Nervenendigungen im Gewebe ans Gehirn geschickt. Man nennt sie »Nozirezeptoren«. Manche Schmerzsignale führen zu einem Reflex wie, die Hand von der heißen Herdplatte zu ziehen. Das passiert bereits im Rückenmark und ist keine bewusste Handlung. Wir handeln also, ohne darüber nachzudenken, denn das würde in dem Fall zu lange dauern, und der Schaden würde dadurch größer werden. Eigentlich also eine sehr schlaue Sache, das Ganze. Die meisten Schmerzsignale dringen aber weiter vor als bis zum Rückenmark, nämlich bis ins Gehirn, in unser Bewusstsein, und werden dort weiterverarbeitet. Hier können wir darüber nachdenken, sie bewerten, uns an sie erinnern, etwas entscheiden und etwas unternehmen.

Nehmen wir an, ein Angestellter in einem Büro hat einen arbeitsreichen Tag. Er bekommt Kopfschmerzen und denkt: »Hm. Mal wieder vergessen zu trinken vor lauter Arbeit«, nimmt sich ein großes Glas Wasser und trinkt es aus. Vielleicht schaut er dabei aus dem Fenster oder lässt frische Luft herein. Dann hat der Schmerz seine Funktion erfüllt, nämlich ihn darauf aufmerksam zu machen, dass dem Körper Wasser und Sauerstoff fehlen und sein Gehirn eine kleine Pause braucht.

> Schmerzen sind ein Symptom, dass irgendwo im Körper etwas nicht stimmt und wir uns darum kümmern sollen.

Je nachdem, wie wir Schmerzen bewerten und welche Erfahrungen wir damit haben, leiden wir mehr oder weniger darunter. Wenn wir denken, dass es sich um etwas Harmloses handelt, das wieder von allein vergehen wird, empfinden wir den Schmerz weniger dramatisch, als wenn wir denken, dass der Schmerz Symptom einer ernsten Krankheit ist oder nicht mehr weggehen könnte. Dazu ein Beispiel: Ein Mensch, der schon einmal in seinem Leben sehr starke Rückenschmerzen hatte und ein Jahr lang deswegen arbeitsunfähig war, wird beim erneuten Auftreten von auch nur leichten Rückenschmerzen andere Gefühle und Gedanken haben als einer, der damit noch nie Probleme hatte und annimmt, dass es morgen wieder weg sein wird. Schmerz ist mit Gefühlen verbunden und seine Bewertung von Erfahrungen und Erwartungen abhängig.

Wie können verspannte Muskeln und Bindegewebe Schmerzen auslösen?

Schmerz- oder Nozirezeptoren finden sich in Muskeln und Bindegewebe in großer Anzahl, nicht nur im Becken. Wie alle Rezeptoren im Körper werden auch die Nozirezeptoren durch bestimmte Umstände gereizt, also aktiv, und senden dann Schmerzsignale. Welche Reize lösen nun Schmerzsignale aus? Es sind mechanische, thermische und chemische Reize. Auch Entzündungen und Sauerstoffmangel erzeugen Schmerzreize.

Schmerz durch mechanische Druckreize

Druck kann Schmerz auslösen, das weiß jeder, der sich schon mal den Finger eingeklemmt hat. Wenn wir noch einmal an die winzigen Sarkomere denken, also die allerkleinsten Muskelfäserchen und ihre bindegewebigen Umhüllungen in unseren Beckenmuskeln, können wir uns vorstellen, wie Druck entsteht, wenn sie sich millionenfach zusammenballen, dort, wo ein oder sogar viele Triggerpunkte sind. Dieser Druck ruft die Nozirezeptoren auf den Plan, sodass wir Schmerzen empfinden.

Schmerz durch Sauerstoffmangel

Wir können eine Weile nicht essen und trinken, wodurch uns Nährstoffe und Wasser fehlen, das kann Hunger und Kopfweh auslösen, doch wir sterben nicht gleich daran. Anders ohne Sauerstoff: Unsere Körperzellen reagieren sehr empfindlich auf Sauerstoffmangel, nach wenigen Minuten bricht unser Kreislauf zusammen, und wir würden sterben. Deswegen bringt Sauerstoffmangel uns immer in Alarmstimmung. Denken wir jetzt wieder an unsere Sarkomere und die Tatsache, dass sie durch Steifheit ihre Funktion als Minipumpen verlieren, verstehen wir, dass die Schmerzrezeptoren Alarm schlagen, wenn ein anhaltender Sauerstoffmangel durch die schlechte Durchblutung sie reizt.

Schmerz durch schlechte Entsorgung und Zellmüll

Die Durchblutung im Körper sorgt nicht nur für die Versorgung mit Sauerstoff und Nährstoffen, sie kümmert sich um den Abtransport von Kohlendioxid und anderen Abbauprodukten des Stoffwechsels, die wir nicht mehr brauchen. Schlechte Durchblutung heißt damit auch schlechte Entsorgung, weil Zellmüll nicht abtransportiert wird. Das kann kleine Entzündungen auslösen. Schon ein entzündeter Pickel kann wehtun. Was aber, wenn wir wieder durchs Mikroskop auf unsere Sarkomere schauen? Hier können sich viele ganz kleine lokale Entzündungen bilden, dort, wo nämlich die Müllabfuhr nicht mehr funktioniert, weil die Durchblutung nicht mehr klappt, können durchaus kleine Entzündungen entstehen. Sie kommen dann von innen heraus und nicht durch äußere »Feinde« wie Bakterien oder Viren und sind Folge der schlechteren Durchblutung.

Schmerzentstehung bei Verspannungen

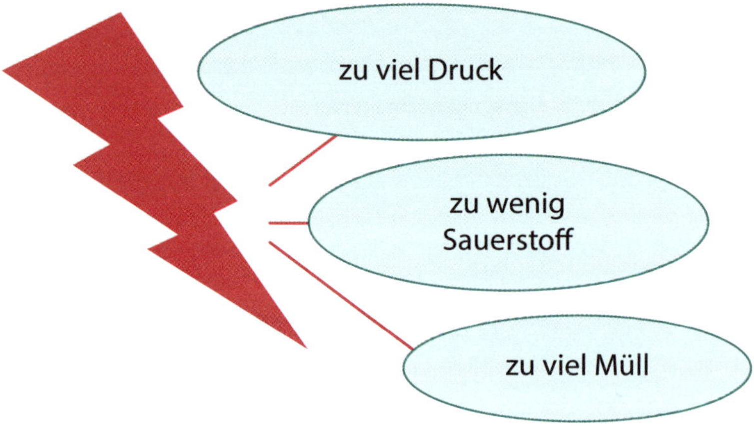

Abbildung 3: So entstehen Schmerzen bei Verspannungen

Organe des Beckens und Verspannungen

Bei Muskeln denken die meisten natürlich zuerst an die großen sicht- und fühlbaren Muskeln, zum Beispiel im Oberarm wie bei Popeye. Oder das Sixpack am Bauch, das sich viele wünschen. Diese Muskeln werden in der Medizin »Skelettmuskulatur« genannt, weil man mit ihnen die Knochen des Skeletts bewegen kann. Daneben gibt es aber viel weiteres Muskelgewebe, auch im Becken! Zum Verständnis von Beschwerden im Becken können Sie sich bewusst machen, dass Organe im Becken mit Muskulatur und Bindegewebe durchsetzt, davon umgeben und daran befestigt sind. Die Muskelfasern der Becken-

organe haben eine andere Steuerung und andere Struktur als die Skelettmuskeln, das spielt im Moment aber keine Rolle. Verspannungen und Krämpfe sowie damit einhergehende Schmerzen und Funktionsstörungen gibt es auch hier (Prendergast und Rummer 2016).
Die Blase zum Beispiel ist selbst ein hohler Muskel, der mit einer besonderen Schleimhaut und einer Menge Bindegewebe ausgestattet ist. Sie kann sich entleeren, weil sie Muskelfasern hat, die sich zusammenziehen können; und sie kann deswegen auch krampfen. Sie ist über die Muskeln des Beckenbodens und Bindegewebe in das Becken eingebettet und liegt direkt unter den Muskeln und Faszien der Bauchwand. Auch diese Gewebe können verspannt sein. Die daraus entstehenden Schmerzen können sich genau wie Blasenschmerzen anfühlen, weil sie aus der gleichen Region kommen.
Die Scheide ist ein kurzer Schlauch aus Muskel- und Bindegewebe und Schleimhaut, die Gebärmutter ist ein muskuläres Hohlorgan. Sie ist genau wie die Blase mit Muskeln und Bindegewebe im Becken flexibel befestigt. Der Penis ist von einer Muskelhülle umgeben, von der Oberfläche des Hodens zieht ein Muskel bis weit in die Leiste hinein. Die Prostata besteht aus Drüsen- und Muskelgewebe, sie liegt direkt auf den Muskeln des Beckenbodens auf und ist nach vorn zum Schambein mit einem Band verbunden, das aus bindegewebigen Fasern und Muskelfasern besteht. Der Damm ist eine Fläche aus Muskeln, die besonders stark von bindegewebigen Fasern durchzogen ist. Der Anus ist ein ringförmiger Muskel, der mit anderen Strukturen verbunden ist. Das Rektum ist ein muskulärer Schlauch, der sich bewegen kann, sonst könnten wir keinen Stuhlgang haben. Scheidengewebe kann Schmerzpunkte enthalten, das Bindegewebe von Blase und der Harnröhre druckempfindlich sein, auch ohne Entzündung!

Auch Organe des Beckens enthalten Muskelgewebe und können verkrampfen.

Verspannungen um die Organe herum können sich auf die Organe auswirken. Wenn nämlich Versorgung und Entsorgung nicht mehr richtig funktionieren, ist dies für die Organe auch ein Problem. Die Autoren David Wise und Rodney A. Anderson schrieben dazu:

»Der Zustand chronischer Verkrampfung führt zu schmerauslösenden Triggerpunkten, Spasmen und chronischer Hypertonizität (Überspannung im Gewebe), reduziertem Blutfluss und einem feindlichen Umfeld für Nerven, Blutgefäße und Strukturen im gesamten Beckenbereich« (Wise und Anderson 2015). Und Sanitätsrat Dr. A. Müller merkte dazu an: »Eine sehr häufige Folge des Hypertonus der Beckenmuskulatur sind ferner Zirkulationsstörungen (Durchblutungsstörungen) in den Organen des kleinen Beckens … Der Hartspann der Beckenmuskulatur disponiert also zu infektiösen Erkrankungen« (Müller 1926).

Weniger medizinisch ausgedrückt: Stellen Sie sich Ihre Wohnung vor. Wenn die Versorgung nicht mehr funktioniert, haben Sie keine Heizung mehr, und Ihnen wird kalt, Sie haben kein Wasser, keinen Strom, und bald funktioniert gar nichts mehr. Wenn dann die Entsorgung streikt, wissen Sie nicht mehr, wohin mit dem Müll, dem Schmutz, dem Abwasser. Wie soll ein Mensch sich da noch wohlfühlen, funktionieren können? Im Becken ist es so ähnlich: Die Organe brauchen ebenfalls eine saubere Wohnung mit Sauerstoff, Nährstoffen und Wärme, sonst wird's ihnen ziemlich ungemütlich. Eine verminderte Durchblutung, eine aufgewühlte verspannte Umgebung tun ihnen nicht gut.

Haben Sie schon einmal Zahnschmerzen gehabt, ohne sagen zu können, welcher Zahn es ist, der wehtut? Das kann auch beim Beckenschmerz der Fall sein: So kann ein Schmerz, der als Blasenschmerz wahrgenommen wird, von Verspannungen im geraden Bauchmuskel herrühren. Beides liegt einfach eng beisammen, und dann weiß man gar nicht ganz genau, ob es die Blase oder ein Schmerzpunkt im geraden Bauchmuskel ist. Wussten Sie, dass Ihr gerader Bauchmuskel bis auf Ihr Schambein geht? Sie können es überprüfen. Wenn Sie im Sitzen den Kopf gegen Widerstand einer Hand an Ihrer Stirn nach vorn beugen, fühlen Sie mit der anderen Hand, wie es sich auf Ihrem Schambein anspannt. Das ist der gerade Bauchmuskel. Beim Behandeln stellen wir es oft fest: Der Druck auf den Schmerzpunkt eines verspannten Muskels kann Schmerzen oder Missempfindungen auslösen, die in einem »Organ« gespürt werden. Manchmal kann das sogar ein weiter entfernter Bereich sein.

Dauerspannungen in den Muskeln und im Bindegewebe des Beckens können zu Schmerzen führen, die in den Organen gespürt werden oder in sie ausstrahlen.

Woher kommen die Verspannungen? Die häufigste Ursache ist eine Überbelastung, sie kann durch verschiedene Einflüsse entstanden sein. Eine Hauptursache sind Fehlhaltungen und die Gewohnheit, sich ständig anzuspannen. Auch gar nichts zu tun ist eine Belastung für das Gewebe, denn es ist auf Bewegung angewiesen, damit es gut durchblutet ist und funktionieren kann. Gab es in der Krankengeschichte eine Entzündung, etwa der Blase oder der Prostata, kann dadurch eine Dauerspannung zurückgeblieben sein, genau wie bei Operationen, Verletzungen oder nach einem Unfall. Große Hämatome zum Beispiel können Verspannungen im Bindegewebe zurücklassen oder Schnitte, Risse und Narben. Dauerstress ist ebenfalls ein Faktor bei der Entstehung von Beckenproblemen, er erhöht nämlich die Spannung der Muskulatur. Diese Spannungen können den Patienten bewusst sein, müssen es aber nicht. Viel öfter ist ihnen ihre Anspannung nicht bewusst, vor allem, wenn sie schleichend kam, sodass sie sich allmählich daran gewöhnt haben. In *Teil 2* werden diese Faktoren ausführlich erklärt, und Sie können erkennen, welche Ursachen bei Ihnen selbst Beschwerden bewirken.

Warum es so schwer ist, eine Diagnose und Therapie zu finden

Falls Sie jetzt fragen sollten: »Wenn das wirklich alles stimmt, warum habe ich dann noch keine effektive Behandlung meiner Beschwerden erfahren?«, haben Sie recht. Ich glaube, dass an dieser Misere Unkenntnis und einige falsche Annahmen schuld sind. Ein paar davon sind ziemlich verbreitet. Wissen Sie noch, dass man früher dachte, Spinat enthielte viel Eisen? Das ist ein Paradebeispiel für einen Irrtum, der zwar wissenschaftlich längst aufgedeckt war, aber trotzdem weiter umherging. Noch jahrzehntelang wurden Kinder mit großen Portionen Spinat traktiert, weil man immer noch dachte, er hätte so viel gesundes Eisen.

Unkenntnis und verbreitete Irrtümer, die bei der Diagnostik und Therapie von Beckenbeschwerden eine Rolle spielen, sind etwa die folgenden:

1. *Die Patienten werden nicht auf Verspannungen untersucht.* Es gibt keinen Facharzt für Muskeln und Bindegewebe. Was Sanitätsrat Dr. Müller schon 1926 verlangte, ist heute erst recht wichtig: die Patienten anzufassen! Man kann ein dynamisches Beckenboden-MRT oder ein Elektromyogramm machen. Man kann auch einfach seinen Tastsinn und die Hände benutzen.
2. *Verspannungen sind meistens keine Begleiterscheinung, sondern die Ursache der Beschwerden.* Falls bei der fachärztlichen Abtastung von Rektum, Vagina oder Prostata Schmerzpunkte in der Muskulatur gefunden werden, halten manche Untersucher diese nur für eine Begleiterscheinung und nicht für die Ursache der Beschwerden. Wenn aber die Ursache nicht als solche erkannt wird, kann auch keine kausale Therapie erfolgen. Natürlich gibt es auch Verspannungen als Begleiterscheinung organischer Erkrankungen. Jedoch können sie auch primär die Ursache sein (Shoskes et al. 2008).
3. *Entzündungen müssen ausgeschlossen werden, aber sie sind nur in 5 bis 7 Prozent die Ursache für Beckenbeschwerden.* Hier sind sich die medizinischen Fachautoren wirklich einig. Wenn Keime die Ursa-

che sind, wird man das im Labor feststellen. Ist keine ausreichende Anzahl von Keimen nachweisbar, kann eine Infektion auch nicht die Ursache sein. In Ermangelung besserer Ideen werden manchmal trotzdem Antibiotika verordnet, die aber in der Regel nicht helfen. Wen wundert's? Dieses Verhalten wird zwar einerseits von Ärzten infrage gestellt, ist aber gleichzeitig sehr weitverbreitet (Günthert 2004).

4. *Die Beschwerden können auch ohne psychische Traumen entstehen.* Es wird manchmal schnell angenommen, die Ursachen der Beschwerden seien rein psychischer Natur, Ausdruck von Depressionen oder Folgen von Traumata. Aber Dauerkontraktionen in Muskeln und Faszien können viel öfter durch andere Belastungen entstehen, etwa durch Stress, vorangegangene Entzündungen, Operationen oder schlechte Bewegungsorganisation und Fehlhaltungen. Letzteres ist ungeheuer oft der Fall. Ich werde noch sehr viel genauer darauf eingehen (Pohl 2010).
5. *Auch wenn die Psyche beteiligt ist – die Verspannung sitzt im Körper.* Wenn die Ursachen von Beckenbeschwerden nur seelischer Natur wären, müsste eine Psychotherapie ja die Beschwerden verringern oder beseitigen, was aber häufig nicht der Fall ist. Natürlich spielen Stress und Angst eine Rolle bei der Entstehung chronischer Anspannung, und wir werden später noch genauer darauf eingehen. Auch wenn die Ursache einer Verspannung in Stress oder Trauma liegt, so löst sich die dadurch verursachte und unterhaltene Veränderung der Muskeln und Faszien leider nicht allein durch die Behandlung der Psyche (Pohl 2010).
6. *Es ist nicht nur der Beckenboden.* Sehr viele Patienten, aber auch manche Fachleute denken, es ginge bei der Diagnostik und Therapie von Verspannungen im Becken nur um den Beckenboden. Das stimmt nicht. Der Beckenboden ist nur ein kleiner Teil der Muskeln des Beckens. Beim Beckenschmerz ist aber meist das ganze Becken mit seinen Verbindungen zum Oberkörper und zu den Beinen in Mitleidenschaft gezogen. Deswegen ist eine reine Beckenbodenbehandlung oder Prostatamassage oft nicht sehr erfolgreich. Sie greift einfach zu kurz (Prendergast und Rummer 2016).
7. *Der Beckenboden ist nicht zu schwach.* Die Ansicht, das Problem lie-

ge darin, dass der Beckenboden zu schwach sei, führt zu Trainingsprogrammen mit dem Ziel der Kräftigung, die aber in den meisten Fällen nicht helfen, sondern die Beschwerden verschlimmern können (Amherd 2011). Denn wenn die Ursache ein zu hoher Muskeltonus ist, ist es keine gute Idee, diesen noch zu verstärken. Besser sind sanfte Bewegungen, die den Patienten die Zustände von Spannung und Entspannung bewusst machen und ihnen helfen, wieder die Regie zwischen den beiden Polen Anspannung und Entspannung zu übernehmen (Prendergast und Rummer 2016).

8. *Chronische myofasziale Verspannungen lösen sich in der Regel nicht wieder von allein.* Muskeln und Bindegewebe sind wirklich in einem unguten Zustand, und es ist meist notwendig, geeignete therapeutische Verfahren anzuwenden, um die Kontraktionen aufzulösen und alles wieder in Bewegung zu bringen, von allein verschwinden sie oft nicht, auch wenn der ursprüngliche Auslöser lange her ist. Außerdem ist den Patienten die Anspannung oft gar nicht bewusst, sie spüren nur die negativen Auswirkungen davon. Und wie soll man etwas lockerlassen, wovon man gar nicht spüren kann, dass man es anspannt?

Für die Diagnostik von chronischen Schmerzen im Becken ohne organischen Befund ist eine systematische Untersuchung auf Verspannungen in Muskulatur und Bindegewebe sinnvoll.

Nach der Untersuchung und Diagnose könnte eine Therapie beginnen, die an den Ursachen ansetzt. Dabei stellt sich gleich die nächste Frage: Wie sind myofaszial bedingte Beckenschmerzen zu behandeln? Es gibt verschiedene Therapien, die sich um Muskeln und Bindegewebe kümmern, die Pohltherapie® ist eine davon, mit der man in der Regel gute Ergebnisse erzielen kann, auch wenn es manchmal Geduld braucht.

In meiner Praxis erzählen Patienten zuweilen, dass ihnen von ihren Ärzten gesagt worden sei, ihre Probleme seien wahrscheinlich muskulär bedingt, man wisse aber leider nicht, was man dagegen tun könne. Das ist unbefriedigend, aber ehrlich und immer noch besser, als das nächste Antibiotikum auszuprobieren.

Beschwerden

Die Liste der Beschwerden, die durch verspannte Muskeln verursacht werden können, ist wirklich lang. Die Symptome sind nicht bei jedem gleich, es sind ja auch nicht bei jedem die gleichen Muskeln verspannt. Das macht es für die Patienten schwer zu glauben, dass all diese scheinbar so unterschiedlichen Probleme wirklich »nur« durch Verspannungen bedingt sein können. Vielleicht haben Sie selbst Beschwerden, die Ihnen seltsam vorkommen, wie etwa das Gefühl, ein Golfball stecke in Ihrem Rektum fest. So etwas kommt einem ziemlich eigenartig vor, sodass man sich gar nicht vorstellen kann, dass es andere Menschen mit den gleichen Problemen gibt. Wir werden sehen, dass es noch mehr Beschwerden und Missempfindungen gibt, die vielleicht seltsam klingen, aber nicht selten sind.
Die meisten Patienten leiden an mehreren Symptomen. Die Beschwerden können sich im Verlauf der Erkrankung verändern, sie wandern, werden stärker, neue kommen dazu, eventuell verschwinden dafür andere. Das ist normal. Sie verstärken sich oft bei/nach dem Stuhlgang oder Wasserlassen. Selten werden sie dadurch besser, aber auch das kommt gelegentlich vor. Sie können während oder nach dem Orgasmus auftreten und dann stundenlang anhalten. Sie sind oft bei Stress und Aufregung starker oder bei Kälte. Langes Sitzen kann sie auslösen oder verstärken. Seltener werden sie im Stehen stärker. Es gibt Patienten, die berichten, dass Gehen die Beschwerden bessert, auch das Gegenteil kommt vor. Manchmal können die Patienten den Beginn ihrer Symptome genau bestimmen, weil die Beschwerden plötzlich auftraten, nach einer Operation, nach dem Sturz auf das Steißbein oder nach einer extremen Stresssituation. Bei den meisten war die Entwicklung jedoch schleichend. Die Beschwerden waren erst nur vorübergehend oder leicht und verdichteten sich schließlich. Das kann Jahre, Wochen oder Monate gedauert haben. Folgender Fall stellt eine beispielhafte Patientengeschichte dar.

Fall: Beckenbodenbeschwerden eines Soldaten

Ein fünfzigjähriger Angehöriger der Bundeswehr stellt sich in der Praxis vor. Er leidet an Harndrang, leichter Inkontinenz (Urin), Schmerzen und Missempfindungen im Damm, dem Anus, dem Penis. Die Beschwerden im Anus fühlen sich an, als stecke dort etwas fest, was sich beim Stuhlgang nicht ausscheiden lässt, »so groß wie eine Walnuss«. Im Penis besteht »ein Ziehen«, eine Kältegefühl, das sich beim Wasserlassen verstärkt, im Dammbereich bestehen Schmerzen, die nach dem Orgasmus sehr stark werden können, sodass er nicht schlafen kann. Erektionsfähigkeit ist vorhanden, jedoch nicht im gewünschten Ausmaß. Er wacht manchmal nachts von Schmerzen auf, am Tag ist bei stärkeren Beschwerden das Sitzen unmöglich. Leichtes Gehen kann die Beschwerden manchmal bessern, manchmal, wenn sie sehr stark sind, verschlechtern.

Er berichtet, dass er schon immer »Stress und Ärger mit der Blase« gehabt habe, schon als Kind sei es ihm schwergefallen, es immer rechtzeitig auf die Toilette zu schaffen, vor allem, wenn er draußen intensiv spielte, habe er in die Hose gemacht. Zu Hause zogen nasse Unterhosen beschämende »Erziehungsmaßnahmen« nach sich. Sobald er erwachsen war, trat er in die Bundeswehr ein, um »von allem wegzukommen«. Später heiratete er, wurde Vater von drei Kindern und versah seinen Dienst am Schreibtisch. Das Problem mit dem Harndrang und dem Beckenboden begleitete ihn die ganze Zeit, es führte dazu, dass er seine Gänge und Unternehmungen nach »Stützpunkten«, wie er Toiletten nennt, plante. Wegen der Hämorrhoiden benutzte er eine Salbe. Der Stuhlgang war häufig schmerzhaft, und manchmal traten Analfissuren auf.

Die Schmerzen und Missempfindungen hat er nun seit etwa sechzehn Jahren. Sie wurden leider mit der Zeit stärker, und jetzt ist er an dem Punkt, an dem er das Gefühl hat, es »nicht mehr aushalten zu können«. Im Lauf der Jahre war er bei verschiedenen Fachärzten, Urologen, Proktologen, Neurologen, Psychiatern. Er wurde mehrfach (er schätzt mindestens zwanzigmal) auf Prostatitis antibiotisch behandelt, jedoch ohne bakteriellen Befund und ohne Veränderung der

Beschwerden. Auch sonstige medikamentöse Therapien schlugen kaum an. Er nimmt ein Antidepressivum in geringer Dosierung, weiß aber nicht, ob ihm das etwas nützt. Außerdem macht er seit drei Jahren eine Gesprächstherapie, die ihm hilft, »mit manchem besser klarzukommen«, aber an den Beschwerden in seinem Becken nichts verändert hat.

Außer den Beschwerden im Becken hat er noch Rückenschmerzen, die er aber als »halb so wild« betrachtet. Seinen Dienst versieht er mit einem Kissen auf dem Stuhl, im Auto liegt ein Sitzring als Unterlage auf dem Autositz. Einen solchen benutzt er auch zu Hause beim Sitzen.

Die körpertherapeutische Untersuchung ergab einen sehr verspannten Bauch, eine eingeschränkte Bauchatmung und sehr angespannte Pobacken. Die Beine waren allseitig in Daueranspannung, der Rücken ebenfalls. Er konnte sich kaum mit gestreckten Beinen nach vorn beugen. Auch im Stehen waren die Knie leicht gebeugt, das Gesäß angespannt, der Bauch eingezogen. Der gesamte Beckenboden war verspannt, hochgezogen und eng. Eine rektale Untersuchung war zunächst nicht durchzuführen, weil bereits der äußere Schließmuskel so angespannt war. Den Beckenboden aktiv zu bewegen war ihm nicht möglich. Alle Muskelansätze am und um das Schambein herum wiesen Triggerpunkte auf. Das Bindegewebe am Damm, Schambein, Beinen, Rücken war empfindlich und zusammengezogen.

Wir begannen, den Schließmuskel langsam durch Körperübungen und feinfühligen Druck von außen zu lockern, und taten Gleiches mit den Muskeln in Bauch und Brust, sodass die Atmung leichter wurde. Ich behandelte Gesäß und Beine sowie das Bindegewebe am Schambein und Damm. Drei Sitzungen lang änderte sich kaum etwas, dann äußerte er, dass sich seine Stimmung insgesamt verbessert habe, dass Gehen und Treppensteigen ihm viel leichter falle und er begonnen habe, längere Spaziergänge zu unternehmen, der Harndrang langsam zurückgehe. Schließlich gelang es auch, mehr und mehr den Beckenboden von innen zu behandeln, und er konnte den tastenden Finger zulassen, ohne sich noch mehr anzuspannen. Im Zuge der weiteren Behandlung besserten sich zunächst der Harndrang, dann langsam die

Schmerzen und sonstigen Missempfindungen. Das Sitzen wurde erst gegen Ende der Behandlung leichter.
Er berichtete, dass er zum ersten Mal mit seiner Frau über seine Kindheitserfahrungen gesprochen habe und sie beide sehr erleichtert aus dem Gespräch gingen. Er begann zu spüren, dass er ständig den Bauch anspannte, weil dieser ihm zu umfangreich war und ihn störte. Als er das Baucheinziehen sein ließ, merkte er, dass seine Gürtel und Hosen im Bund viel zu eng waren, und änderte das. Das verbesserte Atmung, Stimmung und Harndrang weiter.
Um Beine und Gesäß zu lockern, bedurfte es vieler Behandlungen und Übungen, die er mit großer Disziplin zu Hause machte. Und allmählich wurde er beweglicher, damit waren längere Spaziergänge möglich und das Bücken leichter. Die Rückenschmerzen gingen zurück. Schließlich berichtete er zufrieden, dass er wieder seine Schuhe und Socken ohne Schmerzen anziehen könne. Der Nachtschlaf besserte sich. Er meldete sich zum Yogakurs an, der erste Versuch war für ihn ungeeignet, beim zweiten Versuch hatte er mehr Glück. Dort schlief er zunächst sofort ein, wenn die Entspannungsphase kam, mit der Zeit lernte er, im wachen Zustand entspannt zu sein. Dies bezeichnete er als sehr glücklich machende Erfahrung. Dass man aufrecht stehen kann, ohne dabei den ganzen Körper anzuspannen, war ebenfalls eine neue Erfahrung für ihn, und es dauerte lang, bis er das selbst herbeiführen konnte. Wir machten außerdem ein Toilettentraining, bei dem er lernte, dass Wasserlassen »Loslassen« bedeutet statt Pressen.

Dieser Patient hatte von Kindheit an Spannung im Körper aufgebaut, er konnte sich kaum erinnern, sich je in wirklich gelöster Verfassung befunden zu haben. Die Atmung war abgeflacht, die Stimmung ebenfalls. Der Wunsch nach Kontrolle der Blasenentleerung führte zu zunehmender Anspannung im Bereich des Beckenbodens, des Bauchs und der Gesäßbacken. Im Zuge der Behandlung erzählte er mir, dass ihm sein Ausbilder bei der Bundeswehr beigebracht habe, beim Strammstehen die Pobacken bis zum Äußersten anzuspannen (»als könne man damit ein Fünfmarkstück prägen«). Und sicher hat auch diese Erfahrung zusammen mit denen der Kindheit zu seinen Verspannungen beigetragen.

So starke Beschwerden und Verspannungen hat glücklicherweise nicht jeder Patient, und wenige haben ihre Beschwerden schon eine so lange Zeit. Allerdings ist der Fall auch wieder typisch, weil eine Vielzahl von Symptomen wie Schmerzen, Funktionsstörungen und Missempfindungen bestehen und es viele erfolglose Behandlungen gab, bis Verspannungen als Ursache erkannt und behandelt wurden.

Der Fall zeigt, wie multiple Spannungen zu verschiedenen Beckenbeschwerden führen können. Der Patient beeindruckte mich einerseits durch die Schwere seiner Beschwerden und wie er sie ertrug, andererseits auch durch seine Beharrlichkeit in der Behandlung. Manchmal war er traurig und meinte, er habe diese Behandlungsmöglichkeit viel zu spät entdeckt und hätte viel mehr von seinem Leben haben können, wenn er bereits vorher gekommen wäre. Dann richtete er den Blick wieder nach vorn und konnte sich freuen über das, was schon besser war, und darüber, wie er jetzt lebte. So wie dieser Patient leiden viele einerseits unter Funktionsstörungen, andererseits unter Schmerzen und Missempfindungen.

Es ist normal, gleichzeitig verschiedene Beschwerden zu haben. Sie können mal stärker und schwächer sein oder sich in der Charakteristik verändern.

Die Funktionsstörungen, Schmerzen und Missempfindungen werden nun einzeln aufgeführt. Dabei erwähne ich jeweils typische Fälle. Allen ist gemeinsam, dass die Patienten vorher fachärztlich untersucht wurden, sodass organbedingte Probleme ausgeschlossen wurden.

Wenn Sie betroffen sind, lesen Sie am besten nur die Beschreibungen, die auf Sie zutreffen. Ich vermerke jeweils erste Hinweise, was Sie dagegen tun und worauf Sie achten können. Dort steht auch, wo Sie Übungen finden, die Ihnen helfen, und wie Sie sich selbst behandeln können.

Funktionsstörungen beim Wasserlassen

Probleme mit dem Wasserlassen haben sehr viele Patienten. Auch Kinder. Sie belasten den Alltag oft stark und führen auch dazu, dass die Patienten aus Angst, dass etwas danebengehen könnte, oder weil sie meinen, »drücken« zu müssen, die Muskeln noch mehr anspannen. Viele Patienten erzählen, dass der Harnstrahl sich verändert habe, zu schwach sei, geteilt sei. Am häufigsten ist jedoch der Harndrang.

Harndrang

Der funktionelle Harndrang ist sozusagen die Nummer eins der Beschwerden und tritt meist in Kombination mit weiteren Symptomen auf. Häufiger Harndrang, auch »Pollakisurie« genannt, bedeutet, dass man einen vermehrten Drang zum Wasserlassen hat und die dabei abgesetzten Urinmengen eher klein sind. Die Patienten kennen dann alle Toiletten auf dem Weg in unsere Praxis und verspüren vor und während der Anfahrt noch mehr Harndrang, weil sie vor lauter Stress, unterwegs kein Klo zu finden, noch intensiver den Unterbauch und den Beckenboden anspannen. Manche gehen kaum noch aus dem Haus, planen alle Aktivitäten unter dem Aspekt, irgendwo eine Toilette zu finden. Manche leiden auch an Dranginkontinenz. Dabei schaffen sie es nicht mehr, das WC zu erreichen, ohne dass schon vorher Urin abgeht.

Wenn man nachts häufig zur Toilette muss, nennt man das »Nykturie«. Manche Patienten müssen fünf- bis siebenmal pro Nacht aufstehen, da ist erholsamer Schlaf nicht mehr möglich. Beim Harndrang ohne organischen Befund wird oft die Diagnose »Reizblase«, manchmal auch »psychosomatisches Urethralsyndrom« gestellt. Beides sind in der Urologie Ausschlussdiagnosen, wenn man sonst nichts findet.

Fall: Maschinenbediener mit vermehrtem Harndrang

Ein Familienvater, knapp über dreißig Jahre alt, der in einer Fabrik arbeitet (im Stehen), stellt sich in der Praxis vor. Er leidet seit etwa einem Jahr an starkem Harndrang und Schmerzen in der Blase, vor allem nach dem Wasserlassen brennen und schmerzen die Harnröhre und die Blase. Zusätzlich hat er ein Brennen oder ein Druckgefühl im Damm. Er erzählt, dass er vor einem Jahr starke brennende Schmerzen beim Wasserlassen gehabt habe und außerdem Blut im Urin. Er sei zum Urologen gegangen und habe ein Antibiotikum bekommen, das Blut im Urin sei daraufhin verschwunden, das Brennen sei weniger geworden, aber nicht so richtig weggegangen. Das Druckgefühl im Damm sei wahrscheinlich erst später aufgetaucht, so genau wisse er es nicht mehr.

Die Untersuchung ergab sehr viel Spannung im Bindegewebe direkt auf dem Schambein und einige Zentimeter darüber hinaus nach oben sowie seitlich zu den Leisten. Außerdem war der Beckenboden im vorderen Anteil verspannt, wie die rektale Untersuchung ergab. Ich behandelte das Bindegewebe und die Muskeln, die am Schambein ansetzen, sowie den Beckenboden selbst; und die Beschwerden vergingen. Vermutlich waren die Probleme Folgen der ursprünglichen Blasenentzündung.

Harndrang und Probleme mit dem Wasserlassen werden oft schon gelindert, wenn man den Unterbauch lockert. Eine Erklärung dafür ist, dass durch die dauerhaft erhöhte Muskelanspannung der Druck im Unterbauch erhöht wird, sodass auch der Druck in der Blasenregion steigt. Dann melden die empfindlichen Rezeptoren der Blasenwand dem Gehirn: »Hier ist Druck, ich bin voll. Du musst mal.« Wird dann der Unterbauch entspannt, verschwindet dieser Druck und damit auch der Harndrang.

Woher ein verspannter Unterbauch kommen kann, können Sie nachlesen in Teil 2: Finden Sie heraus, woher Ihre Anspannungen kommen.

Fall: Anwalt mit ständigem Harndrang

Ein Anwalt in einer großen Kanzlei in mittleren Jahren leidet unter ständigem Harndrang. Der Harndrang führt dazu, dass er alle zehn Minuten, manchmal öfter zum WC muss. Dienstreisen, Meetings, Verhandlungen, sein heftiger Harndrang macht ihm das Arbeitsleben sehr schwer. Er lässt sich darum alle paar Monate Botox in die Blase injizieren mit der Folge, dass die Blase dann nicht mehr funktioniert und er mithilfe eines Katheters Wasser lassen muss. Er sagt, das sei immer noch besser, als ständig aufs Klo rennen zu müssen.

Ich stellte fest, dass sein kompletter Bauch ständig angespannt war und er kaum noch Bauchatmung hatte. Im Sitzen machte er den Rücken ständig rund und drückte so den ganzen Bauchinhalt immer zusammen. Gerade zu sitzen war ihm unbequem, und er hielt es nicht lange durch oder bekam Rückenschmerzen davon.

Es dauerte etliche Sitzungen, den Bauch gelockert zu bekommen und die Bauchatmung zu verbessern. Zu Anfang meinte er außerdem, keine Zeit für die Körperübungen zu haben, die ich ihm gezeigt hatte. Dies änderte sich, und seine Motivation stieg, als er so langsam begann, den Zusammenhang zwischen seinen Verspannungen im Bauch und dem Harndrang zu fühlen. Wir konnten die Intensität des Harndrangs allmählich mindern und so zunächst mal einen besseren Schlaf erreichen, am Tag wurde es danach auch langsam besser, und er merkte, dass er schließlich nur noch bei Stress öfter musste.

Wenn Sie selbst unter vermehrtem Harndrang und Störungen beim Wasserlassen leiden, stellen Sie folgende Untersuchung an: Drücken Sie mit Ihren Fingern auf die Region auf und knapp oberhalb des Schambeins. Spannen Sie abwechselnd den Bauch an und lassen ihn locker. Wenn Sie dabei schmerzhafte Punkte finden, haben Sie einen verspannten Unterbauch, der für Ihren Harndrang ursächlich sein kann. Zweite Untersuchung: Nehmen Sie eine Hautfalte direkt oberhalb Ihres Schambeins zwischen Ihren Daumen und Ihren Zeigefinger, und rollen Sie diese wie einen dicken Stift zwischen den Fingern hin und her. Wenn Ihnen das wehtut, probieren Sie das Gleiche an anderen Körperstellen aus, am Bauch weiter oben zum Beispiel, am Bein oder am Arm. Wenn es dort viel weniger wehtut, haben Sie verspanntes Bindegewebe in der Blasenregion, das den Harndrang auslösen kann. Es kann auch sein, dass Sie verspannte Muskeln plus verspanntes Bindegewebe haben. Dann muss beides behandelt werden. Auf Seite 222 ff. steht, wie Sie Ihre Muskeln und Ihr Bindegewebe selbst behandeln können.

Inkontinenz

Der Urin kann nicht gehalten werden, das können nur ein paar Tropfen sein, seltener leiden die Betroffenen auch an einer kompletten Inkontinenz. Frauen verlieren manchmal schon ein paar Tropfen auf dem Weg zum WC, ohne dass sie das verhindern könnten. Vor allem, wenn's pressiert, nennt man das »Drang-« oder »Urge-Inkontinenz« (vom englischen *urge* für »Drang«). Es gibt selten auch Patienten, die auf die Art größere Harnmengen verlieren. Möglich ist ebenso, dass beim Husten unwillkürlich Urin abgeht, das kann auch beim Sport passieren. Letzteres führt oft dazu, dass die Frauen aus Angst davor den Beckenboden noch mehr anspannen, um unten »abzudichten«. Andere meiden Sport und lautes Lachen, denn es könnte ja etwas danebengehen. Von diesem Problem lebt eine ganze Industrie, die Slipeinlagen und spezielle Unterhosen herstellt. Männer berichten meistens mehr vom Nachträufeln nach dem eigentlichen Wasserlassen.

Fall: Harndrang mit Inkontinenz Jahre nach Geburt

Eine Patientin von 45 Jahren berichtet über Harndrang und Harninkontinenz seit ein, zwei Jahren. Sie trinkt nur noch zu Hause Flüssigkeit, da sie dort die Toilette in der Nähe weiß. Die urologische Basisuntersuchung hat keinen Befund ergeben. Der Befund der Blasenfunktionsmessung, die vom Urologen vorgenommen wurde, ergab einen unverhältnismäßig hohen Druckanstieg bereits bei kleinen Füllmengen der Blase sowie unkontrollierbare Kontraktionen des Blasenmuskels, ansonsten keine Entzündungen, kein sonstiger Befund. Die Inkontinenz

tritt auf, wenn sie starken Harndrang verspürt und dann nicht schnell genug die Toilette erreichen kann. Wenn sie etwas vorhat, trinkt sie kaum etwas, um den Harndrang nicht auszulösen. Meist verliert sie dabei nur geringe Mengen an Urin, es kam jedoch auch schon vor, dass sie große Mengen nicht halten konnte, was zu erheblicher Unsicherheit bei der Patientin führte. Sie ist verheiratet, berufstätig (sitzende Tätigkeit), hat ein Kind (fünfzehn Jahre vorher) per Kaiserschnitt geboren, treibt keinen Sport und lebt recht zurückgezogen.
Die Untersuchung ergab einen lockeren inneren Beckenboden, jedoch war das Bindegewebe um die Kaiserschnittnarbe herum sehr eingezogen und verspannt. Die Bauchmuskeln waren nur mäßig verspannt. Ich löste in drei Sitzungen das Bindegewebe, und sie äußerte schon nach der ersten Behandlung, dass es sich im Unterbauch »noch nie so locker« angefühlt habe. Harndrang und Inkontinenz gingen nach jeder Behandlung zurück. Ich empfahl der Patientin Körperübungen, um den Unterbauch locker und beweglich zu halten, und ein wenig Sport, um das Bewegungssystem insgesamt zu beleben und den Körper anzuregen. Sie entschied sich für Nordic Walking, schloss sich einer Gruppe von anderen Frauen an und hatte viel Spaß dabei.
Nach dem Tod der Mutter zwei Jahre später traten die Beschwerden erneut auf, und ich konnte feststellen, dass das Bindegewebe sich noch einmal zusammengezogen hatte. Dieses Mal brauchten wir nur eine Sitzung, um es wieder zu lockern.

Diese Geschichte zeigt zum einen, welchen Einfluss allein das Bindegewebe auf beide Symptome hatte, den Harndrang und die Inkontinenz, und zum anderen, welche Folgen eine Operationsnarbe haben kann, auch wenn die OP bereits fünfzehn Jahre lang in der Vergangenheit liegt! Letzteres stellen wir in der Praxis immer wieder fest: Auch lange zurückliegende Ereignisse (Operationen, Stürze, große Blutergüsse, Entzündungen der Blase oder Prostata) können nachhaltige Verspannungen des Bindegewebes verursachen, die möglicherweise zu Funktionsstörungen, Schmerzen und Missempfindungen führen. Außerdem zeigt sie, dass Stress (Tod der Mutter) sich negativ auf Bindegewebe auswirken kann, was von der neueren Bindegewebsforschung bestätigt wird.

Wenn Sie lernen wollen, eine Narbe zu behandeln, lesen Sie die Hinweise auf Seite 233 über Narbenbehandlung. Bei der leichten Inkontinenz der Frauen während oder nach dem Klimakterium sollten die Betroffenen neben den Hinweisen am Ende dieses Kapitels ihre Hormone kontrollieren lassen. Näheres dazu unter dem Kapitel »Beckenbeschwerden und Hormone«, Seite 283. Außerdem ist es bei der Inkontinenz wichtig, darauf zu achten, dass die Betroffenen genug Bewegung haben, es kann schon sein, dass ein leichtes körperliches Training wie Nordic Walking, Joggen, Schwimmen ausreichend sind, um die Beschwerden zu vermindern. Dies sollte vor allem dann ausprobiert werden, wenn sonst keine Symptome und Schmerzen im Becken vorliegen.

Harnverhalt

Der Harnverhalt ist sozusagen das Gegenteil der Inkontinenz. Der Fachbegriff dafür lautet »Paruresis«. Die Patienten haben eine gefüllte Blase, spüren Harndrang, können aber nicht oder nur schwer Wasser lassen. Das kann dadurch entstehen, dass der Muskel, der die Harnröhre nach außen verschließt, nicht lockerlassen kann. Die Patienten sitzen auf dem WC, und es kommt einfach nichts, obwohl der Harndrang da ist und die Blase voll, es läuft aber einfach nicht durch. Für einige verstärkt sich das Problem, wenn sie denken, andere könnten sie hören oder sehen. Das kann die Benutzung öffentlicher Toiletten zu einem Riesenproblem machen, und hier sind Männer am Urinal besonders betroffen. Der Harn kommt einfach nicht, obwohl man doch so dringend Wasser lassen möchte! Die Patienten tricksen ihren Schließmuskel manchmal aus, zum Beispiel durch äußere Reize oder Vorstellungen wie etwa das Geräusch des laufenden Wasserhahns oder nasse Hände. Ein Patient erzählte, er stelle sich vor, ganz allein in einer Welle im Atlantik zu sein, in dem kühlen, brausenden Wasser würde es dann gehen. Ein verspannter Beckenboden kann durch eine dynamische Verengung der Harnröhre Schwierigkeiten bereiten, die Entleerung zu starten, und zum Nachträufeln führen. Es kommt dann auch zu verringerten Uroflow-Werten bei der Harnstrahlmessung. Die Blasenwand kann hypertrophiert (verdickt) sein, obwohl keine anatomischen Stenosen vorliegen (Günthert 2004).

Fall: Schülerin mit Harndrang und Harnverhalt gleichzeitig

Eine Oberstufenschülerin erscheint in der Praxis und klagt über Harndrang. Sie müsse »ständig« zur Toilette, manchmal auch nachts deswegen aufstehen. Schon bei geringen Trinkmengen stellt sich der Harndrang ein. Andererseits sei es so, dass die Entleerung gar nicht immer so richtig funktioniere, dass sie also auf dem WC sitze, das Gefühl habe, dringend Wasser lassen zu müssen, trotzdem komme nichts, und sie müsse erst mal die Spülung betätigen, damit der Urinstrahl starten könne. Zu Hause halte sie die Hand unter den Wasserstrahl des Bidets neben der Toilette, um den »Anfang zu finden«. Mit der Schule sei alles in Ordnung, sie spiele Handball und trainiere dafür drei- bis viermal die Woche und hoffe, für die nächsthöhere Liga ausgewählt zu werden. Gynäkologisch und urologisch sei alles untersucht. Einen Befund habe sie nicht dabei, erzählt aber, es sei nur festgestellt worden, dass schon bei geringen Füllmengen die Blase voll sei, und wahrscheinlich sei diese zu klein. Man habe ihr vorgeschlagen, eine operative Harnröhrenerweiterung zu machen, aber sie wolle jetzt erst einmal ausprobieren, ob man das Problem auch anders in den Griff bekäme.

Die körpertherapeutische Untersuchung ergab, dass der gesamte Unterbauch sehr angespannt war. Den Beckenboden haben wir nicht untersucht, weil sie dazu nicht bereit war. Wir behandelten den Unterbauch, die Muskeln und das Bindegewebe darauf. Bei der Ursachensuche für diese Dauerverspannungen stellte sich heraus, dass sie im Training auf Veranlassung des Trainers viele Sit-ups übte, »um Muskeln aufzubauen«. Sie übte sie täglich auch zu Hause und absolvierte so jeden Tag an die 150 Stück! Und manchmal mehr! Diese übertriebenen Übungen waren aber der Grund für den dauerverspannten Unterbauch. Wir lösten hier die Spannung, und ich erklärte die Zusammenhänge. Sie konnte das zunächst nicht recht glauben, und wir vereinbarten probehalber eine Sit-up-Pause und machten in der Pause mit der Behandlung weiter. Dabei merkte sie, dass der Harndrang besser wurde und die Entleerung leichter ging. Das überzeugte sie, die Übungen drastisch zu reduzieren.

Fall: Patient mit Paruresis

Ein erfolgreicher Schauspieler leidet an Paruresis, einer Blasenentleerungsstörung, bei der die Betroffenen hauptsächlich auf öffentlichen Toiletten oder außerhalb des privaten Wohnbereichs leiden. Er kann eigentlich nur zu Hause Wasser lassen, woanders ist es sehr schwierig für ihn. Besonders Flug- und Bahnreisen sind unmöglich. Deswegen bewegt er sich auf notwendigen Reisen mit dem Wohnmobil, so hat er die Toilette dabei. Die Vorstellung, dass jemand ihn beim Wasserlassen eventuell hören könnte, ist ihm so unerträglich, dass sie das Urinieren unmöglich macht.

Als er ausnahmsweise einmal eine Flugreise unternahm, trank er vorher und währenddessen nichts, um nicht zur Toilette zu müssen, trotzdem bekam er Harndrang, der immer stärker wurde. Er versuchte auch, die Flugzeugtoilette zu benutzen, doch je mehr er presste, desto weniger ging es. Er verließ die Toilette, bekam dann solche Krämpfe im ganzen Unterbauch, dass er sich im Gang am Boden krümmte. Das Bordpersonal wollte schon notlanden mit ihm, was sein Begleiter verhinderte, der das Problem kannte und wusste, dass nichts Lebensbedrohliches vorlag.

Hier war es neben der Lockerung der Muskulatur im Unterbauch und im Beckenboden notwendig, ein Toilettentraining zu beginnen. Dabei erhöhten wir von Mal zu Mal die Herausforderung. Schließlich konnte er während der Behandlung Kaffee und Wasser trinken, ohne Angst vor dem folgenden Harndrang haben zu müssen. Am Ende war es möglich, in der Praxis Wasser zu lassen, während sich vor der Toilette auf dem Gang jemand aufhielt, und auch außerhalb der Praxis wurde es besser. Das erleichterte ihm Privatleben und Beruf erheblich. Begleitet wurde das Ganze auch psychotherapeutisch.

Restharnbildung kann sowohl durch unvollständige Entleerung als auch bei Harnverhalt entstehen. In dem in der Blase verbleibenden Urin finden Keime dann einen guten Nährboden, wodurch bakterielle Entzündungen entstehen können. Dieser Zusammenhang kann auch bei ständig wiederkehrenden Harnwegsinfekten eine Rolle spielen. Wenn die Muskulatur des Beckenbodens verspannt ist, können durch Dysbalancen zwischen dem Blasenmuskel und dem Schließmuskel Probleme mit Restharn bestehen. Wenn die Patienten dann im Bemühen, den Urin vollständig auszuscheiden, feste drücken bei der Entleerung, kann das Problem sich verschärfen, denn es wäre vielmehr notwendig, den Blasenschließmuskel locker zu machen, damit der Harn restlos ablaufen kann.

Wenn Sie selbst unter Störungen beim Wasserlassen leiden, stellen Sie folgende Untersuchung an: Drücken Sie mit Ihren Fingern auf die Region auf und knapp oberhalb des Schambeins. Spannen Sie abwechselnd den Bauch an und lassen ihn locker. Wenn Sie dabei schmerzhafte Punkte finden, haben Sie einen verspannten Unterbauch, der für Ihren Harndrang ursächlich sein kann.

Zweite Untersuchung: Nehmen Sie eine Hautfalte direkt oberhalb Ihres Schambeins zwischen Ihren Daumen und Ihren Zeigefinger, und rollen Sie diese wie einen dicken Stift zwischen den Fingern hin und her. Wenn Ihnen das wehtut, probieren Sie das Gleiche an anderen Körperstellen aus, am Bauch weiter oben zum Beispiel, am Bein oder am Arm. Wenn es dort viel weniger wehtut, haben Sie wahrscheinlich verspanntes Bindegewebe in der Blasenregion, das Ihre Beschwerden auslösen kann. Es kann auch sein, dass Sie beides zusammen haben, also verspannte Muskeln plus verspanntes Bindegewebe. Woher das kommen kann, können Sie nachlesen in Teil 2: Finden Sie heraus, woher Ihre Anspannungen kommen. *Welche Übungen und Selbstbehandlungen dafür geeignet sind, lesen Sie in* Teil 3: Was Ihnen jetzt hilft. *Wie Sie Ihre Muskeln und Ihr Bindegewebe selbst behandeln können, steht auf Seite 231 ff.*

Funktionsstörungen beim Stuhlgang

Beim Stuhlgang gibt es weniger oft Störungen als bei der Blase. Wichtig ist, dass die Beschwerden internistisch abgeklärt sind. Bevor ein »Reizdarm« festgestellt wird, muss immer eine Darmspiegelung gemacht worden sein, um andere Ursachen auszuschließen. Durchfälle und/oder Verstopfungen und Blähungen, für die weder Darmentzündungen noch Unverträglichkeiten bestimmter Lebensmittel verantwortlich sind, können ebenfalls durch einen verspannten Bauch verursacht worden sein. Oft findet man bei diesen Patienten eine eingeschränkte Atmung und einen rundum verspannten Bauch, und zwar auch an den Seiten. Diese Dauerkontraktionen können durch die Gewohnheit, ständig den Bauch einzuziehen oder anzuspannen, entstanden sein. Verspannt kann außerdem der Analsphinkter (Schließmuskel) sein, der lockerlassen muss, damit der Stuhlgang herausgelassen werden kann.

Auf den Seiten 107 ff. können Sie nachlesen, wie das passiert, und Sie finden Hinweise, was Sie dagegen tun können.

Verstopfung

Fall: Patient mit Verstopfung

Ein Herr im Alter von etwa sechzig Jahren, selbstständiger Geschäftsmann, stellt sich in der Praxis vor, da er seit drei Jahren an starker Stuhlverstopfung leidet und die üblichen Hausmittelchen keine anhaltende Besserung bringen. Auf Abführmittel greift er nur im Notfall zurück, weil er Angst vor Abhängigkeit davon hat. Er achte auch darauf, genügend zu trinken, und spiele zweimal in der Woche Tennis, um fit zu bleiben. Letztlich diene der Sport ihm auch, seine geschäftlichen Beziehungen am Laufen zu halten. Er lege Wert auf seine äußere Erscheinung, ist groß und schlank mit leichtem Bäuchlein, sorgfältig gekleidet und gebräunt. Sonst habe er keine Beschwerden, sei gesund bis auf einen manchmal leicht erhöhten Blutdruck.

Ich konnte feststellen, dass seine komplette Bauchdecke verspannt war, von den Seiten rechts und links über die gesamte Vorderseite und vom Schambein bis zum Brustbein. Es fanden sich überall Triggerpunkte und verhärtete Faszien. Die ganze Sache war wahrscheinlich dadurch entstanden, dass er mit seinem Bauchansatz nicht einverstanden war, was dazu führte, dass er den Bauch einzog, um schlanker und fitter auszusehen. Diese Maßnahme wurde ihm so zur Gewohnheit, dass er es schließlich unbewusst und ständig tat, auch wenn ihn gar niemand sah, er merkte es noch nicht einmal mehr.

Wir behandelten den Bauch (was durchaus schmerzhaft für ihn war), und er rief mich am nächsten Tag aufgeregt an, weil »nun das Gegenteil von Verstopfung eingetreten sei«, womit er »keinesfalls einverstanden« war. Ich musste ihm erklären, dass dies eine normale Reaktion war, die sich wieder von allein regulieren würde. So war es dann auch. In den ersten Sitzungen reagierte er regelmäßig mit Durchfall, bis alles locker wurde. Die Gewohnheit, den Bauch einzuziehen, als Ursache für die Obstipation anzuerkennen war auch nicht einfach für ihn, und es dauerte noch eine Weile, bis er den Zusammenhang selbst spüren konnte. Es war ein Prozess, von der unbewussten Gewohnheit abzulassen. Er ging die Sache aber mit der gleichen Disziplin an wie andere Dinge seines Lebens, sodass er es schaffte.

Wenn Gesäßmuskeln und/oder Beckenbodenmuskeln angespannt werden, kommt es möglicherweise zu Hämorrhoiden und Analfissuren, was die Entleerung schmerzhaft erschweren kann. Es sind außerdem leichte Blutungen dabei möglich.

Wie Sie Ihren Bauch selbst lockern können, lesen Sie auf Seite 236.

Stuhlverhalt

Davon abgesehen, dass Stuhlgang bei manchen Patienten die Beschwerden und Schmerzen des Beckenbodens verschlimmert, seltener auch bessert, kann der Vorgang der Entleerung selbst schmerzen, häufig sind Analfissuren und Hämorrhoiden die Ursache, manchmal nur der verspannte Schließmuskel im Anus. Diese Problematik kommt häufig vor. Selten nimmt sie jedoch solche Ausmaße an wie im folgenden Fall.

Fall: Patientin mit Stuhlverhalt

Eine junge Frau stellt sich in der Praxis vor. Sie hatte eine Operation, bei der vor einem halben Jahr eine Analfistel operiert wurde, seither hat sie erhebliche Schmerzen im Anus und im Rektum, außerdem Schmerzen beim Geschlechtsverkehr, die ihn unmöglich machen, sowie eine starke Verstopfung, wie sie meint. Sie kann nur zur Toilette gehen, wenn sie vorher einen Einlauf gemacht hat. Die Chirurgen, die sie operiert haben, sagen, es sei alles in Ordnung, die Narbe sei gut verheilt, und raten zu Abführmitteln und ballaststoffreicher Ernährung. Das Gleiche sagte ihr der Proktologe. Diese Maßnahmen ändern wenig an dem Problem, dass zwar ein Stuhldrang vorhanden ist, aber dann die Entleerung nicht klappt.

Die Patientin erblasst, als ich erkläre, dass eine rektale Untersuchung notwendig sein könnte. Wir verschieben diese Untersuchung zunächst auf den zweiten Termin, nachdem sie erzählt hat, dass sie große Angst davor habe, weil sie sicher sei, dass dies mit großen Schmerzen verbunden sein werde, so habe sie auch die Untersuchungen bei dem Proktologen und den Chirurgen erlebt.

Ich fand bei der Untersuchung von außen stark angespannte Gesäßmuskeln sowie Adduktoren (Beininnenseiten). Außerdem war das Narbengewebe neben dem Anus sehr empfindlich, obwohl die Operation schon sechs Monate her war.

Die Patientin hatte bedingt durch die Fisteloperation begonnen, unten alles »abzudichten«. Dabei muss man wissen, dass bei solch einer

Operation die Wunde nicht verschlossen werden darf, damit das Wundsekret ablaufen und die Wunde von innen heraus heilen kann. Sie fand diesen Umstand natürlich wenig schön, ekelte sich vor dem Sekret, »dem gesamten Bereich ›da unten‹«. Die ganze Angelegenheit sei ihr sehr peinlich, und im Büro habe sie niemandem gesagt, woran sie operiert worden sei. Die Narbe habe sie sich noch nie angesehen.

Ich überzeugte sie sanft davon, dass es wichtig sein könnte, den Bereich kennenzulernen, und nahm einen Handspiegel, damit sie sehen konnte, wie die sternförmige Narbe aussah und wo genau sie sich befand. Sie meinte, sie habe sich das Ganze noch viel schlimmer vorgestellt, weil es sich so anfühle. Ihre Abwehr und ihr Ekel führten mit dazu, den gesamten Beckenboden ständig anzuspannen. Überdies konnte sie die normalen Wundschmerzen in Schach halten, indem sie im Sitzen die Pobacken anspannte, um so Druck vom Damm und dem Wundgebiet zu nehmen. Diese Sitzhaltung gewöhnte sie sich so sehr an, dass sie es gar nicht mehr merkte, bis ich sie darauf aufmerksam machte. Die Aufmerksamkeit für diese Schonhaltung in Verbindung mit der Behandlung der Muskeln und passende Körperübungen brachten langsam Linderung.

Wir begannen, Gesäßmuskeln und die Innenseite der Beine zu lockern, und die Patientin äußerte, sie fühle sich erleichtert. Beim nächsten Termin gelang es, den äußeren Schließmuskel zumindest von außen zu untersuchen und ein wenig zu lockern, außerdem behandelte ich das Narbengewebe. Diese Maßnahmen brachten weitere Erleichterung. Schließlich konnte ich das Rektum und den Beckenboden vorsichtig von innen untersuchen. Es gab dort viele Verspannungen und Triggerpunkte, die sich aber mit Geduld, Übungen und Einfühlungsvermögen lösen ließen.

Ich ermunterte sie, ihr Sporttraining aufzunehmen. Die Beschwerden verschwanden, zunächst war Geschlechtsverkehr wieder möglich, dann normalisierte sich auch der Stuhlgang.

Patienten, die Angst vor schmerzendem Stuhlgang haben, zögern ihn hinaus und spannen den Beckenboden an, um ihn zu unterdrücken.

Dadurch wird der Stuhlgang jedoch immer fester, die Muskeln ebenso, die Entleerung geht immer schwieriger. Manche essen dann sogar weniger, um weniger Stuhlgang zu haben, ein Teufelskreislauf aus Angst, Verspannung und Schmerzen ist im Gang.

Gewöhnen Sie sich an, aufs WC zu gehen, wenn Sie einen Drang dazu spüren, das Anhalten erzeugt Dauerspannung in Ihren Muskeln und macht den Stuhl unnötig fest. Setzen Sie sich gemütlich auf die Toilette; es kann helfen, die Füße auf einen Hocker zu stellen und den Oberkörper ein wenig nach vorne zu lehnen. Wie Sie den analen Schließmuskel manuell lockern können, lesen Sie auf Seite 271 ff.

Stuhl- und Harnverhalt kommen sogar schon bei Kindern vor. Meist dadurch, dass die Kinder aus Ekel vor fremden Toiletten, zum Beispiel in der Schule, Urin und Stuhl anhalten und warten, bis sie wieder zu Hause sind. Sie konditionieren sich geradezu auf den Harnverhalt, die Verstopfung, den Stuhlverhalt. Ähnlich kann man sich auch als Erwachsener noch Probleme antrainieren, wenn man zum Beispiel die Arbeit ungern unterbricht, um zur Toilette zu gehen. Diese Gewohnheit scheint ziemlich weitverbreitet zu sein, jedenfalls unter Beckenschmerzpatienten.

Lesen Sie die Hinweise zu den »spannenden« Gewohnheiten auf den Seiten 108 ff., um zu überprüfen, ob Sie chronisch den Beckenboden oder den Po anspannen.

Fissuren und Hämorrhoiden

Fissuren und Hämorrhoiden entstehen oft durch zu viel Spannung im Sphincter Ani. Das ist der Schließmuskel des Afters. Oft sind der ganze Beckenboden und die Muskeln im Gesäß mit betroffen. Beim Stuhlgang schmerzt es, auch Blutungen sind möglich. Durch zu viel Spannung im Becken kann es auch zu minutenlangen sehr schmerzhaften Afterkrämpfen (Proctalgia fugax) kommen sowie zum sogenannten Bleistiftstuhl, bei dem die »Stuhlgangwurst« durch die Enge im Schließmuskel dünn, eben wie ein Bleistift, verformt wird. Bei Fissuren reißt die dünne Haut des Schließmuskels ein, vor allem, wenn eine feste Stuhlmasse dagegen andrängt, und es kann dabei bluten und schmerzen. Aus Angst vor weiteren Schmerzen ergibt es sich dann leider oft, dass die Betroffenen, sobald sie zur Toilette gehen, den Schließmuskel weiter anspannen, sodass es prompt wieder Beschwerden geben kann.

Fall: Patientin mit »Rückenschmerzen«

In die Praxis kommt eine ältere Patientin, sie macht einen selbstbewussten, energischen Eindruck und schildert mir ihre Beschwerden: »Rückenschmerzen.« Gefragt, wo sie diese denn spüre, zeigt sie den Übergang zwischen Rücken und Becken sowie das obere Gesäß. Die Untersuchung ergibt, dass zum einen die Rückenmuskulatur etwas angespannt ist, aber noch viel mehr angespannt ist die Muskulatur der linken Gesäßhälfte und dort sehr druckschmerzhaft. Im Laufe der Behandlung berichtet sie von heftigen nächtlichen Schmerzattacken im After. Sie leidet außerdem unter gelegentlichen Fissuren, die jedoch immer wieder abheilen.

Die Untersuchung ergab, dass sie ihr Körpergewicht viel stärker auf die linke Pobacke verteilte, der Unterschied betrug immerhin 16 Kilogramm von rechts nach links. Eine Erklärung dafür könnte sein, dass sie einen Unfall mit dem rechten Bein hatte, bei dem das Knie verletzt war, und dass sie seither das Gewicht mehr aufs andere Bein verteilt. Dadurch hat sich viel Spannung in den Gesäßmuskeln links entwickelt. Sie stellte selbst fest, dass sie auch im Sitzen mehr auf der linken Pobacke sitzt. Durch die Therapie und Änderung der Steh-, Geh- und Sitzgewohnheiten verschwanden die nächtlichen Attacken, die »Rückenschmerzen«, die eher Gesäßschmerzen waren, sowie die Neigung zu Fissuren und Hämorrhoiden.

Mit den Übungen für die Pomuskeln und den Beckenboden auf den Seiten 186 ff. können Sie die Bereiche lockern, außerdem hilfreich sind die Selbstbehandlungen dieser Pomuskeln sowie des Steißbeins (auf Seite 255 und 259). Hartnäckige Fissuren können mit Heilerde behandelt werden. Dazu waschen Sie Ihre Hände und befeuchten Ihre Fingerspitze mit Wasser, dann stippen Sie etwas Heilerde damit auf und verteilen sie auf dem Anus. Wieder waschen Sie die Hände und wiederholen das Ganze dreimal am Tag, vor allem abends und nach dem Toilettengang. Das kann die Bereiche abheilen lassen.

Schmerzen und Funktionsstörungen in der Sexualität

Fast alle Patientinnen und Patienten mit Beckenschmerzen sind in ihrer Sexualität betroffen. Es gibt Beschwerden, die während des Verkehrs auftreten, und andere, die danach kommen. Das dämpft die Lust dazu natürlich gewaltig. Auch wenn die Schmerzen erst nach dem Sex auftreten, führt das zur Vermeidung und Angst davor. Das kann die Beziehung belasten, wenn dann noch ein Kinderwunsch besteht, erhöht das den Druck für die Paare. Durch die Beschwerden kann es zur kompletten Ablehnung körperlicher Nähe kommen. Sind die Schmerzen noch erträglich, machen die Betroffenen manchmal mit, um dem Partner oder der Partnerin einen Gefallen zu tun.

Frauen sind öfter von Schmerzen *während* des Geschlechtsverkehrs betroffen, sodass das Eindringen des Penis brennende und stechende Schmerzen auslöst, die ihnen die Lust nehmen oder den Geschlechtsverkehr unmöglich machen können. Das wird bei Frauen auch als »Vaginismus« bezeichnet. Vaginismus wird meistens als psychische Störung betrachtet und behandelt, in der Regel mit der Annahme verbunden, dass die Frau ein sexuelles Trauma erlitten habe. Das muss aber nicht so sein. Viele Frauen leiden an Schmerzen beim Geschlechtsverkehr, ohne dass eine Vergewaltigung oder ein Missbrauch vorläge. Natürlich kann ein solches Trauma der Auslöser für spätere Beschwerden sein, und eine Psychotherapie kann helfen, das Erlebnis zu verarbeiten. Die körperlichen Auswirkungen davon lassen sich jedoch meiner Meinung nach besser auf körperlicher Ebene lösen.

Manche Frauen vermeiden Sex, weil sie die Erfahrung gemacht

haben, dass danach neue Blasenbeschwerden auftreten. In der Psychosomatik wird dieser Zusammenhang oft als Ausdruck von Beziehungsproblemen betrachtet. Man sollte aber auch wissen, dass schon allein die Angst vor Infektion die Bereitschaft des Gewebes fördert, sich zu entzünden (Anderson und Wise 2014). Die Frauen ergreifen Vorsichtsmaßnahmen: gesteigerte Hygiene bei sich selbst und dem Partner, um die Sache mehr oder weniger keimfrei zu machen und dadurch neue Infekte zu vermeiden. Manche leben in der ständigen Angst, sich wieder einen Infekt zu holen, und testen häufig ihren Urin mit Sticks auf Keime. Es kann manchmal helfen, sich klarzumachen, dass geringe Keimmengen unschädlich sind, und die Sticks mal beiseitezuräumen. Das kann zur Entspannung und Vermeidung neuer Infekte beitragen. So sagte mir eine Patientin, es habe nach diesem Gespräch bei ihr »klick gemacht«, und seither seien auch keine Infekte mehr aufgetreten.
Bei der Vulvodynie oder der Vulva Vestibulitis können schon leichte Berührungen am äußeren Genital zu Schmerzen führen. Die Patientinnen sind dann verständlicherweise weder zum Geschlechtsverkehr noch zu Berührungen des Partners im Intimbereich aufgelegt. Häufig können die Patientinnen schon die Nähte ihrer Hosen im Schritt nicht mehr ertragen.

Wie man sich am äußeren Genital selbst behandeln kann, können Sie nachlesen auf Seite 263 ff., meist ist aber zusätzlich nötig, den Unterbauch und den inneren Beckenboden zu lockern.

Fall: Kinderwunsch und Schmerzen beim Sex

Eine junge Frau wird von einer Psychologin zur Behandlung »geschickt«. Nach Traumata frage ich sie nicht, von sich aus erzählt sie auch nichts darüber.
Nach mehreren Behandlungen wurden die Schmerzen beim Geschlechtsverkehr weniger, und sie schlief wieder gern mit ihrem Mann. Schließlich berichtete sie froh, sie sei schwanger!

Bei Männern (und manchen Frauen) entstehen die Schmerzen oft erst durch den Orgasmus. Sie können lange anhalten, stark sein und werden durch die Kontraktionen des Orgasmus ausgelöst, der Triggerpunkte in bereits verspannten Muskeln aktiviert hat.
Bei Männern spielen natürlich noch die Erektionsstörungen eine Rolle. Die Verunsicherung dadurch ist geradezu prädestiniert dazu, einen Teufelskreislauf aus Besorgnis, Anspannung und Erektionsstörungen zu erzeugen. Wenn die Gefäße, wie bei Verspannungen üblich, eng gestellt sind, ist die notwendige Durchblutung, um die Schwellkörper zu füllen, nicht gegeben. Deswegen erleben die Patienten, dass sie zwar meistens eine Erektion aufbauen und halten können, diese jedoch nicht das gewohnte und erwünschte Ausmaß hat. Erektionsstörungen sind oft eines von mehreren Symptomen. Ist die Erektionsstörung wirklich das einzige Symptom, sind muskelbasierte Ursachen eher selten anzunehmen.

Immer geht es darum herauszufinden, welche Haltung, welche Angewohnheit die Störungen verursacht hat, siehe Seite 107 ff. Lesen Sie die Hinweise zum Thema »Sport« auf Seite 149 und »Stress« auf Seite 159 ff. Ansonsten empfehle ich die Übungen siehe Seite 185 ff., und sich selbst zu behandeln: Frauen Seite 264 ff., Männer Seite 267 ff.

Eine gesteigerte Häufigkeit beim Onanieren kann bei Männern und Frauen ebenfalls zu Schmerzen im Beckenboden führen (wir reden hier von mehr als fünfmal am Tag). Das ist auf die Dauer sicher eine Überbelastung für die Muskulatur. Hier gilt es, nach der Beckenbodenbehandlung andere Möglichkeiten der Entspannung zu finden, um die überforderten Muskeln zu beruhigen *(Entspannungsübung machen, Seite 205)*. Außerdem kann auch die hormonelle Situation eine Rolle bei Libidomangel, Erektionsstörungen und trockener Scheide spielen *(dazu mehr auf Seite 283 ff.)*.

Schmerzen und Missempfindungen

Unsere Sprache hat viele Wörter, um Schmerzen zu beschreiben: stechend, ziehend, drückend, brennend und so weiter. Schmerz ist ein Gefühl und betrifft damit auch unsere emotionale Befindlichkeit. Frohsinn und Schmerzen schließen einander weitgehend aus. Das kommt in Bezeichnungen wie »schrecklich«, »furchtbar«, »lähmend« oder »zum Verrücktwerden« zum Ausdruck.

Ständige Schmerzen oder Schmerzen, deren Ursache man nicht kennt, sind besonders belastend. Ausgeliefert fühlen Patienten sich, wenn die Schmerzen sich nicht durch Schmerzmittel bessern lassen.

Missempfindungen kommen mindestens so oft wie Schmerzen vor und sind genauso quälend. Manchmal erscheinen sie bizarr (das Gefühl, einen brennenden Stock im After zu haben, oder ein starkes Kältegefühl) und werden als psychisches Phänomen eingeordnet, dabei können auch diese Empfindungen durch Verspannungen in Bindegewebe und Muskeln entstanden sein. Sie sind für die Patienten oft schwer zu beschreiben, vor allem, wenn sie erfahren haben, dass sie damit auf Ungläubigkeit stoßen. In der Praxis hat sich gezeigt: Es gibt nichts, was es nicht gibt; und es ist wichtig, den Patienten zu glauben, dass sie genau das haben, was sie zu spüren angeben – und sei es noch so ausgefallen. Zum einen, weil die genaue Schilderung Rückschlüsse auf die Ursachen erlaubt, zum anderen ist es für eine gute Zusammenarbeit notwendig, die Patienten ernst zu nehmen. Warum sollte ein normaler Mensch, der mitten im Leben steht, 300 Kilometer in unsere Praxis fahren und dann von Beschwerden erzählen, die er gar nicht hat?

Schmerzen und Missempfindungen können ständig vorhanden sein oder anfallsweise auftreten. Oft verstärken sie sich durch bestimmte Anlässe und klingen dann wieder auf das »Normalmaß« ab, etwa durch Wasserlassen, Stuhlgang, Sitzen im Auto, Stress, falsches Training, einen Orgasmus oder Kälte. Sie können punktuell oder flächig gespürt werden. Oft tut eine Seite mehr weh als die andere. Wehtun kann unterhalb der Gürtellinie bis in die Beine ziemlich viel, wie die folgenden Abschnitte zeigen.

Schmerzen und Missempfindungen im Unterbauch

Beschwerden im Unterbauch, also dem Bereich vom Nabel zum Schambein, werden auch »suprapubische Schmerzen« genannt, weil das Schambein in der Medizinersprache »Pubis« heißt. Manchmal ist die Region so empfindlich, dass man keinen Gürtel mehr tragen kann und der Druck des Hosenbundes schon ausreicht, um die Beschwerden zu verschlimmern. Es wird auch ein Brennen oder starkes Kältegefühl im Unterbauch beschrieben. Bei Frauen sind die Schmerzen oft mit der Periode verbunden oder verstärken sich dann. Es kann mittig vom Nabel bis zum Schambein wehtun oder seitlich davon. Manchmal schmerzt auch eine Seite viel mehr als die andere.

Bei Unterbauchschmerzen ist dann die Wärmflasche oft der beste Freund auf dem Sofa. Durch die Wärme lösen sich die Verspannungen, sodass es einem besser geht. Oft ist dabei das Bindegewebe des Unterbauchs in seinen verschiedenen Schichten verspannt. Der Bauch hat nämlich unter der Haut eine dicke Schicht sehnigen Bindegewebes, das viele Rezeptoren enthält. Sie sind für unser Bauchgefühl sicher mitverantwortlich. Die Patienten klagen meistens auch über weitere Beschwerden mit der Verdauung oder dem Wasserlassen. Es kann Harndrang bestehen oder Brennen und Stechen beim Wasserlassen.

Menstruationsschmerzen

Fall: Fitnesstrainerin mit Menstruationsschmerzen

Eine dreißigjährige Patientin stellt sich vor. Sie hat starke Krämpfe während der Menstruation. Die Beschwerden sind so schlimm geworden, seit sie vor ein paar Monaten eine OP (akuter Blinddarm) hatte. Die Untersuchung zeigte, dass die Patienten im gesamten Unterbauch stark angespanntes Bindegewebe hatte. Nach der Behandlung wurden die Beschwerden bei der nächsten Blutung deutlich besser, nach nochmaliger Behandlung verschwanden sie.

In diesem Fall war es einfach, weil die Beschwerden noch nicht lange bestanden. Die Verspannungen des Bindegewebes der Unterhaut können von der Narbe ausgegangen sein, es wäre auch denkbar, dass sie als Reaktion des Bindegewebes auf die starke Entzündung (akuter Blinddarm) entstanden sind. Das ist nicht festzustellen, und für die Behandlung macht es keinen Unterschied. Viele Frauen halten Menstruationsschmerzen für normal, weil sie es gar nicht anders kennen. Die hier genannte Patientin wusste aber, dass es auch anders sein kann, weil sie vor der OP keine Beschwerden bei der Menstruation hatte.

Immer wieder erleben wir, dass Patientinnen, die wegen vermehrten Harndrangs oder Blasenschmerzen kommen, erzählen, dass ihre Menstruationsschmerzen durch die Behandlung ebenfalls besser geworden sind. Sie können in verschiedenen Regionen sitzen, meistens ist es der untere Bauch, auch im Rücken oder den Vorderseiten der Oberschenkel kann es schmerzen. Anzunehmen ist, dass die Verspannungen immer da sind, aber noch unterhalb der Symptomschwelle, und dass dann das Bindegewebe auf die hormonelle Veränderung reagiert.

Chronische Blasenschmerzen

Wenn die Region über dem Schambein schmerzt, entsteht der Eindruck von Blasenschmerzen. Es muss aber nicht immer die Blase sein, obwohl es sich so anfühlt. Die Schmerzen können auch von den Muskeln des Unterbauchs kommen, hauptsächlich vom geraden Bauchmuskel oder der Faszie darauf. Er setzt direkt am Schambein an und zieht von dort aus nach oben zum Brustkorb. Ferner ist die Blase selbst ein Muskel, der ebenfalls angespannt sein kann. Dann tut es weh und krampft, ohne dass die Blase entzündet ist!

Die Schmerzen können brennend und stechend oder dumpf sein und beim Wasserlassen, davor oder danach besser oder schlechter werden. Bei Männern können sie auch in den Penis ziehen, bei Frauen in der Harnröhre gespürt werden. Auch andere Muskeln kommen infrage als Verursacher von »Blasenschmerzen«, zum Beispiel die Adduktoren, die an den Beininnenseiten liegen und seitlich am Schambein beginnen, oder die schrägen Bauchmuskeln und der Iliopsoas, der zur inneren Hüftmuskulatur gehört.

Bei diesen Schmerzen ist es wichtig, den Bauch zu lockern und die Atmung zu verbessern. Dazu gibt es Übungen (Seite 186) und Selbstbehandlungen (Seite 260). Checken Sie auch Ihre Gewohnheiten und Haltungen (Seite 246).

Immer wiederkehrende bakterielle Blasenentzündung

Die immer wiederkehrende bakterielle Blasenentzündung ist meistens ein Frauenproblem. Durch die Verspannungen ist im Unterbauch die Durchblutung verschlechtert, was die Abwehrmechanismen des Gewebes gegen Keime behindert und die Anfälligkeit für Infektionen erhöht. Hinzu kommt die ständige Angst vor einer weiteren Blasenentzündung. Die neuere Forschung weiß, dass allein durch Angst eine Entzündung entstehen kann. Die Patientinnen nehmen oft eine Abwehrspannung im Beckenboden ein, die allerdings das Problem verschärft. Durch unvollständige Entleerung der Blase, wie sie bei den Entleerungsstörungen beschrieben wurde, entsteht in der Blase Restharn. Das ist Harn, der nicht mit ausgeschieden wurde und in der Blase stehen bleibt. Dieser bildet für aufsteigende Keime einen Nährboden, sodass wiederkehrende Infekte die Folge sein können. Es kann auch sein, dass nach einer Blasenentzündung Dauerspannung im Gewebe zurückgeblieben ist. Außerdem können Bakterien lernen, sich vor dem Antibiotikum zu verstecken.

Bei wiederkehrenden Blasenentzündungen ist es wichtig, den Unterbauch zu lockern. Überprüfen Sie Ihre Gewohnheiten (Seite 246), lesen Sie nach, was Stress damit zu tun haben kann (Seite 159), machen Sie die Übungen und Selbstbehandlungen in Teil 3 *auf Seite 236 ff. Hilft das noch nicht, lesen Sie, wie Sie die Heilung naturheilkundlich unterstützen können, auf Seite 290: »Chronische Blasenentzündungen: ›Resistenz‹ gegen Antibiotika in den Griff bekommen«.*

Schambeinschmerzen

Es kann direkt auf dem Schambein oder am seitlichen Rand bis in die Leisten wehtun. Patienten, die Schambeinschmerzen haben, leiden auch oft unter Harndrang. Wenn die Region des Schambeins schmerzt, denken die Patienten, sie hätten eine Entzündung am Schambein oder an der Symphyse, dem kleinen knorpeligen Mittelstück zwischen den beiden Hälften des Schambeins. Meistens sind aber nur die Muskelansätze der geraden oder schrägen Bauchmuskeln oder das Bindegewebe auf dem Schambein in Dauerkontraktion. Sind die Schmerzen mehr seitlich, werden sie auch als Leistenschmerzen wahrgenommen. Oft wird hier eine Schambeinentzündung diagnostiziert.

Meist verschwinden die Beschwerden, wenn die Ansatzstellen der Muskeln (Bauchmuskeln und Adduktoren) behandelt werden und das Bindegewebe darauf. Wie das geht, steht auf den Seiten 247ff. und 262f..

Leistenschmerzen

Leistenschmerzen können in den Unterbauch oder in die Beine ausstrahlen oder nur in der Leiste selbst bestehen. Wenn Leistenbrüche und Hüftgelenksprobleme ausgeschlossen wurden, sollte man neben den Bauchmuskeln die Muskeln, die das Hüftgelenk beugen, auf Verspannungen hin untersuchen. Das Hüftgelenk liegt in der Mitte der Leiste, und dort verlaufen auch kräftige Muskeln, die uns helfen, uns aus der Rückenlage aufzurichten, ein Bein zu heben beim Schuheanziehen oder Treppensteigen. Bei Männern können Leistenschmerzen auch vom Cremaster-Muskel ausgelöst werden. Das ist ein kleiner Muskel, der von den Hoden seitlich nach rechts oder links in die Leisten zieht. In diesem Fall verspüren die Männer meist auch ziehende Hodenschmerzen.

Wenn Sie Ihre Muskeln in der Leiste lockern wollen, lesen Sie die Hinweise auf Seite 267ff. sowie das Kapitel zum Sitzen (Seite 110) und machen die Iliopsoasübung aus dem Grundprogramm (Seite 189).

Schmerzen und Missempfindungen am Penis

Der Penis kann an der Wurzel oder in der Spitze wehtun. Hier können Triggerpunkte im Levator-ani-Muskel, den Muskeln Bulbospongiosus oder Ischiocavernosus vorliegen. Auch das Bindegewebe und die Muskeln des Bauchs kommen in Betracht sowie der Levator ani. Es kommt (selten) vor, dass der Penis sich ähnlich wie bei Kälte zurückzieht oder sich gar die Haut verfärbt. Meist haben die Betroffenen dann auch Erektionsstörungen. Missempfindungen kommen am Penis besonders oft vor, manchmal als Brennen oder Kälte, manchmal auch als Gefühl von quälender sexueller Erregung.

Behandeln Sie die Beschwerden wie auf Seite 268 und 272 ff. beschrieben, außerdem überprüfen Sie Ihre Gewohnheiten, was Bauch und Beckenboden betrifft (Seite 107 ff.).

Schmerzen und Missempfindungen der Prostata

Schmerzen an der Prostata und im Dammbereich, ohne dass eine bakterielle Entzündung vorliegt, werden oft als »Prostatodynie« bezeichnet, manchmal auch als »chronische nichtbakterielle Prostatitis« oder als »chronisches Schmerzsyndrom des Beckens«. Die Prostata ist in die Fascia rectoprostatica eingekleidet. Dieses Gewebe ist normalerweise nicht sehr druckempfindlich. Anders bei manchem Patienten mit Prostataschmerzen: Hier genügt schon eine vorsichtige Berührung (durch das Rektum hindurch), um Schmerzen auszulösen.
Ich glaube, dass diese Empfindlichkeit durch eine vorausgegangene Entzündung entstanden sein kann. Wir wissen, dass Entzündungen, auch wenn sie abgeheilt sind, Verspannungen im Bindegewebe zurücklassen können. Manchmal vielleicht auch nur durch Kälte oder die Gewohnheit, ständig den Damm anzuspannen. Die Empfindlichkeit der Prostata nimmt durch eine vorsichtige manuelle Behandlung ab. Manche Patienten erleben hier weniger Schmerzen als Missemp-

findungen, zum Beispiel ein Druckgefühl, ein Schweregefühl oder ein Gefühl unangenehmer sexueller Erregung.

Behandeln Sie die Beschwerden wie auf Seite 272 und 276 beschrieben, außerdem überprüfen Sie Ihre Gewohnheiten, was Bauch und Beckenboden betrifft (Seite 128 ff.).

Dammschmerzen

Dammschmerzen kommen bei Frauen und Männern vor und können als Druck oder brennend, manchmal auch als Kältegefühl oder nicht abzureagierende sexuelle Spannungen wahrgenommen werden. Sie können nach vorn ziehen oder nach hinten zum Damm oder sich nur auf den Damm beschränken.

Lesen Sie auf Seite 128, woher diese Spannung kommen kann, und machen Sie eine Selbstbehandlung (Frauen Seite 264, Männer Seite 267). Außerdem sollten Sie mit den Beininnenseiten üben und sie behandeln (Seite 247).

Schmerzen der Schamlippen und der Scheide

Bei Frauen schmerzen und jucken Schamlippen und Scheideneingang, die Scheide tief drinnen und der Damm. Oft können die Patientinnen keine Hosen, manchmal sogar keine Unterhosen ertragen. Eine Überempfindlichkeit der Vulva und der Scheidenöffnung wird auch als »Vulvodynie« bezeichnet. Sie wird nicht selten als psychosomatisch bedingt angesehen oder alternativ als Erkrankung der Haut behandelt.

Nach meiner Erfahrung hilft es, die Muskeln und Bindegewebe an den Schambeinästen zu lockern, den Beckenboden selbst in die Behandlung miteinzubeziehen, und manchmal ist es auch notwendig, das Bindegewebe auf den großen und – seltener – an den kleinen Schamlippen zu behandeln. Und natürlich überall dort, wo die Missempfindung sitzt. Die Beschwerden können durch zu schmale Fahrradsättel, Reiten und das ständige Übereinanderschlagen der Beine (hitlistenverdächtig!) mit entstanden sein. Manchmal wird auch eine Pudendusneuralgie (chronische neurogene Schmerzen in der Dammgegend) als Verdacht geäußert, und die Patientinnen werden zum Neurologen überwiesen. Überbelastungen der Gewebe beim Geburtsvorgang können Verspannungen nach sich ziehen. Dammschnittnarben können ebenfalls zu Schmerzen in den stark bindegewebig durchzogenen Muskeln führen.

Wenn Sie davon betroffen sind, können Sie Ihr Bindegewebe an den Stellen behandeln, wo die Missempfindung sitzt. Das hilft meistens, manchmal muss man aber auch weiter entfernte Ursachen herausfinden. Lesen Sie auf Seite 128, woher diese Spannung kommen kann, und machen Sie eine Selbstbehandlung (Frauen Seite 264). Außerdem sollten Sie mit den Beininnenseiten üben und sie behandeln (Seite 247). Wenn es zu trocken ist, versuchen Sie eine estriolhaltige Creme (Seite 287).

Schmerzen und Missempfindungen im After

Afterschmerzen spürt man außen und weiter innen im Rektum, Mediziner nennen sie auch »Proktalgie«. Afterschmerzen kommen manchmal als Krämpfe vor. Im After können auch Fremdkörpergefühle und andere Missempfindungen auftreten und außen Juckreiz. Die Schmerzen werden als brennend, dumpf oder stechend beschrieben. Oft werden sie beim Stuhlgang stärker und danach wieder schwächer. Sie können ebenso in das gesamte Gesäß und in das Steißbein ausstrahlen. Manche Patienten haben ständig das Gefühl, Stuhldrang zu haben, obwohl sie nicht wirklich müssen. Ein verspannter Schließmuskel kann Schmerzen auslösen und die Stuhlentleerung erschweren. Außerdem kann es, wenn der Stuhlgang fest ist und gepresst wird, zu Analfissuren kommen, das sind kleine Risse in der Analhaut beziehungsweise Schleimhaut, die auch mal bluten können. Bei schlecht heilenden Analfissuren hat es sich bewährt, Heilerde einzusetzen. Durch die Verspannungen in dem Bereich kommt es auch zu Hämorrhoiden, die bluten können und Juckreiz und Schmerzen auslösen.

Fall: Juckreiz am After

Eine junge Frau, die in einer Bank einen Arbeitsplatz mit Publikumsverkehr hat, wird von Juckreiz am After gequält. Zuerst ist das Jucken nur nachts da, sodass sie davon aufwacht. Der Proktologe stellt weder Würmer noch Hämorrhoiden fest und verschreibt eine Salbe, die nichts nutzt. Dann kommt der Juckreiz auch am Tag, und zwar so heftig, dass sie sich zeitweise alle paar Minuten auf die Toilette zurückziehen muss, um sich durch die Unterhose zu kratzen. Sie probiert andere Salben und Cremes, und mit der Zeit wird die Haut gegen die Substanzen immer empfindlicher, weswegen sie sie weglassen muss. Alle sehen sie bereits schief an, und manche machen Bemerkungen, wenn sie schon wieder auf die Toilette verschwindet. Nachts wacht sie zigmal davon auf und kann nicht mehr einschlafen, weil sie gelesen hat, dass auch Tumoren Juckreiz verursachen können. Das ist glücklicherweise nicht die Ursache, wohl aber ihr ständig angespannter Po, dessen Muskeln auch die Gewebe der Analgegend mit in Dauerspannung gebracht hatten.

Nach manueller Behandlung dieser Gewebe und viel Körperbewusstseinstraining konnte sie ihre unbewusste Gewohnheit aufgeben, und der Juckreiz wurde immer weniger, bis er ganz verschwand, und zwar ohne Salben.

Afterkrämpfe

Krämpfe im After werden in der Medizin »Proctalgia fugax« genannt. Die Patienten haben anfallsweise unerträglich starke Krämpfe im Analbereich, die wie aus dem Nichts auftreten. Das kann Sekunden oder Minuten lang dauern. Gerade beim ersten Mal suchen einige die Notaufnahme auf, weil die Schmerzen so stark sind, dass die Betroffenen meinen, es müsse ein schwerwiegender Notfall eingetreten sein. Die Krämpfe können sich auf weitere Schmerzbereiche ausweiten und Damm, Vagina oder Hoden miteinbeziehen. Wenn sie stark sind oder lange dauern, kann den Betroffenen auch schlecht und vor Schmerz schwindlig dabei werden. Die Anfälle treten unregelmäßig auf, manchmal kennen die Patienten Auslöser dafür, Stress oder ein Orgasmus, manchmal kommen sie scheinbar aus heiterem Himmel. Meistens ist der Auslöser dafür ein sehr verspannter Schließmuskel im Anus.

Den Anus können Sie behandeln, siehe Seite 271, außerdem sollten Sie bitte die ganzen Pomuskeln lockern, Seiten 255 ff., und überprüfen, ob Sie zu den Zeitgenossen gehören, die ständig den Po anspannen!

Steißbeinschmerzen

Das Steißbein selbst sowie der Bereich drum herum kann schmerzen. Manchmal gibt es von dort Ausstrahlungen ins Rektum, oder die Schmerzen strahlen in das Gesäß oder in den Rücken. Manchmal sind Stürze auf Gesäß oder Steißbein die Ursache für die Schmerzen, manchmal auch das Sitzen auf einem harten Untergrund und mit gekipptem Becken oder ständig angespannte Gesäßmuskeln. Man muss auf jeden Fall alle Muskeln, die am Steißbein ansetzen, untersuchen und behandeln. Das sind außen die Gesäßmuskeln und innen der Beckenboden sowie das Bindegewebe vom After bis zum Steißbein.

Wie das Steißbein behandelt werden kann, steht auf Seite 259.

Ins gesamte Becken einschießende diffuse Schmerzen

Diese Schmerzen können plötzlich stechend oder dumpf in das Becken, in die Schamlippen, die Vagina, die Hoden und ins Rektum einschießen. Die Lokalisation ist oft diffus, und die Schmerzen können aus heiterem Himmel auftreten. Sie sind oft einseitig stärker geprägt oder nur einseitig vorhanden. Sie können durch verschiedene

Muskeln verursacht werden und auch aus dem Bauch, den Beinen oder dem Beckenboden kommen. Sie können manchmal nur bei einer bestimmten Bewegung oder in Ruhe auftreten.

Behandeln Sie die Beine innen und rückseitig, siehe Seiten 247 und 253, und beachten Sie die Hinweise zu den einseitigen Beschwerden auf Seite 281.

Schmerzen in Rücken und Gesäß

Patienten mit Beckenbodenbeschwerden klagen oft auch über Schmerzen, die vom Rücken her in die Leisten ziehen. Hier lohnt es, den Iliopsoas-Muskel zu untersuchen. Das ist ein Muskel, der an der Wirbelsäule rechts und links vorn seitlich und ganz tief im Körper ansetzt, von dort aus einige Wirbel absteigt, um schließlich von hinten nach vorn diagonal durch das Becken zu ziehen und an der Innenseite des Oberschenkels oben anzudocken. Er kann Rückenschmerzen verursachen, Leisten- und Bauchschmerzen, die sich wie Blinddarm- oder Eierstockschmerzen anfühlen.
Es gibt Schmerzen, die vom Rücken ins Gesäß ziehen und umgekehrt. Dabei kann es sich um verspannte Rückenstrecker oder Gesäßmuskeln handeln.
Im Gesäß kann es Schmerzen geben, die seitlich zum großen Rollhügel (Trochanter) – das ist der runde Knochenfortsatz, der seitlich am Becken außen tastbar ist – strahlen und/oder ins Bein. Diese Beschwerden kommen oft von den Hüftmuskeln, die im Gesäß verlaufen.

Wenn Sie diese Schmerzen haben, überprüfen Sie Ihre Körperhaltung, insbesondere, wie Sie sitzen und stehen, siehe Seiten 110 ff. und 133, und fangen Sie mit dem Grundprogramm an, Seite 186.

Schmerzen in den Beinen

Es gibt Schmerzen im Bereich der Oberschenkel, zum Beispiel an den Innenseiten des Oberschenkels oder von den Sitzhöckern ausgehend an der Beinrückseite entlangziehend. Auch die vorderen Oberschenkel können schmerzen. Dann müssen Faszien und Muskulatur in den Beinen und Hüften untersucht werden. Oft finden sich Triggerpunkte an den gesamten Oberschenkeln, und manchmal ist es sogar notwendig, die Waden und Füße zu behandeln, damit der Zug von dort zu den Oberschenkeln aufhört und das Gehen erleichtert wird. So kann das Becken mit weniger Druck bewegt werden, und die Schmerzen im Becken nach dem Joggen oder Gehen hören auf.

Wenn Sie dagegen etwas tun wollen, überprüfen Sie Ihre Gewohnheiten, siehe Seite 104 ff., und machen Sie die Übungen auf Seite 186 ff. Die Beinbehandlung finden Sie auf Seite 147.

Druck- und Fremdkörper- sowie Engegefühle

Diese Missempfindungen können am After, am Damm oder in der Vagina vorkommen. So berichten Patienten über das Gefühl, ständig etwas wie einen Golfball oder eine Nuss im Rektum zu haben. Einer litt entsetzlich an dem Gefühl, ein Stück heiße Kohle stecke im After. Eine Patientin glaubte, der After würde platzen. Manchmal fühlt es sich auch an, als wäre ständig ein Stuhldrang da, obwohl man gerade erst auf Toilette war. Dieses Druckgefühl kommt auch bei der akuten Prostatitis vor und führt wahrscheinlich dazu, dass bei vielen Patienten eine Prostatitis behandelt wird, auch wenn gar keine vorhanden ist. Engegefühle können in der Harnröhre, im Darm, in der Scheide gespürt werden. Wenn die Muskeln dort zu viel Spannung haben, entsteht natürlich auch eine tatsächliche Enge.

Eine pauschale Empfehlung zur Behandlung zu geben ist nicht ohne Weiteres möglich: Man kann zunächst dort das Bindegewebe behandeln, wo die

Missempfindung sitzt, siehe Seite 232, oder den inneren Beckenboden, siehe Seite 272. Es kann auch nötig sein, die äußeren Beckenmuskeln oder den ganzen Bauch zu behandeln.

Kälte- und Hitzegefühle

Brennen kann fast überall vorkommen, oft wird es am Damm, an den Schamlippen, der Harnröhre, der Blase, dem Penis gespürt, auch im Unterbauch. Brennen entsteht häufig beim oder direkt nach dem Wasserlassen, sodass der Eindruck aufkommt, die Blase sei entzündet, auch wenn gar keine Bakterien da sind. Es gibt auch ein ständig vorhandenes Brennen, eine Patientin sagte, es sei ein Gefühl, als wenn jemand ein brennendes Streichholz ans Genital halte. Das klingt und ist furchtbar. Kältegefühle können überall auftreten, am Penis, im Unterbauch, sogar in viel weiter entfernten Regionen wie Beinen und Füßen, überhaupt ist Kälteempfindlichkeit ein großes Thema bei Beckenbeschwerden. Auch Kältegefühle, zum Beispiel am Penis, die dazu führen, dass Patienten mehrere Unterhosen übereinander anziehen (bei 30 Grad Wärme draußen!), kommen vor. Viele Patienten können gar nicht mehr ohne Wärmflasche leben und haben dadurch Hautschäden, die als hellbraune Flecken erkennbar sind.
Diese Kälteempfindlichkeit kommt meist aus dem Unterhautbindegewebe an den Stellen, wo man sich gern die Wärmflasche platziert, und kann dort behandelt werden.

Fall: Kältegefühle nach OP

Ein Patient leidet sehr an Kältegefühlen, die sich nach einer OP im Unterbauch und schließlich von dort aus über den ganzen Körper verbreitet haben. Dieses Kälteempfinden ist so stark, dass er seine Arbeit aufgegeben hat, weil er bei Kälte nicht mehr die warme Wohnung verlassen kann.
Es bedurfte vieler Behandlungen, bis die Verspannungen des Unterhautbindegewebes so weit gelöst waren, dass der Patient von ur-

sprünglich sieben (!) Unterhosen auf sechs verzichten konnte und nur noch eine Unterhose brauchte, um sich warm zu halten!

Eine mehr oder weniger starke Kälteempfindlichkeit haben sehr viele Beckenpatienten, auch wenn sie nicht so extrem ist wie in diesem Fall.

Taubheit und Kribbeln

Taubheit und Kribbeln können überall auftreten, hauptsächlich aber an Penis oder Damm oder im Bereich der Klitoris. Taubheit schränkt die sexuelle Empfindungsfähigkeit ein und kann wie das Kribbeln sehr beunruhigend für die Patienten sein, die einen Nervenschaden befürchten.

Fall: Ameisenlaufen im Damm

In der Praxis stellt sich ein Patient vor, der berichtet, dass er urologische Symptome habe, obwohl der Urologe keine krankhafte Störung finden konnte. Seine Erektion sei nicht zufriedenstellend, sein Orgasmus schwach, gelegentlich habe er Schmerzen im Analbereich, am meisten störe ihn jedoch ein Kribbelgefühl wie Ameisenlaufen im Bereich des Damms. Er habe seit Kurzem eine neue Freundin, die noch studiere, er selbst studiere Psychologie und habe derzeit viel Stress, um einen möglichst guten Abschluss machen zu können, da nur dann an einen Masterstudiengang zu denken sei. Das Ameisenlaufen sei so richtig gekommen, als die neue Freundin ihm gesagt habe, dass sie eine Schwangerschaftsverhütung mit Hormonen ablehne und eine natürliche Methode vorziehe. Sie hätten deswegen auch schon Streit gehabt, weil er Angst vor einer Schwangerschaft habe.

Die Untersuchung ergab einen angespannten Analsphinkter, desgleichen die Muskeln Bulbospongiosus und Ischiocavernosus. Mit manuel-

ler Behandlung lockerten wir die Muskeln inklusive des Bindegewebes darauf und übten, den Damm anzuspannen und wieder lockerzulassen. Dabei merkte der Patient, dass er sehr oft den Damm angespannt hielt, beim Lernen, beim Streiten, bei jeder Kleinigkeit, wie er meinte. Wir besprachen den Zusammenhang zwischen seiner Angst vor Schwangerschaft, seinen Existenzängsten und seiner Anspannung.
Er schrieb mir später eine Mail, bedankte sich und meinte, seine Beschwerden seien bereits nach einer Behandlung »so gut wie weg« und er könne jetzt immer merken, wenn er sich im Damm anspanne, und dann auch wieder loslassen.

Diese Geschichte zeigt, wie Angst und Stress zu Verspannung führen und welche Probleme daraus erwachsen können. Sie ist auch ein Beispiel dafür, dass manchmal eine einmalige Intervention ausreicht, vor allem, wenn die Patienten noch jung sind und ihre Beschwerden noch nicht lange haben.

Bei allen genannten Missempfindungen sollte eine systematische Behandlung von Unterbauch, Beininnenseiten und innerem Beckenboden durchgeführt werden, siehe Hinweise in Teil 3: Was Ihnen jetzt hilft.

Übelkeit und Gefühl des Unwohlseins

Übelkeit und Unwohlsein werden normalerweise im Ober- oder Unterbauch empfunden, es gibt jedoch auch »exotischere« Orte, wie das folgende Fallbeispiel zeigt.

Fall: Übelkeit im Bein!

Eine junge Frau erzählt, sie empfinde starke Übelkeit und könne deswegen ihr Studium nicht fortsetzen. Die Übelkeit sei psychisch bedingt, und sie habe gerade einen Aufenthalt in einer entsprechenden Klinik hinter sich. Auf meine Nachfrage, wo genau sie denn diese Übelkeit spüre, bleibt sie seltsam vage. Es dauert etwas, bis sie so weit Vertrauen gefasst hat, dass sie mir erzählt, die Übelkeit sei im Oberschenkel vorn (!) oben zu spüren.

Sie war sehr erleichtert, dass ich mit dieser Beschreibung etwas anfangen konnte. Wir behandelten manuell den Iliopsoas-Muskel (dessen einer Ansatz im Oberschenkel liegt), und sie lernte, ihn zu entspannen, womit die Übelkeit verschwand. Ihre Psyche erholte sich, nachdem die Übelkeit verschwand.

In der Regel geht Übelkeit von verspanntem Bindegewebe aus. Wenn Sie selbst daran leiden, nehmen Sie dort, wo Sie die Übelkeit empfinden, eine Hautfalte zwischen Ihre Finger. Rollen Sie sie wie einen dicken Stift hin und her. Wenn das wehtut, vielleicht sogar Ihre Übelkeit verstärkt, haben Sie die Ursache gefunden. Rollen und ziehen Sie die Haut weiter ganz langsam hin und her, bis es allmählich besser wird. (Weitere Hinweise siehe Seite 236.)

Die Verzweiflung der Patienten

Die Beckenschmerzpatienten, die zu uns kommen, sind besonders belastet, zum einen wissen sie einfach nicht, was mit ihnen los ist, zum anderen haben sie schon so viele Misserfolge in der Therapie erlebt. Sie fragen sich, ob nicht doch irgendein seltener Erreger übersehen wurde oder sie einen besonders fiesen Tumor haben könnten, den nur noch keiner gefunden hat. Diese Überlegungen und Ängste sind in solch einer Situation normal und haben nichts Hypochondrisches an sich. Manche sind seit längerer Zeit arbeitsunfähig oder in ihrer Leistungsfähigkeit eingeschränkt, das bedroht die Existenz. Es kann sein, dass sie nicht mehr richtig für ihre Kinder sorgen können oder in ihrer Sexualität beeinträchtigt sind und deswegen um ihre Partnerschaft fürchten. Das sind schlimme Sorgen, und es ist normal, sie zu empfinden.

Dann spielt natürlich auch eine Rolle, dass das Becken zur intimsten Sphäre eines Menschen gehört. Vielen fällt es schwer, darüber nachzudenken und zu sprechen. Vielleicht will man gar nicht so genau wissen, wie Genital und Rektum aufgebaut sind, aber sie sollen doch bitte schön funktionieren. Dass diese elementaren Körperfunktionen nun beeinträchtigt sind, kann zu erheblicher Verunsicherung führen.

Dann ist oft der Ort der Beschwerden etwas diffus. Tatsächlich weiß man nicht so recht, ist das die Harnröhre, die schmerzt, oder die Blase oder irgendetwas anderes dort unten. Auch der besondere Charakter der Beschwerden, die sich nagend, nervend, wie eine Wundheit, eine eisige Kälte, ein seltsamer Druck, eine quälende Überreizung anfühlen, machen einen verrückt.

Tim Parks, ein Betroffener, hat über seine Erfahrungen ein lesenswertes Buch geschrieben. Wie er sagte, litt er unter »genau den Schmerzen und Demütigungen, über die man von Anfang an nur ungern spricht«. Man brauche sich bloß die Terminologie der Mediziner anzuschauen – »Darm«, »Stuhl«, »Harnröhre«, »Blase«, »Schließmuskel«, »Prostata« –, dann wisse man gleich, dass solches Vokabular nicht für gesellige Gespräche bestimmt sei. Wie alle anderen habe er vorgehabt, sich den

Ärzten anzuvertrauen und ansonsten »so zu tun, als wäre nichts« (Parks 2010).

Nicht wenigen wird gesagt, es handele sich um ein psychisches Problem, während sie das Gefühl haben, dass ihre Psyche eigentlich in Ordnung ist und nur der Körper scheinbar verrücktspielt! Sie fühlen sich dadurch unverstanden und alleingelassen. Bei einigen Patienten helfen Schmerzmittel nur wenig. Es entsteht das Gefühl, gar nichts tun zu können. Nicht selten wird den Patienten auch gesagt, es lasse sich nichts gegen ihre Schmerzen unternehmen, sie seien chronisch und es sei besser, sich damit abzufinden. Diese Aussicht bringt manche an den Rand des Erträglichen. So hat eine Patientin mir anvertraut, es sei der schlimmste Tag ihres Lebens gewesen, als man ihr gesagt habe, sie solle sich mit ihren Beschwerden abfinden, da sich nichts dagegen tun lasse.

All dies führt dazu, dass die Patienten intensiv mit ihren Beschwerden beschäftigt sind, sie zermartern sich den Kopf, was mit ihnen los ist, manche recherchieren ständig im Internet (und werden manchmal dadurch noch verunsicherter), probieren alles Mögliche, verzichten auf Kaffee und Alkohol, versuchen, verschiedene Teesorten, Cremes, Klangmassagen, Brokkolikuren, Elektrostimulation und Medikamente, Botoxinjektionen, Beckenbodentrainings, neue Matratzen und Stehpulte, nicht selten auch Operationen, und wandern von Facharzt zu Facharzt, ohne dass sich deutliche Besserung einstellt. Da ist es kein Wunder, dass sie verzweifelt sind.

Machen Sie den Test am Anfang des Buchs, um herauszufinden, ob Sie an Verspannungen leiden, oder lassen Sie sich körpertherapeutisch von einer Pohltherapeutin oder einem Therapeuten untersuchen, um eine Einschätzung zu gewinnen, ob Sie unter Verspannungen leiden. Dann wissen Sie, dass Sie etwas dagegen tun können – das ist der erste Schritt gegen die Verzweiflung.

Fall: Bericht der Patientin Klara S.

In der Hoffnung, dass anderen Menschen mein schmerzvoller Umweg erspart bleibt, möchte ich gern über meine Erfahrungen mit der Körpertherapie berichten.

Startpunkt war eine harmlose gynäkologische Erkrankung. Gegen das verordnete Medikament hatte ich aber eine Unverträglichkeit, sodass die Symptome nur schlimmer wurden. Es endete in ständig anhaltenden Unterleibsschmerzen und Harndrang, ähnlich einer Blasenentzündung. Zum Beispiel Schmerzen nach dem Wasserlassen in der Blase, außerdem Schmerzen im Unterleib während der Periode und Leistenschmerzen auf einer Seite. Antibiotika halfen nicht, führten im Gegenteil zu einer ruinierten Darmflora und Übelkeit.

Da meine Mutter einige Jahre zuvor an Gebärmutterhalskrebs gestorben war, war diese ganze Prozedur mit vielen traurigen und angstbringenden Gedanken verbunden. Schmermittel – und ich habe während des Verlaufs viele ausprobiert – brachten (außer Übelkeit) keine Veränderung. Danach suchte ich bei mehreren Gynäkologen, Urologen und Heilpraktikern, die mir empfohlen wurden, Rat. MRT, Ultraschall, Blasenspiegelung ... die Liste der Untersuchungsmethoden ist lang. Jeder fand auch etwas, behandelte mit Antibiotika oder anderen Mitteln, am Ende wurde ich sogar in der Klinik operiert. Geholfen hat es nicht, im Gegenteil. Die ratlosen Gesichter und Aussagen wie »Schwer zu behandeln«, »Langwierig«, »Kaum Erfolgsaussichten« oder »Entspannen Sie sich doch mal« (mit Schmerzen?) zogen mich immer weiter nach unten.

Im Nachhinein kann ich nicht verstehen, warum auf meine wiederholte Nachfrage, ob die Probleme von meinem Rücken kommen könnten (ich habe eine Skoliose, die immer mal Beschwerden macht), niemand eingegangen ist. Trauriger Höhepunkt war der Besuch bei meiner Schmerztherapeutin. Sie verschrieb mir Antidepressiva und sagte zum Abschluss des Gesprächs: »Ob das noch mal weggeht, kann ich Ihnen nicht versprechen!«

Obwohl ich es mir schon fast verboten hatte, im Internet nachzulesen, stieß ich endlich – nach vielen Tränen – auf die Webseite von Frau

Dr. Pohl. Ich erhielt bei einem Anruf in München die Kontaktdaten von der Praxis Bruckmann und vereinbarte gleich einen Termin.
Schon das erste Treffen machte mir Hoffnung. Ich war so glücklich, dass jemand meine Schmerzen verstand und mich nicht als Hypochonder einstufte beziehungsweise eine Psychose vermutete, dass ich wieder weinte, diesmal allerdings vor Erleichterung.
Auch wenn es einige Termine dauerte, bis ich selbst eine langsame Verbesserung spürte, so konnte ich bei der Behandlung aber gleich fühlen, wo mein Problem liegt – und das war ein großer Gewinn. Im Verlauf der Therapie gab es immer mal wieder kleinere Rückfälle, aber ich war nie mehr so verzweifelt wie vorher. Durch ihre motivierende und entspannte Art schaffte Frau Bruckmann es immer, mich zu beruhigen. Mir geht es wieder gut. Danke!
Ich würde wünschen, dass Ärzte – insbesondere Gynäkologen und Urologen – mehr über die Körpertherapie wüssten und als Behandlungsmethode anerkennen. Ich bin mir sicher, dass vielen Menschen unnötige Schmerzen erspart blieben.

Was sagt die Schulmedizin?

In den urologischen und gynäkologischen Praxen machen Patienten mit chronischen Beckenschmerzen und Funktionsstörungen fast ein Drittel der Patienten aus. Die meisten Schulmediziner sagen, dass die Behandlung des chronischen Beckenschmerzes schwierig sei und keine zufriedenstellenden Ergebnisse erzielt würden (Merkle 2003).
Mit den Diagnosen ist es bei Beckenbeschwerden so eine Sache. Normalerweise versucht man, mit Diagnosen etwas über die Ursache der Beschwerden auszusagen. Nehmen wir ein Beispiel: Wenn sich jemand ein Bein gebrochen hat, hat er Schmerzen im Bein und kann nicht laufen, hat einen Bluterguss und eine ordentliche Schwellung. Er wird geröntgt, und es wird die Diagnose »Schienbeinbruch« gestellt. Damit ist in der Regel auch klar, wie die Therapie aussieht. Man würde nicht sagen, der Patient hat ein Schmerzsyndrom der unteren Extremität. Bei den üblichen Diagnosen im Becken sieht die Sache aber häufig genau so aus: Es sind symptombeschreibende Bezeichnungen. »Dyspareunie« zum Beispiel heißt einfach nur »Schmerzen beim Geschlechtsverkehr«. Woher sie kommen, wird nicht gesagt und demnach auch nicht, was man dagegen tun könnte. Die Begriffe »Nykturie«, »Vulvodynie«, »Urogenitalsyndrom«, »Urethralsyndrom«, »Reizblase«, »CPPS«, »Pudendusneuralgie« sagen nichts über Ursache und Behandlung. Das ist nicht jedem Patienten klar.
Nehmen wir eine häufige Diagnose beim männlichen Patienten, die Prostatitis. Es gibt eine akute Prostatitis, das ist eine Entzündung der Prostata, eine ernsthafte Erkrankung, die schneller ärztlicher Behandlung bedarf. Man hat Fieber, Schmerzen, Harndrang, ein Fremdkörpergefühl im Rektum. Im Labor werden Erreger und Leukozyten gefunden. Die Therapie ist klar: Antibiose. Aber was ist, wenn keine Keime nachweisbar sind? Oft wird dann die Diagnose »chronische (nichtbakterielle) Prostatitis« gestellt. Doch auch das ist nur ein Begriff für ein Sammelsurium von Beschwerden des Mannes im Genital- und Rektalbereich, für das man keine Erklärung hat. Wenn gar nichts entzündet ist, welchen Nutzen kann man dann von

einem Antibiotikum erwarten? Die Zahlen besagen, dass 90 bis 95 Prozent aller diagnostizierten Fälle von Prostatitis Fälle sind, bei denen keine Infektion vorliegt.

Weiter werden Medikamente zur Schmerzlinderung, Alphablocker zur Entspannung der glatten Muskulatur von Blasenhals und Prostata, Antidepressiva und Beruhigungsmittel verschrieben. Bei der Diagnose »Vulva vestibulitis« werden manchmal Pilzmittel angewandt, die Reizungen verschlechtern können. Estriolhaltige Cremes und Zäpfchen können Beschwerden lindern, wenn zu wenig von diesem Hormon vorhanden ist. Schmerzmittel, Alphablocker, Muskelrelaxanzien und Beruhigungsmittel können Linderung verschaffen. Bei den Beruhigungsmitteln besteht bei den Benzodiazepinen ein Abhängigkeitspotenzial. Selten wird Botox gespritzt, um den Harndrang zu unterbinden. Es werden verschiedene operative Eingriffe durchgeführt, die bei den Patientinnen und Patienten, die wir sehen, keine Besserung gebracht haben.

Das Gleiche gilt für psychosomatische Kuren, das liegt in der Regel nicht an den Patienten, sondern daran, dass den Verspannungen dabei keine geeignete Behandlung zugemessen wird. Es reicht sicher nicht im Rahmen einer Kur, einmal in der Woche zwanzig Minuten Physiotherapie zu machen und an einem Gruppen-Bewegungskurs teilzunehmen, wo von Migräne über Sucht bis Beckenbeschwerden die ganze Palette von Erkrankungen und Patienten gemischt wird.

Manchmal wird Beckenboden- oder Prostatamassage angewandt. Wenn das wenig bringt, kann es daran liegen, dass die Behandlung nicht sachkundig durchgeführt wurde. Zu oft werden dabei Fehlhaltungen und schlechte Gewohnheiten nicht angegangen.

Diagnosen bei chronischen Beschwerden im urogenitalen Bereich sind nicht unbedingt richtungsweisend für die Therapie.

Welche Muskeln können Beschwerden auslösen?

Für das Verständnis Ihrer Beschwerden ist es wichtig, einige wenige Zusammenhänge zu kennen. Wenn Sie dann noch ein fühlendes Verständnis für Ihr Becken entwickeln, haben Sie die besten Voraussetzungen, um die Sache in den Griff zu bekommen.

Bewegen kann man das Becken in alle Richtungen. Können Sie es?

- Den Po nach hinten strecken, wodurch das Becken von oben etwas nach vorn kippt und ein Hohlkreuz entsteht. Umgekehrt kann man den Po einziehen, sodass sich das Becken nach vorn schiebt.
- Eine Seite des Beckens hochziehen, indem Sie sich mehr auf die eine Hälfte des Pos setzen und die andere Pobacke anheben.
- Sich mit dem Gewicht mehr auf ein Bein stellen, dadurch schiebt sich das Becken auf dieser Seite mehr nach oben.

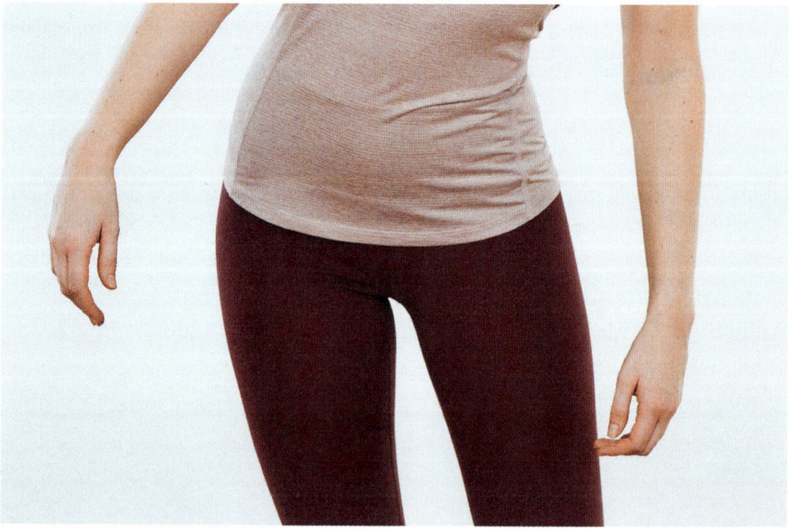

Abbildung 4: Das Becken lässt sich in alle Richtungen bewegen

Haben Sie gespürt, dass die Beckenbewegungen sich auch in Ihren Rücken und Bauch fortsetzen, die Seiten, die Beine? Wenn ja, Bravo!

Wenn nein, wiederholen Sie die Übung und achten Sie gezielt darauf. Sonst gehen Sie vor einen Spiegel.

Das Becken ist Teil einer großen Körperhöhle, der Bauch-Becken-Höhle. Im oberen Teil, dem Bauch, sind Organe für Verdauung und Stoffwechsel, im unteren Teil liegen die Organe für Sexualität und Ausscheidung. Das Becken hat Wände aus Knochen und Muskeln sowie einen Boden und ein Dach aus Muskeln. Der Boden der Höhle ist der Beckenboden, und das Dach ist das Zwerchfell.

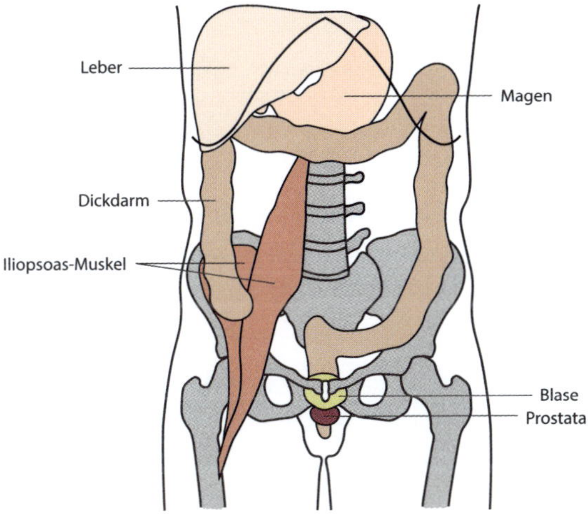

Abbildung 5: Bauch-Becken-Höhle des Mannes

Den größten Platzbedarf in der Bauch-Becken-Höhle haben die Organe für Verdauung, im Raum in der Mitte schlängelt sich der Dünndarm mit 5 bis 8 Metern Länge, den wir der besseren Übersicht halber auf der Zeichnung weggelassen haben. Wussten Sie, dass Ihr Magen und Ihre Leber so weit oben unter Ihren Rippen liegen? Schauen Sie sich den Iliopsoas-Muskel an, er wird uns noch beschäftigen.

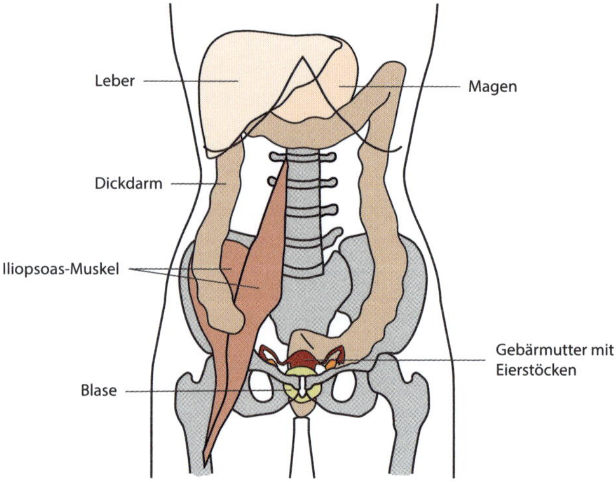

Abbildung 6: Bauch-Becken-Höhle der Frau

Das Becken in Bewegung zu bringen, ist der erste Schritt zur Besserung.

Je nachdem, welche Körperhaltung der Mensch einnimmt, ändert sich auch die Stellung des Beckens (Sie haben es gerade probiert), und das ändert ebenso die Position der Beckenorgane darin. Deshalb können chronische Fehlhaltungen gravierende Auswirkungen innerhalb des Beckens verursachen. Denkt man sich den Beckenboden wie eine Hängematte und stellt sich vor, dass sie an schiefen Pfosten angebracht ist, wird klar, dass es sich darin nicht komfortabel schaukeln lässt. Deswegen müssen neben dem Beckenboden auch die äußeren Strukturen in Betracht gezogen werden. Muskeln und Faszien, die Schmerzen im Becken verursachen können, sind *außerhalb des Beckens* Bauchmuskeln, Zwerchfell, Rücken-, Hüft- und Beinmuskeln und *innerhalb des Beckens* Beckenbodenmuskeln, Beckenwände, Bänder und die Muskelfasern der Organe.

Das Dach: Zwerchfell

Das Dach der Bauch-Becken-Höhle ist das Zwerchfell, ein flächiger Muskel, der wie das kühn konstruierte Kuppeldach eines Architekten aussieht. Diese muskuläre Kuppel liegt der Leber und dem Magen auf und hat Durchlässe für Gefäße, Nerven und Speiseröhre. Das Zwerchfell ist unser Hauptatemmuskel. Jedes Mal, wenn Sie einatmen, senkt sich diese Kuppel nach unten, sodass oben Platz für frische Luft entsteht. Der Druck von oben weitet Bauchwände und Beckenboden. Die Organe wandern mit. Beim Ausatmen schnurrt die Kuppel zurück nach oben, Beckenboden und Organe folgen, der Bauch wird flacher. Das Zwerchfell bringt also bei jedem Atemzug die Bauchhöhle in Bewegung und Organe und Beckenboden in Schwung, das lieben sie. Ein bewegliches Zwerchfell ist die beste Beckenbodengymnastik.

Wenn Sie Ihr Zwerchfell in Bewegung bringen wollen, machen Sie die Übung »Die Zwerchfellpumpe« auf Seite 208.

Die Wände: Bauchmuskeln

Diese Muskeln haben Sie schon gefordert, als Sie Ihr Becken bewegt haben. Wenn Sie unter die Haut Ihres Bauchs schauen könnten, würden Sie Ihre Bauchmuskeln sehen. Sie bilden die Bauchwände in mehreren Schichten und sind recht kräftig, auch wenn Sie kein »Sixpack« haben. Damit der Bauch sich in alle Richtungen bewegen kann, sind die Muskeln in verschiedenen Richtungen angeordnet, gerade und schräg. Die schrägen verlaufen wie ein Gitternetz, das den Bauch umhüllt und seine Wände bildet. Es läuft über die Seiten bis in den Rücken. Drehen Sie sich im Sitzen so weit als möglich nach hinten, spüren Sie die Arbeit der schrägen Muskeln. Die Bauchmuskeln bieten den Organen darin sozusagen die Wohnung. Sind sie flexibel und funktionstüchtig, sind die Organe es auch.

Nehmen Sie wahr, ob Sie die Bewegung Ihres Bauchs beim Ein- und Ausatmen spüren. Als Übung für die Bauchmuskeln sind die Übungen 1 bis 6 des Grundprogramms auf Seite 186 geeignet.

Der Beckenboden

Der untere Muskelabschluss des Beckens ist der Beckenboden. Er ist geformt wie drei übereinandergelegte kleine Hängematten. Sie sind längs und quer an den Beckenknochen aufgehängt und haben Verbindungen zu den Beckenorgane. Sie haben Durchgänge für Harnröhre, Vagina und Rektum. Nach außen befinden sich dort Schließmuskeln, sie sichern die Kontinenz und öffnen sich bei der Ausscheidung.

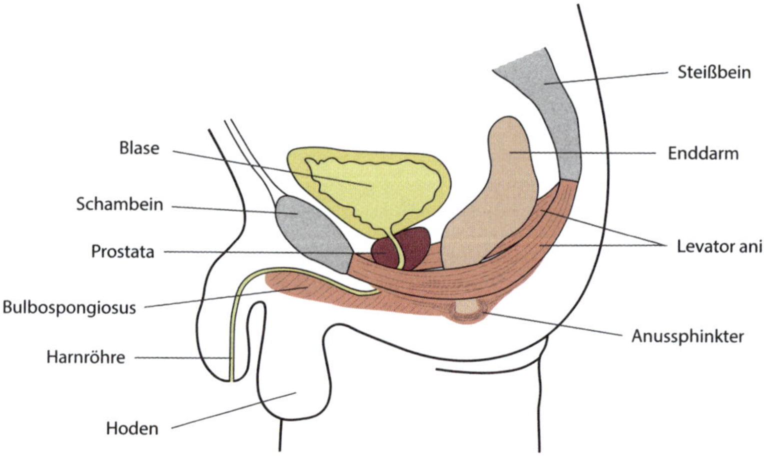

Abbildung 7: Beckenboden des Mannes

Die schematischen Darstellungen von der Seite zeigen den Verlauf der Schichten vom Schambein vorn bis nach hinten zum Steißbein.

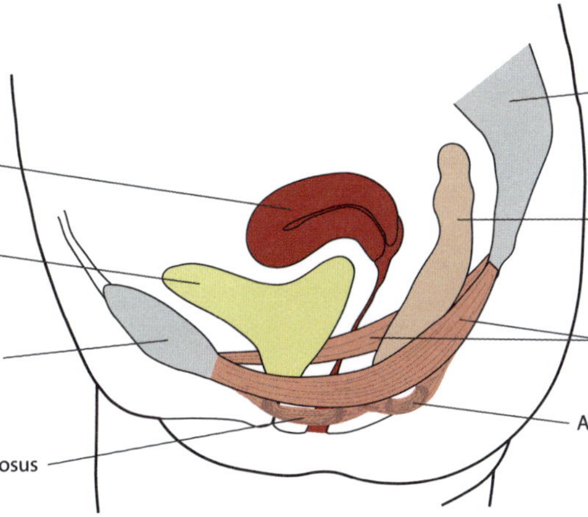

Abbildung 8: Beckenboden der Frau

Spürübung: Beckenboden

Tun Sie so, als würden Sie eine Blähung oder Urin zurückhalten. Dabei spannt sich der Beckenboden an. Fühlen Sie die Kontraktion im Beckenboden? Die Spannung zwischen Ihren Beinen?

Wenn Sie die Bewegung nicht so deutlich fühlen oder ausführen konnten, bedeutet es, dass Ihre Steuerung nicht gut zugänglich ist, das kann durch Verspannung der Muskeln entstanden sein und ist normal, wenn Sie Beckenbeschwerden haben, es ist Teil Ihres Problems. Versuchen Sie es geduldig immer wieder, jeden Tag einige Male. Halten Sie die Spannung jeweils nur kurz (eine Sekunde), und lassen Sie dann gleich wieder los. Sie werden sehen, mit der Zeit kommen Wahrnehmung und Steuerung zurück!

Spürübung: Unterbauch und Beckenboden

Zwischen den Muskeln des Bauchs und dem Beckenboden gibt es eine Zusammenarbeit (Synergismus). Legen Sie sich eine Hand auf den Unterbauch oberhalb des Schambeins, und spannen Sie den ganzen Beckenboden an. Sie merken, der Unterbauch macht ein bisschen mit. Das geht auch umgekehrt: Wenn Sie den Unterbauch anspannen, spannt sich der Beckenboden mit an.

Spürübung: Gesäß und Beckenboden

Noch ein Synergismus ist wirksam: Die äußeren Muskeln am Becken hinten arbeiten auch mit dem Beckenboden zusammen. Spannen Sie Ihre Pobacken an. Wahrscheinlich können Sie jetzt spüren, wie Ihr Beckenboden sich wieder anspannt. Wenn Sie das nicht fühlen, legen Sie eine Hand zwischen Ihre Beine und spannen wieder den Po an. Unter Ihrer Hand können Sie wahrscheinlich die Kontraktion der Muskeln besser fühlen.

Machen Sie diese Spürübungen ein paarmal täglich, und halten Sie die Spannung jeweils nur kurz. Fünf Wiederholungen genügen und helfen, Spannung und Entspannung im Becken besser zu regulieren. Und: Sie können das überall machen, im Auto, in der Warteschlange an der Kasse. Keiner merkt was, während Sie im Meeting sitzen, ein interessiertes Gesicht aufsetzen und dem Synergismus zwischen Unterbauch und Beckenboden auf der Spur sind.

Der Rücken

Sind die Rückenmuskeln zu steif, kann man das Becken nicht gut bewegen, zum Beispiel beim Gehen. Viele Patienten haben außerdem auch des Öfteren Rückenschmerzen. Ist das Bindegewebe betroffen, schmerzt es häufig ebenso in Ruhe, beim Stehen oder Liegen.

Es ist deswegen eine gute Idee, den Rücken zu lockern. Wie das geht, lesen Sie auf Seite 277.

Wie chronische Anspannungen entstehen

Man könnte nun denken: »Wenn es nur Verspannungen sind, die mein Becken leiden lassen, dann entspanne ich mich eben, und alles wird gut.« Dass das nicht so einfach ist, hat zwei Gründe:

- *Die Anspannung ist unbewusst:* Man spürt gar nicht, dass man irgendwo angespannt wäre. Deswegen kann man es auch nicht so einfach lassen. Denn wie soll man etwas sein lassen, von dem man gar nicht merkt, dass man es tut?
- *Die Anspannung dauert immer weiter an:* Die Überlastung der Muskeln ist nicht vorübergehend, sondern anhaltend. Die Muskulatur kann sich nicht mehr erholen.

Stellen Sie sich vor, dass Sie müde von der Arbeit nach Hause gehen und Ihnen ein eisiger Wind entgegenbläst. Spannen Sie dann absichtlich Ihren Nacken an? Ziehen Sie Ihre Schultern im vollen Bewusstsein hoch? Sicher nicht, das passiert unbewusst und ist eine Schutzreaktion gegen die Kälte. Wahrscheinlich haben Sie es gar nicht gemerkt, weil Sie mit Ihrer Aufmerksamkeit ganz woanders waren. Schließlich läuft man auch nicht ständig durch die Gegend und nimmt seine Schultern wahr.

Vom einmaligen Schulternhochziehen bekommt man keine Nackenschmerzen. Was aber, wenn man auch auf der Arbeit, vor dem Fernseher, den Nacken anspannt und nichts dafür tut, um diese Anspannung auszugleichen? Dann können die Anspannungen chronisch werden und Symptome auslösen, das ist im Nacken nicht anders als im Becken oder sonst wo im Körper.

Wir können uns an den Zustand der Anspannung gewöhnen, bis wir ihn gar nicht mehr spüren. Dies zeigt folgender Fall: Ein Patient reagiert bei der Untersuchung der Beine mit starkem Zittern, wenn sie passiv und leicht hin- und herbewegt werden. Er sagt, das habe er oft, aber »keine Ahnung, woher das kommt, der Neurologe habe nichts feststellen können«. Die dem Phänomen zugrunde liegende Anspannung ist ihm vollkommen unbewusst. Nach der Behandlung stellt er fest: »Jetzt sind sie viel lockerer.«

Wie verspannt die Beine waren, kann er also erst dann wahrnehmen, nachdem sie gelockert wurden. Er brauchte einen Unterschied, um die Verspannung spüren zu können. Wahrnehmung heißt nämlich unterscheiden, es gibt kein Kalt ohne Warm. Kein Hell ohne Dunkel. Wir brauchen zwei Pole auf einem Kontinuum und nehmen auf diesem eine Verschiebung wahr. Es ist ganz einfach: Dass Sie wach sind, merken Sie am allerdeutlichsten, wenn Sie vorher tief geschlafen haben.

Ständig werden im Körper eine große Anzahl von Messungen gemacht: In Muskeln, Faszien, Gelenken und Sehnen werden von Rezeptoren Bestandsaufnahmen über Spannung, Position, Druck, Zug an unser Gehirn geleitet. Das ist der Körpersinn, der Ihnen sagen kann, dass Sie sich nach rechts gedreht haben (auch wenn Ihre Augen geschlossen sind). Man nennt ihn auch »Tiefensensibilität« oder »Propriozeption«. Damit kann das Gehirn über notwendige Anpassungen entscheiden. Wenn die Wahrnehmung nicht mehr recht funktioniert, weil die notwendigen Veränderungen auf dem Kontinuum Spannung und Entspannung nicht mehr stattfinden, fehlt dem Gehirn die Information, folglich kann es auch nichts ändern. Diese Veränderung bezeichnet Thomas Hanna als »sensomotorische Amnesie« (Hanna 1998).

Wenn es für uns schon »normal geworden ist«, ständig angespannt zu sein, fällt es uns nicht mehr auf, verschwindet die Empfindung aus unserem Bewusstsein. Dann hilft der Satz »Entspann dich doch« nichts, weil man gar nicht weiß, wie man das tun sollte. Es bedarf dann schon bestimmter Interventionen, um die Körperwahrnehmung wieder zu verbessern und den Regler von Spannung auf Entspannung verschieben zu können.

> Der Zustand der Anspannung wird so normal, dass man ihn nicht mehr spüren kann. Das ist die sensomotorische Amnesie.

Eine sensomotorische Amnesie bedeutet jedoch nicht nur, dass wir Schwierigkeiten mit dem Spüren haben. Es fehlt auch die Rückkopplung, und es fällt deshalb schwer, die »vergessenen«, also im Bewusstsein schlecht repräsentierten Muskeln zu bewegen. In der Behandlung zeigt sich dies durch zittrige und stotternde Bewegungen.

Fall: Der Bericht von Heinz, einem Patienten

Im Dezember 2016 traten verschiedene Beschwerden bei mir auf. Es begann mit einem starken Dauerreiz an der Eichel. Kurz darauf kamen massive Beschwerden beim Sitzen im Beckenboden dazu. Ich konnte nur noch mit starken Schmerzen sitzen. In der Folge traten äußerst unangenehme Schmerzen beim Gehen auf. Sie äußerten sich als Dauerreiz im After und fühlten sich an wie Schmirgelpapier beziehungsweise Sand im After. Alle Untersuchungen beim Urologen und eine Darmspiegelung blieben ohne Befund. Aufgrund der Gesamtsituation entwickelten sich psychische Probleme, und ich konnte meine Arbeit nicht mehr ausüben. Außer beim Liegen hatte ich Dauerschmerzen.

Durch Recherchen im Internet bin ich auf die Pohltherapie® aufmerksam geworden. Zu diesem Zeitpunkt war das für mich der einzige Rettungsanker. Am 28. Februar 2017 habe ich einen Termin bei Renate Bruckmann in Saarbrücken wahrgenommen. Bei der ersten Behandlung diagnostizierte sie bei mir chronische Beckenbodenschmerzen (CPPS). Diese sind durch Verspannungen im Beckenboden entstanden. Es stellte sich schnell heraus, dass nicht nur der Beckenboden, sondern mein ganzer Körper total verspannt war. Ich konnte zum Beispiel mit den Fingern nur bis zu den Knien kommen, wenn ich mich nach vorn gebeugt habe. Durch Pandiculations, eine Triggerpunkt- und spezielle Bindegewebsbehandlung meines Körpers, merkte ich in der Folge, wie sehr verspannt ich tatsächlich war.

Ich fragte die Therapeutin, ob meine starken Verspannungen im ganzen Körper durch meine stressige Kindheit gekommen sein können, denn mir fiel ein, dass ich schon als Junge an der Tafel stand und ganz verkrampft dabei war. Sie meinte, dass das durchaus sein könne und dass meine Verspannungen sich so anfühlten, als hätte ich sie schon sehr lange.

Die Behandlungen im zweiwöchigen Rhythmus führten nach und nach zu einer deutlichen Entspannung. Meine Beschwerden ließen langsam nach, und meine Lebensqualität besserte sich. Zur Förderung des Heilungsprozesses war es nötig, Übungen zu Hause durchzuführen. Ich

merkte dann auch, wann ich wieder falsch auf dem Stuhl saß und wie ich durch zunehmende Lockerheit leichter aufrecht sitzen konnte.
Am Anfang war ich sehr ungeduldig, und die Behandlungserfolge stellten sich nur langsam ein. Mittlerweile ist nur noch ein minimaler Rest der Beschwerden da. Durch eine Fortsetzung der Behandlung erhoffe ich mir eine vollkommene Beschwerdefreiheit. Ich kann inzwischen mit den Fingern den Boden erreichen und bin insgesamt viel lockerer geworden. Ich bin mir sicher, dass bei meinen Beschwerden die Pohltherapie® der einzig richtige Behandlungsweg war und ist.

Pandiculations

Bei der Biofeedback-Methode Pandiculations (Hanna 1998) bringt man den Betroffenen dazu, verspannte Muskeln zunächst bewusst noch stärker anzuspannen, um dann die Anspannung – über die sensomotorische Rückmeldung durch den Therapeuten – in der Bewegung langsam und schrittweise wieder zurückzunehmen, bis der Muskel entspannt (vom lateinischen ***pandiculari*** für »sich [beim Gähnen] recken und strecken«). Das Gehirn lernt dadurch, erstarrte, im Alltag längst vergessene und nicht mehr eingesetzte Muskeln wieder zu bewegen und bewusst zu spüren. Damit überwindet man die sensomotorische Amnesie.

Teil 2: *Finden Sie heraus, woher Ihre Anspannungen kommen*

Nachdem wir den Zusammenhang zwischen Beschwerden und Spannungen beschrieben haben, geht es jetzt darum, die eigenen Anspannungen aufzuspüren. Dabei sehen wir, wie belastende Ereignisse der Vergangenheit und aktuelles Verhalten zu Beschwerden beitragen können. Das Lesen und Ausprobieren in diesem Buchteil verspricht spontane Aha-Erlebnisse und ein tieferes Verständnis. Es ist die Quelle und die Grundlage für Ihre nächsten Schritte auf dem Weg der Besserung. Damit Sie Ihre Erkenntnisse gut behalten können, nehmen Sie für dieses Kapitel einen Stift und ein kleines Heft zur Hand, damit Sie Ihre eigenen Ursachen und Erkenntnisse notieren können. Das hilft Ihnen später, die richtigen Schritte zu machen.

Äußere Faktoren: Ereignisse und schädliche Einflüsse

Ist unser Körper einem schädlichen Einfluss, einem negativen Ereignis ausgesetzt, reagiert er mit einer Schutzreaktion: zusammenziehen! Diese Reaktion ist allen Lebewesen eigen, und Sie haben es selbst sicher viele Male beobachtet: Es ist der Krokus, der seine Blütenkelche schließt, wenn es regnet. Die Gänsehaut, die entsteht, wenn Sie frieren, und der angespannte Nacken nach einem Stresstag. Solche Schutzreaktionen können im Becken auftreten nach:

- Entzündungen,
- Operationen,
- Druckbelastungen,
- starker Kälte,
- Gewalterfahrungen,
- Unfällen und Stürzen.

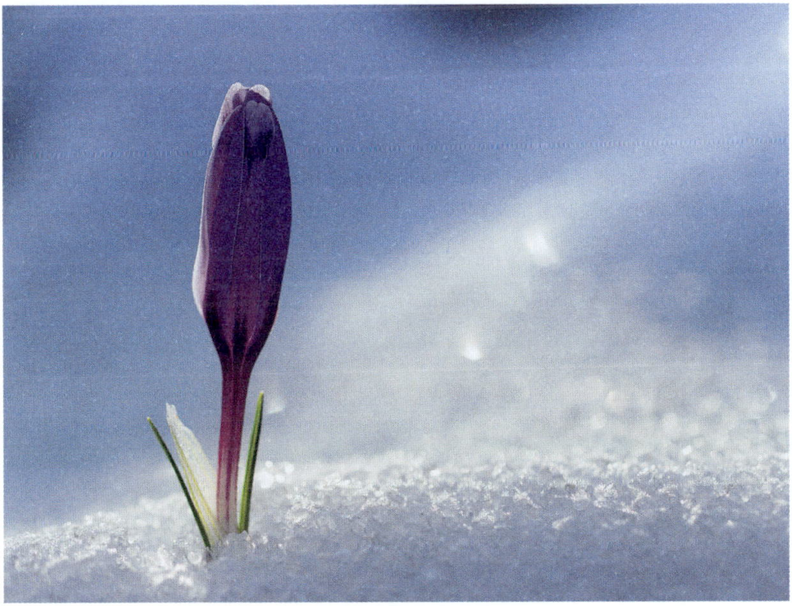

Abbildung 9: Der Krokus verschließt sich gegen Kälte und Schnee.

Entzündungen

Bei einer Entzündung der Blase zum Beispiel kann sich das Unterhautbindegewebe im Unterbauch über der Blase zusammenziehen. Das ist erst einmal normal und kann wieder vergehen. Hat man Pech, bleibt es aber dabei und verursacht Symptome, die denen einer Blasenentzündung verblüffend ähnlich sind. Dann ist zwar die Entzündung vorbei, die Beschwerden aber nicht. Das ist leider gar nicht selten.

Fall: Blasenentzündung mit Folgen

Eine Sekretärin kommt mit chronischen Blasenbeschwerden. Die Diagnose lautet »Reizblase«. Sie kennt alle Gynäkologen und Urologen in ihrer Wohngegend und weiter weg und hat viele Behandlungen und Untersuchungen hinter sich. Früher sei sie geritten, was nicht mehr möglich sei, da sich die Beschwerden durch das Reiten zusätzlich verschlechterten. Beziehungen zu Männern hat sie abgebrochen, weil sie durch Sex wieder neue Blasenentzündungen bekommt. Die Untersuchungen der letzten Zeit haben keinen bakteriellen Befund im Urin ergeben. Als die ganze Sache überhaupt losging, hatte sie aber eine bakteriell bedingte heftige Blasenentzündung durchlebt, die antibiotisch behandelt wurde, dabei verschwanden zwar die Keime und das Blut aus dem Urin, nicht jedoch die Beschwerden.
Wir behandelten also die Beininnenseiten, Unterbauch und Beckenboden und brauchten dabei viel Geduld. Zwischendurch erlitt die Patientin einen Rückfall. Dieser entstand nach einer schmerzhaften Blasenspiegelung, die zu erneuten Verspannungen im Beckenboden und den Adduktoren geführt hatte.

Solche anhaltenden Beschwerden können auch nach Scheiden- oder r Prostataentzündungen übrig bleiben, obwohl keine Keime mehr da sind. Man muss dann Muskeln und Bindegewebe lockern und den Patienten helfen, ihre Schutzreaktion aufzugeben, dann verschwinden die Symptome. Wenn die Beschwerden nach einer Entzündung wiederkommen oder trotz Antibiose nicht komplett verschwinden, sollten Sie zunächst einen Test machen lassen, um herauszubekommen, ob eine keimbedingte Entzündung vorliegt. Wenn nicht, machen Sie nicht den Fehler, ohne bakteriologischen Befund Antibiotika einzunehmen. Sie riskieren Nebenwirkungen wie eine geschädigte Darmflora, Resistenzen und andere Probleme. Das gilt auch für Cremes und Salben gegen Pilze.

Antibiotika sind nur sinnvoll, wenn Bakterien als Ursache für Beschwerden nachgewiesen wurden.

Operationen

Nach einer Operation können das Bindegewebe oder die Muskelfaszien im operierten Bereich so verspannt sein, dass dort Schmerzen entstehen, die über die Zeit des normalen Wundschmerz hinausgehen. Es ist natürlich fatal: Man hat Beschwerden, lässt sich deswegen operieren, und danach hat man neue Beschwerden, obwohl die Operation nach Auskunft der Chirurgen gut verlaufen ist.

Auch wenn die Betroffenen gar nicht spüren, dass an der Narbe etwas nicht in Ordnung ist, kann sie zu Schmerzen, Missempfindungen und Funktionsstörungen führen. Analfisteln und Kaiserschnittnarben verursachen die häufigsten Probleme. Weiter sind Gebärmutterentfernungen, Endometriose-OPs, Dammschnitte, Leistenbrüche, Scheidenplastiken, Bauchspiegelungen, Prostataoperationen, Darmoperationen, Eingriffe an Hüftgelenken, Nieren oder Galle Ursachen für Verspannungen. Damit wird natürlich keinesfalls gesagt, Sie sollten sich nicht operieren lassen, wenn Sie zum Beispiel eine Fistel haben, aber Sie sollten bei anhaltenden Beschwerden nach einer Fisteloperation die Möglichkeit von Verspannungen in Erwägung ziehen und sich darauf selbst untersuchen oder untersuchen lassen.

Fall: Schmerzen nach Analfistel-Operationen

Ein junger Mann leidet an einer Analfistel (das ist eine Entzündung, die wie ein Gang neben dem Anus verläuft). Seither wird er seine Schmerzen beim Stuhlgang nicht mehr los. Außerdem ist er so kälteempfindlich, dass er selbst bei großer Hitze Wanderstiefel, lange Unterhosen und Wandersocken trägt. Zusätzlich hat er Schmerzen im Unterbauch und Taubheitsgefühle im Genital. Die Ärzte sagen, es sei alles »in Ordnung«.

Seine Befürchtung ist, an einer Pudendusneuralgie zu leiden. Er versucht alles, um möglichst weichen Stuhlgang zu produzieren, da seine Beschwerden nach dem Stuhlgang schlimmer werden. Das Bindegewebe an der großen und tiefen Narbe selbst und drum herum sowie der Unterbauch und die Muskeln im Gesäß sind sehr verspannt. Die Gesäßmuskeln hat er sich verspannt in der Furcht, sich auf die Wunde zu setzen. Deswegen hält er ständig alles fest.

Durch die Behandlung von Muskeln und Bindegewebe lösten sich die Verspannungen, und die Schmerzen und Kältegefühle verschwanden.

Wenn alte Narben wieder gelockert werden, fühlt sich die Region meist gleich viel freier an. Wenn Sie wissen wollen, wie Sie Narben lockern können, lesen Sie dies auf Seite 233.

Narben können Verspannungen und Beschwerden verursachen, auch wenn sie schon vor langer Zeit entstanden sind.

Druckbelastungen

Auch stumpfe Traumen, zum Beispiel durch einen unpassenden Sattel auf einer Fahrradtour, kann dem Gewebe schaden. Meistens gehen sie von allein wieder zurück, es kann auch anders kommen, wie folgender Fall zeigt.

Fall: Reiten ohne Sattel

Eine junge Frau, Studentin der Zahnmedizin, leidet unter ständigem Harndrang, Brennen im Bereich des Damms und Taubheitsgefühlen im Bereich von Schamlippen und Klitoris sowie Schmerzen beim Geschlechtsverkehr. Sie erzählt, ihr Urin sei in Ordnung, sie habe nie vorher Probleme gehabt und ihre Beschwerden seien erstmalig aufgetreten, nachdem sie zum ersten und einzigen Mal ohne Sattel geritten sei, und seither nicht wieder weggegangen. Der Arzt diagnostiziert eine Pudendusneuralgie.

Es war aber lediglich das Bindegewebe zwischen Ihren Beinen total verspannt. Nachdem wir es gelockert hatten, verschwanden auch die Beschwerden.

Kälte

Viele Patienten haben gespürt, dass Kälte wie das Sitzen auf einer kalten Steinbank ihre Beschwerden ausgelöst oder verstärkt hat. Meist war die Kälte dann der berühmte Tropfen, der das Fass zum Überlaufen gebracht hat, oder sie war für einen Rückfall verantwortlich. Instinktiv meiden die meisten Kälte wie die Pest. Da ist die Wärmflasche dann oft unentbehrlich. Davon haben nicht wenige Patienten bereits Hautschäden in Form von braunen Flecken, die sich aber oft wieder zurückbilden. So berichtet ein Polizist von Missempfindungen und Schmerzen im Penis, nachdem er einen lang dauernden nächtlichen Einsatz bei großer Kälte erlebt hatte. In der weiteren Anamnese stellte sich heraus, dass er als Junge eine Operation (Beseitigung einer Phimose, also einer Vorhautverengung) hatte, die nur schwer verheilt war.

Gewalterfahrungen

Natürlich können auch sexuelle Traumen, sogar ohne Verletzung des Genitals, den ganzen Menschen in besonderer Weise schädigen und zu Verspannungen führen. Solche Erfahrungen können zur Folge haben, dass er sein Gewebe zusammenzieht und in dieser Kontraktion verharrt. Das ist dann wie eine eingefrorene Schutzreaktion zu verstehen. Eine Psychotherapie ist bei sexuellem Trauma hilfreich, kann aber nicht ausreichend sein, um die daraus entstandenen Dauerspannungen im Körper zu lösen. Jedoch können beide Verfahren sich sinnvoll ergänzen.

Fall: Missempfindungen an der Klitoris

Eine Frau von 36 Jahren erscheint mit folgenden Beschwerden: Missempfindungen an der Klitoris, dort auch manchmal anfallsweise auftretende starke Schmerzen, unerträgliche Empfindlichkeit am gesamten Unterbauch gegenüber Gürteln, Hosenbund und so weiter. Die Patientin berichtet, sie lebe mit einer Frau zusammen. Im Zuge der Behandlung erzählt sie mir dann, dass sie sexuellen Missbrauch erlebt habe, der über einen längeren Zeitraum stattfand. Sie habe deswegen als junge Frau auch eine Psychotherapie gemacht, vor einiger Zeit erneut, doch leider habe dies an den Beschwerden nichts geändert.

Die Untersuchung ergab eine eingeschränkte Atmung und die Gewohnheit, bei Stress ständig den Bauch festzuziehen und die Brustmuskeln zu verkrampfen, auch das Zwerchfell und die schrägen Bauchmuskeln waren mit betroffen, der Beckenboden ebenfalls. Wir behandelten die Verspannungen mit Pandiculations und Triggerpunktbehandlung und lockerten die verspannten Bindegewebe darauf. Die Patientin erlernte ein Entspannungsverfahren, nämlich die Progressive Muskelentspannung nach Jacobsen, und besuchte einen Yogakurs. So lernte sie allmählich, ihren Körper und Geist zu entspannen.

Zu meinem Erstaunen erzählte sie mir gegen Ende, dass sie sich eine neue Stelle gesucht habe. Doch als ich mich darüber freute, kamen ihr die Tränen, und sie sagte, dass ihr bisheriger Chef auch der Täter ihrer Jugend war und sie es jetzt endlich geschafft habe, sich abzugrenzen.

Erfahrungen durch Gewalt kann man nicht mehr ungeschehen machen, ihre Wirkung in der Gegenwart lässt sich jedoch auch heute noch beeinflussen.

Unfälle und Stürze

Unfälle mit Wirkung für das Becken sind gar nicht so selten, das kann ein Sturz auf das Steißbein sein, auch die Folgen von tiefen Blutergüssen in den Pomuskeln können für Probleme im Becken sorgen. Alle Unfälle, die mit Schonhaltungen und Veränderungen in der Motorik und Sensorik des Beckens einhergehen, spielen eine Rolle, auch wenn sie schon sehr lange her sind, wie folgender Fall zeigt.

Fall: Unfall mit Gartentor

Der Vater von zwei kleinen Kindern ist wegen Beckenbodenbeschwerden in meiner Praxis. Die Beschwerden sind sehr quälend, und er hat eine lange Anreise für die Behandlung in Kauf genommen. In der Anamnese verneint er bei der Frage nach Unfällen und Operatioen. Neben dem Rücken sind der Unterbauch und vor allem alle Gewebe im Bereich des Damms außergewöhnlich stark verspannt. Ich frage wieder nach Verletzungen, und er verneint erneut.

Erst im Verlauf der Therapie, nach mehreren Sitzungen, fiel ihm während der Behandlung ein, dass er als kleiner Junge einen Sprung übers Gartentor versucht hatte, bei dem er nicht weit genug gesprungen war und so mit dem Dammbereich auf dem harten Tor aufkam. Das tat natürlich furchtbar weh, wurde aber von allein wieder besser. Die Sache war gut dreißig Jahre her. Er dachte auch gar nie mehr daran, zumal ja scheinbar »nichts zurückgeblieben« war, wie die zwei Kinder bewiesen. Und doch war etwas zurückgeblieben, nämlich total verspanntes Bindegewebe auf dem Damm!

Man sieht: Auch lange zurückliegende Unfälle und Traumen können zu Beschwerden führen. Die Anspannungen überdauern, nachdem

die Verletzungen abgeklungen sind, und werden von den Betroffenen selbst gar nicht wahrgenommen. Es entsteht eine sensomotorische Amnesie, man vergisst ganz einfach, wie es sich vorher angefühlt hat und anfühlen sollte.
Ich habe es selbst erlebt: Mit acht Jahren saß ich auf einem Zaun, hinter dem es gut drei Meter tiefer auf eine Betonfläche ging. Das war natürlich verboten, und daran dachte ich gerade, als ich rückwärts herunterfiel. Zunächst verspürte ich einen Schlag auf den Rücken und bekam keine Luft mehr. Dann erholte ich mich wieder, und eine halbe Stunde später sah es so aus, als wäre nichts passiert. Ich dachte mir auch als junge Frau nichts dabei, wenn ich immer zuerst im Rücken Müdigkeit spürte, alles, wobei man den Rücken bewegen musste, machte mir irgendwie Mühe, das war normal für mich. Fünfzehn Jahre später in der Ausbildung als Yogalehrerin merkte ich, dass alle den Rücken besser strecken konnten als ich, egal wie ich übte, es bewegte sich einfach nicht viel. Aber keiner konnte mir sagen, wieso das so war. Als mir zehn Jahre später eine Kollegin in der Ausbildung als Körpertherapeutin (noch mal danke, Kristina!) das Bindegewebe des oberen Rückens behandelte, spürte ich ihn auf neue Art und Weise, quasi als wäre er aufgewacht, nur dass ich gar nicht gemerkt hatte, wie eingeschlafen er war.
In der Nacht nach der Behandlung fiel mir der alte Sturz ein. Obwohl die Sache an die 35 Jahre her war, hatten die Verspannungen des Bindegewebes sich gehalten. Ähnliches erleben wir in der Therapie mit Patienten. Plötzlich erinnern sie sich wieder an eine alte Verletzung, einen kleinen Unfall, der scheinbar ohne Bedeutung fast in Vergessenheit geraten war.

Sie können nicht die Vergangenheit ungeschehen machen, aber Verspannungen daraus behandeln, damit die Zukunft besser wird.

Innere Faktoren: Wie Sie selbst zu Ihren Beschwerden beitragen

Dieses Kapitel ist eins der wichtigsten dieses Buchs! Wahrscheinlich können Sie kaum glauben, dass Sie selbst zu Ihren Beschwerden beitragen. Vielleicht ärgert Sie diese Behauptung sogar! Wenn Sie den Impuls, das Buch zur Seite zu legen, überwunden haben und weiterlesen, können Sie jedoch herausfinden, wie Sie selbst ungewollt Beschwerden verursachen und was Sie dagegen tun können. Ihr eigenes Verhalten ist einflussreicher auf Ihren Zustand als frühere Ereignisse, denn Verhalten dauert an, es wirkt heute und morgen. Und – das ist die gute Nachricht – Sie können es verändern!

Es ist das unabsichtliche und mehr oder weniger ständige Anspannen von Muskeln durch Gewohnheit, Stress, Fehlhaltungen und Überbelastung. Dies ist die häufigste Ursache muskulär bedingter Beckenbeschwerden. Auch Bewegungsmangel ist für Muskeln und Bindegewebe gar nicht gut, denn er vermindert die Durchblutung der Muskeln dramatisch und lässt die Fasern der Faszien »verfilzen«. Übertreibt man es damit oder hat man die falschen Übungen auf dem Programm, kann man sich allerdings auch Beschwerden züchten, weil man sich überlastet.

Schließlich gehen wir auch darauf ein, wie Stress und negative Gedanken sich auf Beckenbeschwerden auswirken können und was man dagegen tun kann.

Oft spielen mehrere Faktoren eine Rolle: Die Hosen kneifen, und da zieht man lieber ständig den Bauch ein – und dann war da auch mal ein Sturz aufs Steißbein beim Schlittschuhlaufen, Stress hat man sowieso, und irgendwann kamen dann die Probleme. Wenn zu einer Belastung noch eine zweite hinzukommt, kann es sein, dass keine Kompensation mehr möglich ist, es ist wie der berühmte Tropfen, der das Fass zum Überlaufen bringt. Bisher kann niemand sagen, warum der eine Mensch sich eher verspannt als der andere. Man kann auch nicht sagen, wenn man immer den Bauch anspannt, muss man in der Folge Störungen beim Wasserlassen entwickeln. Schließlich bekommt nicht jeder Raucher ein Lungenemphysem, aber einige schon.

Man kann einen verspannten Bauch haben und trotzdem keine Blasenprobleme. Aber oft reicht dann eine zusätzliche Belastung, etwa Sit-ups im Fitnessstudio oder einmal durchgefroren zu sein, und es geht los!

Spannende Gewohnheiten: im Sitzen, im Stehen und nebenbei

Im Sitzen, Stehen und überhaupt kann man allerlei bemerkenswerte Gewohnheiten entwickeln, die Beschwerden auslösen. Diese Gewohnheiten unter die Lupe zu nehmen, ist eine Besonderheit der Pohltherapie®. Ein paar sind mehr so beiläufige Spannungen, andere ausgemachte Fehlhaltungen, die die gesamte Bewegungsorganisation und sogar die Lage der Organe im Becken beeinträchtigen können.
Wenn Sie im Sitzen ständig das rechte Bein über das linke schlagen, so macht das etwas mit Ihren Muskeln im Becken. Dort entstehen verspannte Faserbündel, Triggerpunkte und komprimiertes Bindegewebe. Vielleicht wenden Sie jetzt ein, dass Sie ja immer abwechseln und dann könne es auch nicht so schlimm sein. Ich sage aber, wenn Sie sich selbst 24 Stunden lang beobachten könnten, würden Sie merken, dass Sie nur selten abwechseln, und wenn, nur kurz. Als Nächstes sagen Sie, dass alles andere aber so unbequem für Sie ist. Das stimmt und kommt daher, dass die Muskeln dort jetzt verkürzt sind und es angenehmer ist, dieser Verkürzung nachzugeben, als dagegen zu arbeiten. Letzteres kann sogar wehtun, weil man dabei an einem dauerverspannten Muskel zieht. Deshalb machen Sie es auch nicht.
Auch nur ganz leichtes Anspannen kann Probleme verursachen, wenn man es mehr oder weniger ständig macht. Dieses unbewusste Anspannen bestimmter Regionen im Körper sieht man nicht, und weil man sich daran gewöhnt hat, merkt man es auch nicht mehr. So wird es zum Dauerzustand, oder es tritt immer wieder in bestimmten Situationen auf, wenn man sich konzentriert oder Stress hat zum Beispiel. Für manche reicht es, einen spannenden (ja!) Film anzuschauen, und zack spannt sich irgendwo im Körper etwas an.

Der erste Schritt zur Lösung ist das Bewusstmachen der Gewohnheiten und Anspannungen.

Die häufigsten spannenden Gewohnheiten finden Sie ab Seite 110.

Warum Gewohnheiten fest verdrahtet sind und wie man das ändert

Vielleicht haben Sie bereits eigene spannende Gewohnheiten entdeckt und gemerkt, wie schwer es ist, das sein zu lassen. Einen Grund dafür kennen Sie schon: Es fühlt sich angenehmer an. Ein weiterer Grund dafür liegt in der Funktionsweise unserer Sensomotorik und des Gehirns und ist eine feine Sache. Denken Sie je darüber nach, wie Sie die Seite eines Buchs umblättern? Eine Treppe hochsteigen? Wenn Sie darüber nachdenken müssten, in welcher Reihenfolge Sie Ihre Füße anheben, wie Sie das Gewicht vom einen auf das andere Bein bringen und so weiter, kämen Sie zu nichts mehr sonst und wären langsamer als ein Faultier im Baum, das sich in Zeitlupe nach einem Ast streckt. Deswegen läuft ein großer Teil der Wahrnehmung und Steuerung von Bewegung unbewusst ab. Treppen hochsteigen genauso wie schreiben, gehen, essen.

Spüren Sie, ob die Fläche Ihres Stuhls hart oder weich ist? Ja natürlich, jederzeit, wenn Sie wollen, aber nicht ständig. Wir können unsere Aufmerksamkeit nur begrenzt auf mehrere Dinge gleichzeitig ausrichten. Deswegen ist Wahrnehmung selektiv. Wir richten den Fokus auf einen bestimmten Ausschnitt, ungefähr wie den Strahl einer Taschenlampe in der Dunkelheit. Die Leistung unseres Gehirns besteht auch darin, die Wahrnehmungen von außen zu filtern und nur diejenigen ins Bewusstsein zu lassen, die es für relevant hält. Wäre es anders, würden Sie viele Dinge gleichzeitig sehen, hören, fühlen, statt diesen Satz zu verstehen. So ist es auch mit den Wahrnehmungen von Spannungen, Gewohnheiten und Fehlhaltungen: Sie laufen im Unbewussten ab, und wir müssen sie zunächst ins Helle holen, sie uns bewusst machen, wenn wir sie verändern wollen.

Die Gewohnheiten zu verändern funktioniert am besten, indem Sie das, was Sie sich abgewöhnen wollen, zunächst sogar extra stärker machen. Das scheint widersinnig, funktioniert aber, weil wir es dadurch besser wahrnehmen können. Dann schauen Sie, ob Sie lockerlassen können. Das ist sensomotorisches Lernen. Machen Sie das jedes Mal, wenn Sie sich bei einer spannenden Gewohnheit erwischen: extra machen, dann lockerlassen.

Liebe Leserin und lieber Leser, ich kenne Sie nicht persönlich und habe Sie nie angefasst. Deshalb kann ich Ihnen nicht persönlich sagen, von welchen Gewohnheiten Sie Ihre eigenen Beschwerden haben können. Ich habe deswegen die typischen Gewohnheiten aufgezählt, damit Sie überlegen können, welche davon bei Ihnen eine Rolle spielen. Sie können die möglichen Symptome dadurch nachlesen und was Sie dagegen tun können. Die Auswirkungen müssen nicht immer bei jedem eins zu eins zutreffen, wir sind schließlich keine Maschinen. Sie werden sehen, es gibt eine ganze Reihe spannender Gewohnheiten, lassen Sie sich von der Menge nicht erschrecken, überprüfen Sie einfach, was auf Sie zutrifft, machen Sie ein Kreuzchen in die Tabelle auf Seite 148, und Sie sehen später auf einen Blick, wo Sie etwas zu tun haben. In der Regel entdeckt man gleich mehrere, das ist normal.

Spannende Gewohnheiten im Sitzen

Das Sitzen ist in letzter Zeit in Verruf geraten, und viele Patienten sagen, dass ihre Beschwerden im Sitzen stärker werden. Manche denken deswegen, es sei besser, im Stehen zu arbeiten. Das stimmt aber nicht, denn es ist für den Körper grundsätzlich leichter zu sitzen, als zu stehen, es kommt aber darauf an, wie man es macht. Wenn Sie einen Sitzberuf haben, wirkt sich falsches Sitzen besonders stark aus, das ist logisch. Nach der Arbeit sitzen wir in der Freizeit schließlich gleich noch mal, jedenfalls die meisten von uns. Wir sitzen am PC, in der Bahn, am Küchentisch, vor dem Fernseher und so weiter. Ich behaupte nicht, dass Sitzen per se schlecht ist (wenn man zum Ausgleich dafür Sport treibt), aber manche Angewohnheiten beim Sitzen sind es. Finden Sie heraus, ob Sie sich eine davon zu eigen gemacht haben.

Es gibt sechs Gewohnheiten im Sitzen, die Ihrem Becken zu schaffen machen:

- das Steißbein einziehen,
- das Gesäß nach hinten strecken (im Hohlkreuz sitzen),
- die Beine übereinanderschlagen,
- mit angezogenen Knien sitzen,
- den Beckenboden vom Stuhl abheben und
- mit nach außen zeigenden Knien sitzen.

Das Steißbein einziehen

Das dürfte die häufigste Sitzgewohnheit von Beckenpatienten sein. Das Steißbein ist der spitz zulaufende Knochen am Ende der Wirbelsäule, den Sie schon ertastet haben. Er verläuft zwischen Ihren Pohälften und krümmt sich nach innen. Das Steißbein ist wie ein Anker für die Ansätze verschiedener Muskeln, die daran festmachen, und es ist auch mit dem Anus verbunden. Wenn Sie Ihr Steißbein einziehen, überlasten Sie die daran befestigten Muskeln. Setzen Sie sich hin, und erfühlen Sie Ihr Steißbein. Dann ziehen Sie es, ohne zu überlegen, wie das geht, nach innen, so als wären Sie ein Hund, der seinen Schwanz einklemmt. Können Sie spüren, wie sich dabei Spannung im Becken aufbaut? Kommt Ihnen das Gefühl bekannt vor? Wenn ja, machen Sie es bestimmt oft.

Wiederholen Sie es, und stellen Sie dabei Ihre Füße am Boden weiter nach hinten unter den Stuhl. Merken Sie, wie an den Rückseiten Ihrer Oberschenkel Spannung entsteht? Und sogar vorn ganz tief im Unterbauch in der Blasenregion? Und wie schwer es ist, gerade zu sitzen, wenn das Steißbein eingezogen wird?

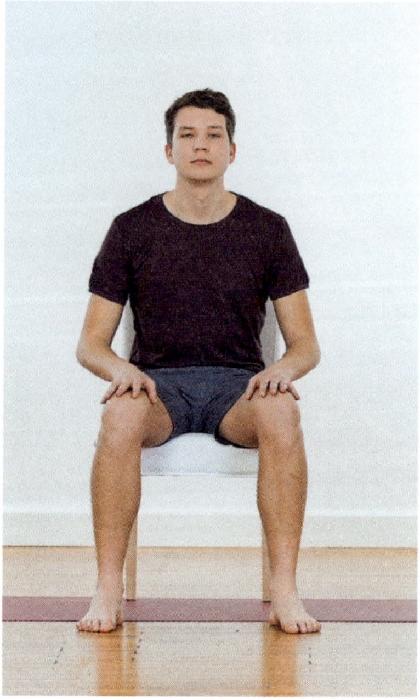

Abbildung 10: Sitzhaltung eines Patienten mit eingezogenem Steißbein

Sitzen Sie auf diese Weise immer wieder, womöglich stundenlang, verspannen Sie sich den Beckenboden, die Gesäßmuskeln, die Beinrückseiten und sogar den unteren Bauch. Das kann ziemlich viele Beschwerden auslösen, zum Beispiel:

- Schmerzen im Bereich des Steißbeins, im After, im Gesäß und im hinteren Beckenboden.
- Sitzbeschwerden.
- Druck- und Fremdkörpergefühle in After und Rektum.
- Bei Männern kann sich auch die Prostata beschweren.
- Möglicherweise verstärken sich diese Beschwerden nach oder mit dem Stuhlgang.
- Durch die Spannung im unteren Bauch können auch Blasenprobleme wie Schmerzen beim Wasserlassen, Brennen oder Harndrang verursacht werden.

Wenn Sie wissen wollen, wie Sie sich selbst die Muskeln am Steißbein behandeln können, lesen Sie den Text ab Seite 259. Sie sollten außerdem den Unterbauch ins Visier nehmen, wie das geht, lesen Sie auf Seite 237.
Sind Sie zu klein, um die Füße im rechten Winkel flächig am Boden abstellen zu können, benutzen Sie niedrigere Stühle oder eine Erhöhung für Ihre Füße, weil Sie sonst immer mit den Füßen Kontakt zum Boden suchen und die Füße dabei nach hinten auf die Zehen stellen, wobei Sie das Steißbein einziehen.

Im Hohlkreuz sitzen

Strecken Sie den Po im Sitzen nach hinten, und Sie spüren, wie Sie dabei ins Hohlkreuz kommen, Sie sitzen dann mehr auf dem Damm und dem Beckenboden und weniger auf den Sitzbeinhöckern. Die Sitzbeinhöcker sind die dicken Knochen, die Sie fühlen, wenn Sie Ihre beiden Hände seitlich unter den Po legen. Im Hohlkreuz sitzen heißt, dass man nicht mehr genau auf den Sitzbeinhöckern sitzt, sondern davor. Die Hüftgelenke vorn in der Leiste sind mehr als 90 Grad gebeugt. Das machen Menschen, die glauben, das Sitzen im Hohlkreuz sei das einzig Wahre, weil es aufrecht sei. Man verspannt sich dabei aber den Iliopsoas-Muskel und die Rückenmuskeln. (Natürlich muss der abgebildete junge Mann mit dem oberen Rücken einen Buckel machen, sonst käme er gar nicht an die Tastatur!)

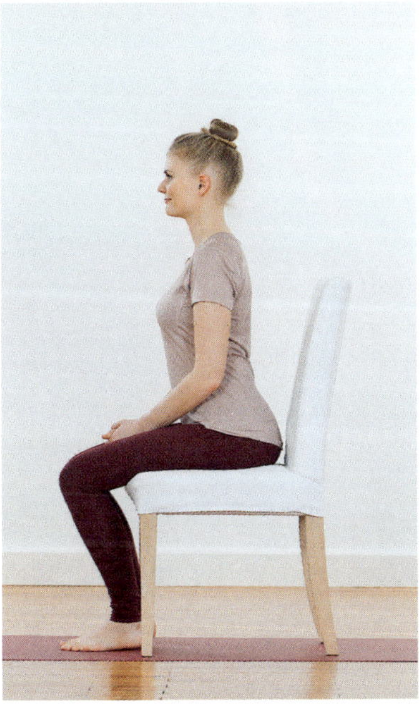

Abbildung 11: Vermeintlich aufrechte Haltung, in Wirklichkeit mit Hohlkreuz und Anspannung im Rücken

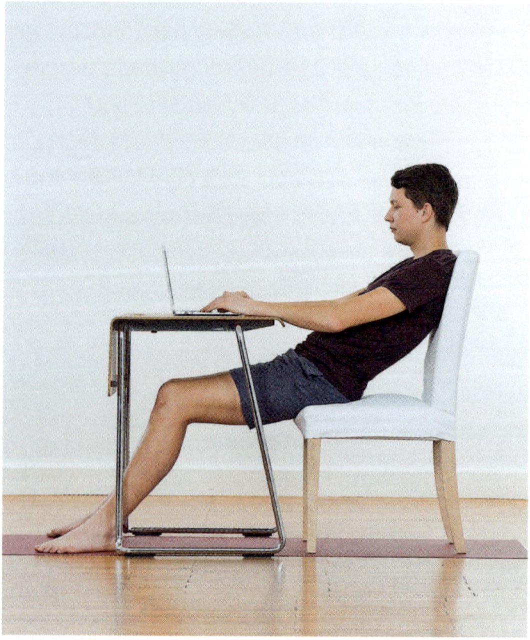

Abbildung 12: Am Schreibtisch lümmeln im Hohlkreuz

Die Folgen dieses Spannungsmusters können sein:

- Blasenbeschwerden,
- Leistenschmerzen, die vorn den Oberschenkel herunterziehen können,
- Menstruationsschmerzen im Unterbauch außen, meist beidseits,
- Schmerzen im Bereich des Darms,
- Schmerzen dort, wo Patientinnen die Eierstöcke vermuten,
- Rückenschmerzen, die im unteren Rücken mittig auftreten und sich beim Aufrichten verstärken oder in Rückenlage mit gestreckten Beinen schlimmer werden,
- Atembeschwerden und
- Schmerzen bei Verstopfung, wenn der harte Stuhlgang den verspannten Muskel passiert und Druck ausübt.

Wenn Sie merken, dass sich diese Haltung für Sie normal und bequem anfühlt, haben Sie wahrscheinlich einen verspannten Iliopsoas-Muskel. Das ist der Muskel, den man dabei hauptsächlich verspannt.

Probieren Sie es gleich noch mal aus: Können Sie spüren, wie Ihre Leisten stärker gebeugt werden, wenn Sie im Sitzen ein starkes Hohlkreuz machen? Merken Sie, wie Sie vor den Sitzbeinhöckern sitzen statt darauf? Variieren Sie die Sitzposition mehrere Male.

Wenn Sie im Sitzen den Po gern nach hinten strecken und ins Hohlkreuz gehen, nehmen Sie die Haltung immer wieder extra ein, um sich daran zu erinnern, und lassen Sie es dann wieder. Das ist die beste Art, diese schlechte Gewohnheit abzulegen.
Wenn Sie Ihren Iliopsoas-Muskel behandeln wollen, lesen Sie den Text auf Seite 243. Ihre Rückenmuskeln können Sie durch das Üben des Grundprogramms wieder in einen normalen Tonus bringen, siehe Seite 186.

Die Beine übereinanderschlagen

Die Beine übereinanderzuschlagen ist eine wirklich schlechte Angewohnheit, der besonders oft Frauen anheimfallen. Sie verspannt die Innenseiten der Oberschenkel und die Hüftbeuger (den Iliopsoas-Muskel des oben liegenden Beins). Gleichzeitig wird das Gewebe im Schritt zusammengedrückt. Das kann Folgendes verursachen:

- Blasenschmerzen oder Brennen beim Wasserlassen,
- Juckreiz und Brennen im äußeren genitalen Bereich,
- verstärkten Harndrang,
- Schmerzen beim Sex und
- Beschwerden, die sich durch Gehen verbessern oder verschlechtern.

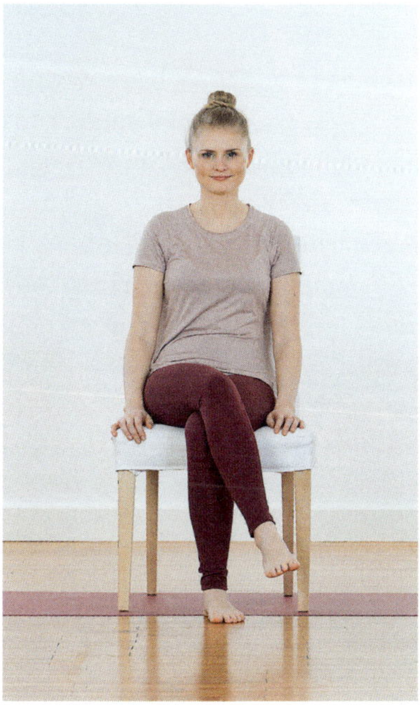

Abbildung 13: Übereinandergeschlagene Beine

Probieren Sie es gleich aus: Finden Sie es bequem? Ist es auf beiden Seiten gleich angenehm? Wahrscheinlich ist eine Seite viel bequemer, das ist der Beweis dafür, dass Sie eben nicht die Seiten abwechseln, sondern meistens auf die gleiche Art und Weise die Beine übereinandergeschlagen haben.
Machen Sie es noch mal: Merken Sie, wie dadurch Becken und Oberkörper schief werden? Die Muskeln im Rücken und der seitlichen Bauchwände werden durch die Einseitigkeit der Haltung auch in Dauerkontraktion gebracht. Das kann zusätzlich Rücken- und Nackenschmerzen erzeugen oder Übelkeit und Aufstoßen.

Wenn Sie lernen wollen, welche Übungen und Selbstbehandlungen Sie machen können, um die Beininnenseiten zu behandeln, lesen Sie auf Seite 247 weiter. Außerdem sollten Sie das Bindegewebe im Schambereich untersuchen. Wie das geht, steht auf Seite 237. Übungen und Behandlungen gegen die Einseitigkeit finden Sie auf Seite 278.

Mit angezogenen Knien sitzen

Hier ist der Winkel in den Leisten noch viel kleiner als beim normalen Sitzen. Der Rücken muss gerundet werden. Die Haltung ist bei jungen Leuten verbreitet, zum Beispiel wenn man auf dem Bett oder auf dem Sofa »chillt« und dabei die Beine angezogen hat, damit man besser ein Buch oder den Laptop dagegen lehnen kann – oder einfach, weil es sich bequemer anfühlt. Die Gewohnheit erzeugt einen verspannten Iliopsoas-Muskel sowie einen angespannten Unterbauch. Mögliche Beschwerden sind die folgenden:

- Menstruationsschmerzen,
- Schmerzen, die sich wie Blinddarm- oder Eierstockschmerzen anfühlen,
- Unterbauchschmerzen seitlich,
- Probleme beim Stuhlgang,
- Blasenprobleme,
- Menstruationsschmerzen im Unterbauch außen, meist beidseits,
- Schmerzen im Bereich des Darms,

- Rückenschmerzen, die im unteren Rücken mittig auftreten und sich beim Aufrichten verstärken oder in Rückenlage mit gestreckten Beinen schlimmer werden, sowie
- Atembeschwerden.

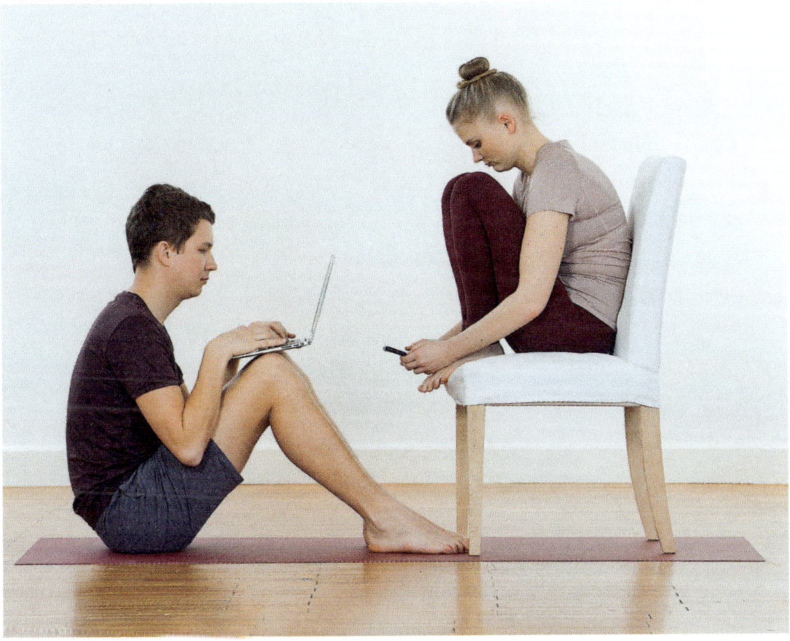

Abbildung 14: Beim Sitzen mit angezogenen Beinen sind die Hüftmuskeln stark gebeugt

Mit stark gebeugten Hüften sitzt man auch in Autositzen, die hinten viel tiefer sind als vorn, ebensolchen Sofas oder Sesseln. Auch die Gewohnheit, mit auf dem Stuhl aufgestellten Beinen die Füße vorn an der Sitzkante oder das Knie gegen die Tischkante zu drücken, verspannt den armen Iliopsoas-Muskel.

Fall: Studentin mit Diplomarbeit

Kaum habe ich im Jahr 2012 meine Praxis eröffnet, meldet sich diese junge Patientin: Sie klagt über Harndrang und Unterbauchschmerzen, außerdem Menstruationsschmerzen. Sie erzählt, sie könne an den »Tagen« kaum die Wohnung verlassen, weil sie so starke Krämpfe im Unterbauch habe.

Ich konnte feststellen, dass ihr Unterbauch, und dort vor allem der Iliopsoas-Muskel, verspannt war, ebenso die Ansätze des geraden Bauchmuskels am Schambein; und ich behandelte diese Verspannungen. Dadurch wurden die Beschwerden zwar besser, kamen jedoch wieder, es war immer das Gleiche: Nach der Behandlung trat zunächst eine Besserung ein, diese hielt einige Tage an, und dann kehrten die Beschwerden zurück. Das Ganze ging drei-, viermal so. Ich überlegte, was ich übersehen haben könnte, was ich noch tun müsste, damit die Beschwerden dauerhaft zurückgehen können.

Schließlich sagte ich: »Sie müssen irgendwas machen, wobei Sie ständig die Hüfte beugen!« Mit dem Begriff konnte sie nichts anfangen, und ich zeigte ihr, was ich meinte.

Da sagte sie: »Klar mache ich das«, und demonstrierte mir, wie sie vor dem Computer sitze: nämlich mit den Fersen auf der Stuhlkante, auf dem sie saß! Das war die Lösung! Sie meinte, so zu sitzen sei ihr inzwischen so bequem, dass sie am liebsten auch beim Essen und Fernsehen so sitzen würde. Das war natürlich der Grund dafür, dass ihre Beschwerden immer wieder kamen!

Ich ärgerte mich über mich selbst, dass ich nicht direkt darauf gekommen war! Aber: Gefahr erkannt, Gefahr gebannt! Wir behandelten sie noch einmal manuell, sie machte ihre Übungen und klebte sich überall kleine Haftzettel an, deren Farbe sie jeden zweiten Tag wechselte, um sich daran zu erinnern, die Füße auf den Boden zu stellen – und die Beschwerden blieben weg.

Wenn Sie Ihren Iliopsoas-Muskel behandeln wollen, lesen Sie auf Seite 243 weiter. Den Unterbauch können Sie behandeln wie auf Seite 237 beschrieben.

Den Beckenboden vom Stuhl abheben

Das ist meist eine Schonhaltung, die man sich angewöhnt, weil man Beschwerden im Sitzen befürchtet. Man versucht dabei, durch Anspannung anderer Muskeln Druck vom Beckenboden zu nehmen. Es ist also eher eine Folge von Schmerzen, kann jedoch neue Probleme erzeugen. Probieren Sie es aus: Heben Sie den Damm ein Stück vom Stuhl ab, ohne dabei aufzustehen, und stellen Sie fest, was Sie dabei alles anspannen: das Gesäß, den Beckenboden selbst sowie die Ansätze der inneren Beinmuskeln ganz oben an den Oberschenkeln nahe am Schambein. Manche Patienten machen das unbewusst den ganzen Tag lang, dreißig Tage im Monat, jahrelang, ohne es jemals registriert zu haben. Das kann Folgendes verursachen:

- Beschwerden in der Region der Sitzbeine,
- Schmerzen im Gesäß, die auch in den unteren Rücken strahlen können,
- Hämorrhoiden und Analfissuren,
- Missempfindungen und Schmerzen im Dammbereich sowie
- genitale Schmerzen.

Wie Sie Ihre Pomuskeln selbst behandeln können und welche Übungen dafür geeignet sind, können Sie auf Seite 255 nachschauen. Bei Sitzbeschwerden sollten Sie außerdem das Bindegewebe und Schmerzpunkte an den Sitzbeinen behandeln. Wie das geht, lesen Sie auf Seite 263.

Die Knie zeigen nach außen

Wenn man gern mit nach außen zeigenden Knien sitzt, verspannt man sich eine Muskelgruppe im Gesäß, nämlich die Außenrotatoren. Das ist langfristig schlecht für die Hüftgelenke, und kurzfristig kann es dadurch Probleme im Becken geben. Manche sitzen auch mehr oder weniger ständig im Schneidersitz, das hat die gleiche Wirkung:

- Schmerzen im Gesäß außen oben, die auch in den Rücken strahlen können,
- Schmerzen tief in der Mitte des Gesäßes,
- Schmerzen, die ins Genital ziehen können,

- Hämorrhoiden und Analfissuren sowie
- Schmerzen im After und im Rektum.

Wie sitzt man am besten?

Richtig sitzt man auf einem Stuhl, der nicht zu hart sein sollte. Ein Polster darf es also schon sein. Dann sollten die Sitzbeinhöcker das Gewicht auf den Stuhl übertragen, der Rücken an die Lehne abgegeben werden und die Füße flach auf dem Boden stehen. Würde man nachmessen, hätte man lauter rechte Winkel: an den Sprunggelenken, in den Kniekehlen und zwischen Oberschenkeln und Becken. Das Gewicht ist auf beiden Pohälften gleichmäßig verteilt. Dieses Ideal gilt es anzustreben.

Den richtigen Stuhl dafür zu finden kann eine Herausforderung sein und hängt natürlich auch davon ab, wie groß Sie sind. Wichtig ist, dass die Sitzfläche recht gerade ist und nicht nach hinten abfällt. Außerdem gilt es, die richtige Sitzhöhe zu finden, denn alles andere zwingt einen geradezu in eine Fehlhaltung. Die Rückenlehne darf gern gepolstert sein. Das fühlt sich angenehmer an, und es ist auch wärmer; sie sollte aber ebenfalls ziemlich gerade sein.

Manche Stühle sind so stark nach hinten geneigt, dass man einen Rundrücken machen muss, um nach vorn schauen zu können, was man ja in der Regel tun möchte, gleichgültig, ob man essen oder am Schreibtisch arbeiten oder sich mit jemandem unterhalten möchte.

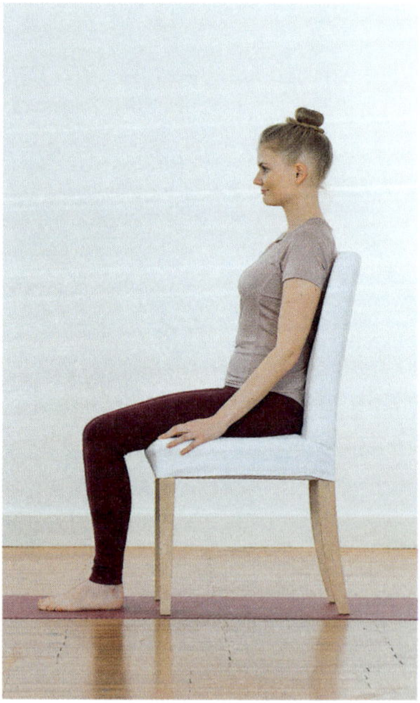

Abbildung 15: So sitzt man richtig

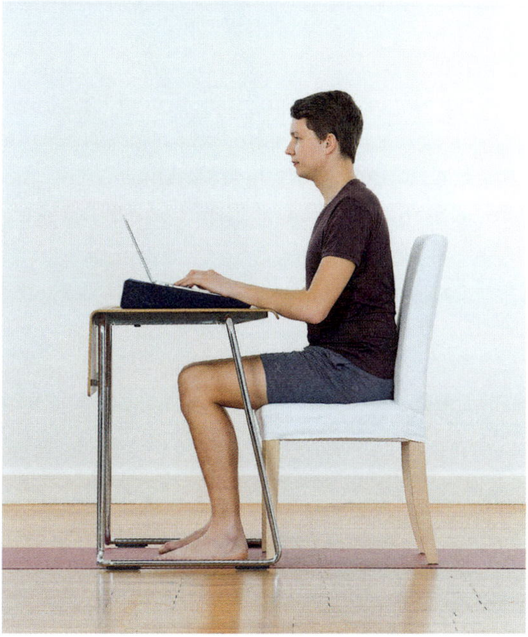

Abbildung 16: So sitzt man richtig am Schreibtisch

Wenn Sie bei längeren Sitzungen zwischendurch die Haltung ändern, ist das wunderbar. Alles andere wäre nur steif und unnatürlich, stehen Sie auch öfter mal auf, und machen Sie ein paar Schritte. Das ist besonders wichtig, wenn Sie einen Sitzberuf haben: Organisieren Sie sich Ihren Arbeitsplatz so, dass Sie zwischendurch aufstehen und herumgehen können.
Weitere Tipps dazu finden Sie bei den einzelnen Muskeln und ihrer Behandlung in Teil 3: Was Ihnen jetzt hilft.

Spannende Gewohnheiten im Stehen:

Im Stehen sind es hauptsächlich drei Gewohnheiten, die Beschwerden im Becken auslösen können:

- die sogenannte »Ente«,
- die »Banane« und
- das »Strammstehen«.

Die Ente

Die Ente kann man im Stehen daran erkennen, dass das Gesäß nach hinten gestreckt wird, eben wie die Hinterseite einer Ente. Der Bauch steht durch das Manöver weiter heraus, sodass es aussieht, als hätten die Betroffenen einen dicken Bauch. Am besten kann man die Haltung von der Seite beobachten. Der hintere Bund von Hose oder Unterhose sitzt oft viel höher als der vordere.

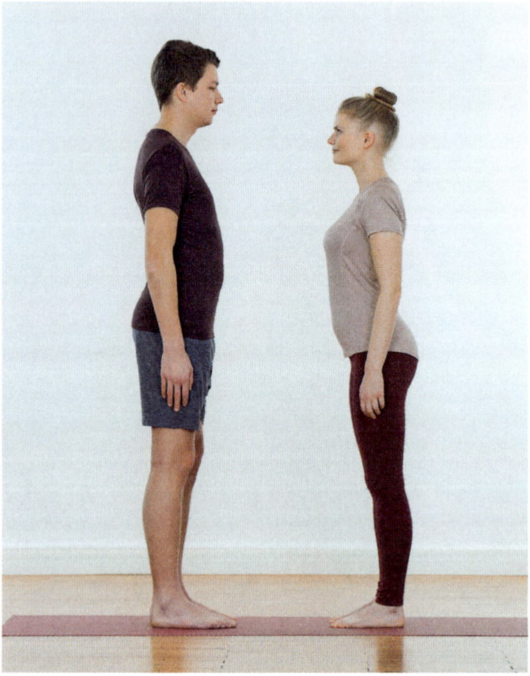

Abbildung 17: Die Ente machen – man sieht, wie Gesäß und Bauch herausgestreckt werden

Man sieht, das Becken wird an der Vorderseite nach vorn unten gekippt. Das Kreuz wird ins Hohlkreuz gebogen. In Rückenlage kann man manchmal feststellen, dass ein Kissen unter den Knien notwendig ist, um Rückenschmerzen zu vermeiden, oder beobachten, dass die Kniekehlen nicht flach auf dem Boden liegen können, sondern ein Abstand zwischen ihnen und der Unterlage besteht. Die Folgen dieses Spannungsmusters können sein:

- Blasenbeschwerden,

- Schmerzen, die vorn in den Oberschenkel ziehen,
- Menstruationsschmerzen im Unterbauch außen, meist beidseits,
- Schmerzen im Bereich, wo man Darm oder Blinddarm und Eierstöcke vermutet,
- Rückenschmerzen im unteren Rücken mittig beim Aufrichten oder in Rückenlage mit gestreckten Beinen,
- Atembeschwerden sowie
- Schmerzen bei Verstopfung, wenn der harte Stuhlgang, den verspannten Muskel passiert.

Verspannte Muskeln sind der Iliopsoas-Muskel und manchmal auch der M. pectineus. Diese sind Hüftbeuger, können also den Winkel zwischen Becken und Beinen verkleinern. Wenn Sie zum Beispiel sitzen und ein Knie anheben, dann spüren Sie eine leichte Spannung, die schon im Unterbauch beginnt. Sobald Sie mit einer Hand gegen den Oberschenkel dabei drücken, merken Sie es deutlicher.
Die Ente entsteht einmal dadurch, dass man im Hohlkreuz sitzt und dabei den Po nach hinten streckt, also durch eine falsche Sitzgewohnheit. Oder man kippt im Stehen das Becken nach vorn, sodass die Hüftgelenke leicht gebeugt werden, und schon hat man einen »Entenpo«, besser gesagt: Man macht ihn. Er führt zu einem Hohlkreuz, weil man den Rücken etwas nach hinten legen muss, sonst würde man leicht umfallen. Wenn Sie Beckenbeschwerden und Rückenschmerzen haben, ist es ziemlich sicher, dass Sie einen verspannten Iliopsoas-Muskel haben.

Wie Sie Ihren Iliopsoas-Muskel selbst behandeln können, lesen Sie auf Seite 243. Außerdem tut es Ihnen gut, Ihren Rücken zu lockern. Wie das geht, steht auf Seite 277.

Die Banane

Die Banane ist daran erkennbar, dass das Becken im Stehen vorwärtsgeschoben wird. Dadurch verlagert sich der Köperschwerpunkt nach vorn, was die Betroffenen wieder ausgleichen, indem sie den Oberkörper nach hinten legen. Das ergibt dann ein Hohlkreuz.

Wenn man genau von der Seite aus hinsieht, erkennt man, dass die Beine nicht gerade von unten nach oben verlaufen, sondern in einem Bogen, eben wie bei einer Banane.

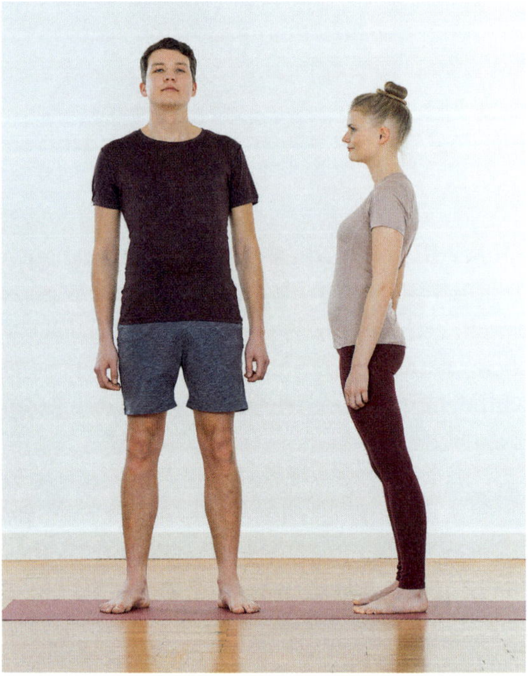

Abbildung 18: Die Banane – von vorn und von der Seite

Oft ziehen die Betroffenen im Sitzen und manche auch im Stehen das Schambein etwas nach oben, sodass es näher Richtung Nabel kommt, was den Unterbauch und den Beckenboden in Dauerspannung bringt. Machen Sie es gleich mal: auf dem Stuhl etwas nach vorn rutschen und das Schambein näher zum Nabel bringen. Merken Sie, wie das den Unterbauch anspannt und die Blasenregion? Die Muskeln, die dabei in Dauerspannung kommen, sind Bauchmuskeln, die schrägen und der gerade. Letzterer sitzt direkt auf der Blase, weshalb manchmal scheinbar die Blase schmerzt, in Wirklichkeit ist es aber der Bauchmuskel, der Ihnen sagen möchte, Sie sollen ihn doch bitte endlich ausruhen lassen.

Typische Beschwerden, die durch die Fehlhaltung »Banane« verursacht werden, sind die folgenden:

- Unterbauchschmerzen,
- Blasenbeschwerden wie Brennen, Harndrang, Schmerz bzw.
- Schmerzen, die ins Genital ausstrahlen können.

Wenn Sie das Grundprogramm auf Seite 186 üben, tun Sie etwas gegen die Fehlhaltung »Banane«.

Strammstehen

Menschen, die »strammstehen«, sehen aus wie Soldaten oder wie Superman. Der Oberkörper ist aufgerichtet, die Beine sind durchgedrückt, die Pobacken und Oberschenkel angespannt. Durch die Spannung in den Gesäßmuskeln entsteht ein Zug auf das Steißbein, der auf den Beckenboden wirkt.

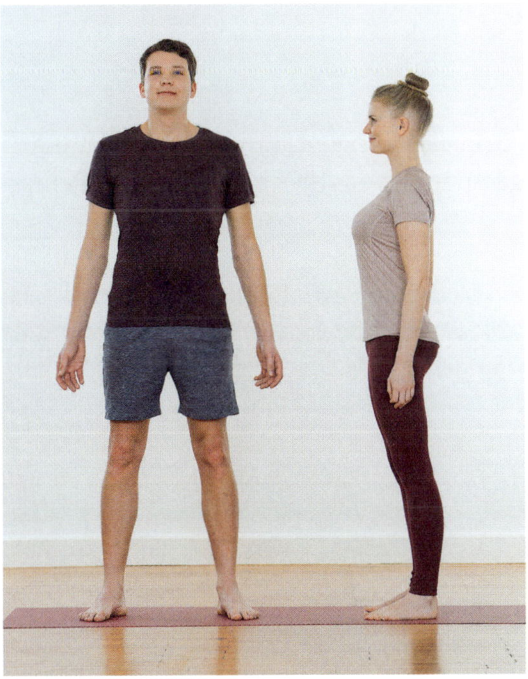

Abbildung 19: Strammes Stehen spannt Beine, Gesäß und Rücken an

Es gibt Patienten, die den gesamten Po anspannen, meistens im Stehen. Dann ist der ganze Po ziemlich hart, vor allem bei Männern. Andere stehen und gehen mit nach außen zeigenden Füßen, der Gang ist gut hörbar, die Schuhe sind an den Absätzen hinten abgelaufen. Die Socken kriegen als Erstes an den Fersen Löcher. Legen Sie die Hände oben seitlich an das Gesäß, und drücken Sie die Knie nach außen, können Sie die Anspannung unter Ihren Händen fühlen. Spannen Sie im Stehen die Oberschenkel und Pobacken an: Merken Sie, wie dadurch auch der Beckenboden mehr Spannung bekommt? Typische Beschwerden sind die folgenden:

- Sitzbeschwerden,
- Rückenschmerzen ganz tief unten und an den Seiten des Beckens, die beim Vorbeugen schlimmer werden,
- Analfissuren und Hämorrhoiden,
- Beschwerden beim Stuhlgang,
- Schmerzen im Rektum,
- Fremdkörpergefühle im Anus,
- Afterkrämpfe und Beschwerden beim Stuhlgang,
- außerdem Knie- und Fersenschmerzen.

Auch langes Sitzen im Schneidersitz und übertriebenes Pomuskeltraining führen zu Triggerpunkten und Schmerzen in den Pomuskeln.

Behandeln Sie die Gesäßmuskeln wie auf Seite 255 beschrieben. Manchmal muss man zusätzlich auch die Beine an der Vorderseite behandeln. Wie Sie das machen können, lesen Sie auf Seite 252.

Die richtige Art zu stehen

Am besten kann man die Haltung im Stehen von der Seite beurteilen: Lassen Sie sich von der Seite fotografieren, oder stellen Sie sich seitlich vor einen großen Spiegel. Beim richtigen Stehen sind die Sprunggelenke zu 90 Grad gebeugt, die Beine gestreckt, die Hüftgelenke ebenfalls und der Rücken unten leicht im Hohlkreuz und oben leicht im Rundrücken. Die Ohren sind über den Schultern. Wenn man so stehen kann, tragen die Knochen das Körpergewicht; und das ist am wenigsten anstrengend für den Körper. Die Muskeln braucht man bei diesem Stehen nur zum Ausbalancieren des Gewichts oder um sich aus dieser Grundhaltung heraus zu bewegen, etwa loszugehen oder etwas aufzuheben, nach hinten zu schauen und so weiter.

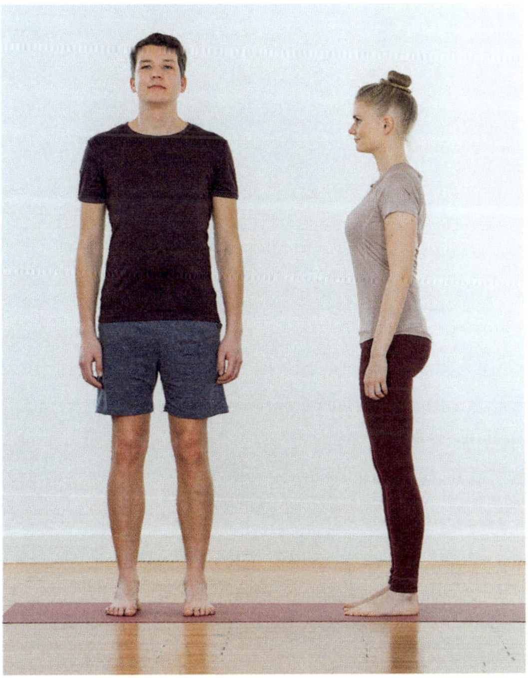

Abbildung 20: Richtiges Stehen: Ohren über den Schultern, die Mittelfinger an der Hosennaht

Das kann man am besten dann, wenn man die Muskeln im Oberkörper und im Becken bereits gelockert hat. Solange hier noch sehr viel Spannungen sitzen, ist es schwierig, locker zu stehen. Deswegen sollten Sie bald schon mit den Übungen im 3. Teil dieses Buchs anfangen.

Spannende Gewohnheiten ganz nebenbei

Wahrscheinlich haben Sie beim Lesen schon einiges entdeckt, was auf Sie zutrifft, und fleißig in Ihrer Tabelle Kreuzchen gemacht. Sorry, aber es gibt noch ein paar Gewohnheiten, die nicht ohne sind: Das sind unbewusste Anspannungen, die man sich unabhängig von der Körperhaltung zu eigen gemacht hat. Man sieht es zwar nicht von außen, aber man spannt bestimmte Körperregionen mehr oder weniger ständig an. Meist ist es eine leichte Anspannung im Becken oder dem Bauch, dem Gesäß, die sich bei Stress verstärkt. Wegen der sensomotorischen Amnesie ist sie für die Betroffenen kaum zu spüren und kann deswegen unbemerkt Schmerzpunkte und Missempfindungen auslösen. Mit wachsendem Körperbewusstsein erwischt man sich dann immer öfter dabei. Freuen Sie sich darüber, dann können Sie es gleich sein lassen.

Die Gewohnheit, den Bauch anzuspannen

Die meisten Beckenpatienten spannen mehr oder weniger ständig ihre Bauchdecke an. Diese Gewohnheit führt die Hitliste eindeutig an. Um zu testen, ob Sie es auch tun, atmen Sie zunächst aus und ziehen dabei den Nabel nach innen, dann tief ein, und lassen Sie währenddessen Ihren Bauch nach außen kommen. Können Sie dabei ein leichtes Zögern, ein Zittern spüren? Müssen Sie sich sehr konzentrieren? Will es gar nicht recht klappen, den Bauch nach außen kommen zu lassen? Wenn ja, halten Sie gewohnheitsmäßig die Bauchdecke angespannt.

Haben Sie in der letzten Zeit vielleicht bemerkt, dass Sie etwas kurzatmig geworden sind? Das kann eine Folge der Spannung in Ihrem Bauch sein. Legen Sie beide Hände auf Ihren Bauch, und spüren Sie, ob sich die ganze Bauchdecke mitbewegt, wenn Sie ein-

atmen. Einatmend wird der Bauch weit, und zwar schon ganz weit oben zwischen den Rippenbögen, ausatmend flacher. Wenn Sie feststellen, dass Ihr Bauch sich beim Atmen wenig bewegt, heißt dies, dass Sie ihn ständig anspannen und Ihre Atmung eingeschränkt ist. Wenn Sie Ihre Hände auf verschiedene Stellen legen, können Sie spüren, wo es beweglich ist und wo nicht. Mit geschlossenen Augen fühlt es sich leichter. Versuchen Sie, den Bauch einzuziehen und die Brust herauszustrecken und dabei noch tief zu atmen. Sie werden merken, dass es viel schwerer ist.
Eine verspannte Bauchdecke drückt auf die Blase, sie liegt nämlich direkt darunter. Beobachten Sie: Wann verspannen Sie Ihre Bauchdecke? Wenn Sie etwas Enges anhaben und nicht wollen, dass Ihr Bauch zu sehen ist? Im Gehen? Wenn Ihr Mann schlechte Laune hat? Unter Zeitdruck? Wenn Sie den Toilettengang aufschieben? Es gibt auch überkommene Glaubenssätze oder Einstellungen, die dazu führen, ständig den Bauch anzuspannen:

- Haltungskorrekturen wie das berühmte »Bauch rein – Brust raus«.
- Hatten Sie schon einmal Rückenschmerzen, und man hat Ihnen gesagt, Sie sollen Ihre Bauchmuskeln stärken? Das ist Unsinn und kann zu angespannten Bäuchen führen.
- Waren oder sind Sie übergewichtig und empfinden Ihren Bauch als zu dick, sodass Sie ihn lieber unsichtbar machen würden?
- Wenn Sie eine Lebensphase mit besonders belastenden Erfahrungen durchmachen mussten, haben Sie das Bauchanspannen wahrscheinlich als Schutzreaktion entwickelt.

Wir haben schon die Zusammenarbeit (Synergismus) des Beckenbodens mit dem Bauch gespürt. Deshalb wirkt sich ein Bauch in Dauerspannung auch ungünstig auf den Beckenboden aus. Angespannte Bäuche können eine Reihe von Beschwerden verursachen:

- Blasenbeschwerden wie Harndrang, Paruresis, Beschwerden beim Wasserlassen,
- Missempfindungen und Schmerzen im gesamten Beckenboden,
- Bauchschmerzen und Angstgefühle im Bauch sowie
- manche Verdauungs- und
- Atembeschwerden.

Die Muskeln, die in Dauerspannung kommen, sind gerade und schräge Bauchmuskeln und das Bindegewebe der Bauchdecke. Wenn Sie unsicher sind, ob Ihr Bindegewebe verspannt ist, nehmen Sie eine dicke Hautfalte davon zwischen Zeigefinger und Daumen und rollen das Gewebe hin und her. Wenn das wehtut, wissen Sie es: Ihr Bindegewebe ist verspannt.

Wie Sie das Bindegewebe behandeln können, steht auf Seite 232. Die Behandlung der Bauchmuskeln wird auf Seite 231 erklärt. Übungen für einen lockeren Bauch finden Sie auf Seite 186.
Das tut dem Bauch gut: Bewegen Sie den Bauch, indem Sie ausatmen und den Bauchnabel einziehen, dann einatmen und den Bauch herauskommen lassen, ganz weich und rund und mit so viel Raum, wie er braucht. Das ist eine gute Lockerungsübung zwischendurch.
Zum Spüren: Nehmen Sie wahr, in welchen Situationen Ihr Bauch flexibel und locker ist, Sie tief einatmen können, sich gelöst fühlen. Wenn Sie es sich gemütlich machen? Ihre Katze schnurrt? Sie Ihr Kind im Schlaf betrachten? Ihre Frau Sie innig umarmt? Wie atmen Sie dann?

Die Gewohnheit, den Beckenboden anzuspannen

Wenn man als Gewohnheit mehr oder weniger ständig den Beckenboden anspannt, verengt sich das Körbchen, in dem Harnröhre, Blase, Vagina, Prostata und Rektum liegen, die Organe haben weniger Platz. Der Beckenboden tritt höher. Ist die Anspannung »in Fleisch und Blut übergegangen«, kann man den Beckenboden nicht wirklich bewegen. Vielleicht haben Sie das bei der Spürübung im Kapitel oben festgestellt. Es bedeutet, dass Sie eine sensomotorische Amnesie dort haben. Das ist reversibel. Sie können das ändern, indem Sie Übungen machen und den Beckenboden manuell behandeln (oder behandeln lassen).
Schließen Sie die Augen, und atmen Sie ein- bis zweimal tief ein und aus. Spannen Sie jetzt Ihren Beckenboden an, und atmen Sie tief ein und aus. Merken Sie, wie schwierig das ist? Machen Sie es noch einmal mit lockerem Beckenboden, und stellen Sie fest, dass es jetzt viel leichter ist. Wenn Sie diesen Zusammenhang gespürt haben, können

Sie verstehen, wie ein chronisch angespannter Beckenboden die Atmung einschränkt.

Die Fehlhaltung des angespannten Beckenbodens kann unter anderem folgende Probleme verursachen:

- Sitzbeschwerden,
- behinderte Atmung,
- Probleme bei der Ausscheidung, die Schließmuskeln müssen nämlich lockerlassen, damit »es läuft«,
- Probleme beim Sex,
- Schmerzen beim Einführen eines Tampons,
- Störungen bei der Sexualität und Erektion,
- Steißbeinschmerzen und Sitzbeschwerden,
- scheinbare Prostataschmerzen,
- schmerzhafte Menstruationen und erschwerte Geburt,
- verringerte Libido,
- Hämorrhoiden und Analfissuren,
- Unangenehmer sexueller Reiz. Von Letzterem berichtete mir erstmals eine 74-jährige Patientin, die darunter zu leiden hatte. Auch Männer berichten von unangenehmen sexuellen Reizgefühlen.

Beobachten Sie, wann Sie den Beckenboden anspannen: wenn Sie unter Druck kommen? Den Toilettengang aufschieben? Blähungen haben? Beim Sport? Bei sexueller Aktivität? Machen Sie es extra und schauen dann, ob es auch ohne Spannung geht. Den Toilettengang sollten Sie nicht aufschieben, sondern gehen, wenn Sie müssen.

> Sie müssen die Muskeln des Beckenbodens nicht namentlich kennen. Um gesund zu werden, ist es viel wichtiger, den Wechsel zwischen Anspannung und Entspannung wieder spüren und vollziehen zu können. Wenn das auch im Moment noch schwierig sein kann: Es wird sich ändern, wenn Sie dranbleiben.

Fall: Vaginismus einer Tänzerin

Eine junge Tänzerin erzählt, sie könne weder einen Tampon einführen noch Geschlechtsverkehr haben. Sie hat Angst um ihre Beziehung und sagt, sie könne mittlerweile an gar nichts anderes mehr denken, das Tanzen mache ihr keine Freude mehr, sie würde schlechter und schlechter. Die Diagnose der Gynäkologin laute »Vaginismus«. Sie habe schon immer Krämpfe während der Monatsblutung gehabt. Die Untersuchungen beim Frauenarzt waren ebenfalls schmerzhaft. Eine Psychotherapie konnte den Vaginismus nicht beeinflussen. Die Anamnese ergibt, dass zwei Monate vor den Beschwerden eine Pilzerkrankung der Scheide vorlag, die mit einer Creme behandelt wurde.

Die Untersuchung zeigte kräftige und gut bewegliche Muskeln an Bauch und Rücken, ebenfalls an den Beinen. Verspannt waren die Muskeln innen an den Schambeinästen, der M. ischiocavernosus und der M. bulbospongiosus, sowie der innere Beckenboden, den ich vaginal behandelte. Die Scheide selbst hatte innere Schmerzpunkte, die sich lösen ließen.

Anfangs konnte die Klientin den Beckenboden nicht bewegen. Nachdem die Muskeln durch manuelle Behandlung und sanftes Üben lockerer geworden waren, konnte sie das wieder. Sie lernte, die Regie im Becken zurückzubekommen, und stellte fest, dass sie den Beckenboden ständig hochzog, beim Tanzen, einem spannenden Film oder wenn sie es eilig hatte. Diese Gewohnheit hatte eine Grundspannung erzeugt, die Infektion war dann der berühmte Tropfen zu viel.

Wie Sie Ihren Beckenboden behandeln können, lesen Sie auf Seite 272. Spüren Sie den Beckenboden im Alltag, richten Sie den Strahl Ihrer Aufmerksamkeit darauf, und nehmen Sie wahr, wie angespannt er ist, spannen Sie ihn ganz kurz noch mehr an, und lassen Sie ihn dann wieder los. Das können Sie machen, ohne dass irgendjemand das merken würde. Im Meeting, im Auto, wo auch immer. Auch unter Stress.

Die Gewohnheit, das Gesäß anzuspannen

Manche Patienten spannen ständig die Gesäßmuskeln an. Diese Gewohnheit haben einige im Stehen, zum Bespiel beim Zähneputzen. Andere machen es im Sitzen, oft um den Beckenboden vermeintlich »zu entlasten«. Wir haben schon besprochen, dass der Beckenboden dadurch jedoch nicht ent-, sondern belastet wird. Auch der anale Schließmuskel im After spannt sich mit an. Daraus können folgen:

- Steißbeinschmerzen,
- Missempfindungen (Druck, Völlegefühl) im Rektum,
- Hämorrhoiden,
- Analfissuren,
- Schmerzen beim Stuhlgang und Verstopfung,
- Schmerzen im unteren Rücken,
- Schmerzen im Gesäß, die bis in die Beine ausstrahlen können, sowie
- Sitzbeschwerden im Beckenboden und an den Sitzbeinhöckern.

Eine ganz einfache Übung ist es, die Muskeln einmal gründlich anzuspannen und dann, während Sie langsam bis fünf zählen, langsam loszulassen. Das kann man auch in der U-Bahn machen oder an der Kasse im Supermarkt. So kommt der Fokus immer mal wieder auf diesen wichtigen Bereich, und Sie lernen, dort lockerzulassen.

Wenn Sie wissen wollen, wie Sie Ihre Pomuskeln selbst behandeln können und welche Übungen dafür geeignet sind, schauen Sie auf Seite 255 nach.

Wenn Sie merken, dass Sie nicht aufrecht stehen können, ohne das Gesäß anzuspannen, müssen Sie auch Ihren Iliopsoas-Muskel und das Bindegewebe in den Leisten behandeln. Wie das geht, steht auf den Seiten 232 und 243.

Fehlhaltungen: Bewegungsmuster mit Fehlern

Die meisten Patienten mit sogenannten Fehlhaltungen sagen zum Beispiel: »Ich *habe* einen Beckenschiefstand.« Das stimmt zwar, trifft die Sache aber nicht exakt. Denn der Beckenschiefstand muss irgendwoher kommen, und abgesehen von wenigen Ausnahmen kommt er von einer Gewohnheit, die jahrelang besteht, zum Beispiel der

Gewohnheit, chronisch das rechte Bein über das linke zu schlagen. Dann »hat« man zwar einen Beckenschiefstand, aber man hat ihn sich – unbewusst – *gemacht.* Beschwerden, die durch das schiefe Becken entstehen, werden sich auf Dauer nur verabschieden, wenn man sich auch von der Gewohnheit verabschiedet. Von der Gewohnheit zur Fehlhaltung ist es also nicht weit. Ist sie Ihnen erst einmal in Fleisch und Blut übergegangen und hat die sensomotorische Amnesie einen blinden Fleck dafür erzeugt, lassen die Beschwerden oft nicht lange auf sich warten.

Spannen Sie zum Beispiel ständig den Bauch an, so ziehen die chronisch verkürzten Bauchmuskeln Ihren Oberkörper nach vorn. Auf die Dauer bekommen Sie davon einen Rundrücken, und es fällt Ihnen schwer, gerade zu sitzen.

Spannende Gewohnheiten können mit der Zeit Fehlhaltungen erzeugen.

Eine Fehlhaltung ist auch nicht statisch oder tot wie schiefe Knochen an einem Skelett, sie ist ganz lebendig, wirkt auf die Art, sich zu bewegen, zu gehen und so weiter. Sie ist der körpersprachliche Ausdruck des Menschen und wirkt auf die anderen in seinem Umfeld. Haben Sie schon mal einen Film gesehen, in dem der *depressive* Protagonist aufrecht und munter durch die Szenen turnt? Wohl kaum. Schauspieler spielen also nicht nur mit dem Gesicht, sondern dem ganzen Körper. Körperhaltung und Bewegung sind Ausdruck nach außen, sie wirken aber auch nach innen, das können Sie leicht feststellen: Nehmen Sie eine betrübt wirkende Sitzhaltung ein, und prüfen Sie, ob Sie dabei einen optimistischen Gedanken fassen können. Probieren Sie das Ganze im Anschluss mit einer fröhlichen Haltung noch einmal. Merken Sie den Unterschied?

Unsere Körperhaltung hat einen emotionalen Ausdruck, der auf uns selbst und auf die Menschen um uns herum wirkt.

Im Allgemeinen übernehmen wir eine bestimmte Bewegungsorganisation von einem in den nächsten Kontext. Wenn Sie den ganzen

Tag am PC gesessen und den linken Ellenbogen auf der Tischplatte abgestützt haben mit der Hand am Kinn, werden Sie auch so beim Abendbrot sitzen und später den Ellenbogen auf der Sofalehne ablegen. Nachts im Schlaf liegen Sie vielleicht auf dieser Seite und haben den Kopf auf dem angewinkelten Arm liegen.

Die meisten Fehlhaltungen kommen von Gewohnheiten, oder sie sind Folgen von »eingefrorenen« Schutz- und Schonhaltungen nach Unfällen, Verletzungen, Operationen. Wenn einem Schutz- und Schonhaltungen bewusst geworden sind, kann man daran etwas verändern.

Fehlhaltungen bedeuten auf die Dauer immer Einschränkungen der natürlichen Bewegungsmöglichkeiten, und sie können Schmerzen und Missempfindungen nach sich ziehen, weil Muskeln, Gelenke und Bindegewebe überlastet werden. Die häufigsten Fehlhaltungen sind die folgenden:

- der Rundrücken,
- das Hohlkreuz,
- eine Mischung aus Rundrücken und Hohlkreuz sowie
- einseitige Körperhaltungen (Beckenschiefstand, Skoliose und so weiter).

Der Rundrücken

Einen Rundrücken erkennen Sie unschwer daran, dass der Rücken im Bereich der Brustwirbelsäule gerundeter ist als normalerweise. Das kann man im Sitzen und im Stehen beobachten. Wenn Sie selbst einen Rundrücken haben, sehen Sie von der Seite mehr oder weniger nach vorn gebeugt aus. Diese Haltung ist in unserer Kultur sehr weitverbreitet, manchmal ist es sogar schwerer, jemanden zu finden, der *nicht* »im Rundrücken ist«. Der Bauch hat mehr Querfalten, die insbesondere nach dem Sitzen als rote Striemen in der Haut vorn am Bauch deutlich sichtbar sind. (In der Abbildung ist der Kopf nach vorn geschoben, der Oberbauch gestaucht und verkürzt, die Finger sind vorn am Oberschenkel.)

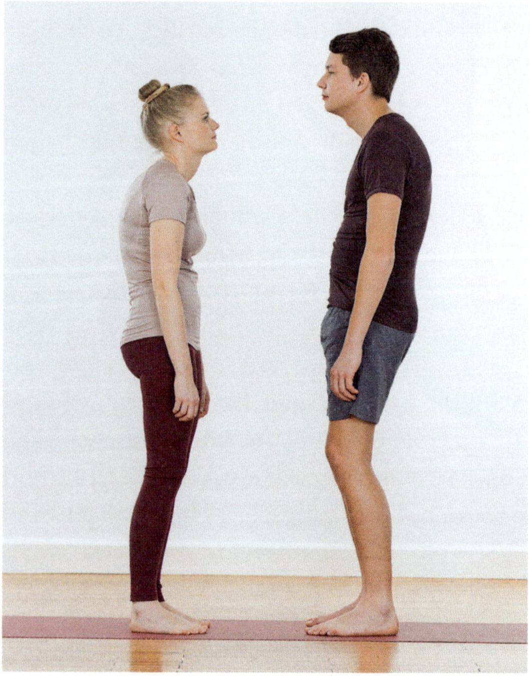

Abbildung 21: Rundrücken im Stehen

Der Rundrücken entsteht durch Verspannungen an der Vorderseite des Körpers: Sind die Muskeln dort verkürzt, verkürzt sich auch die Vorderseite, und der Rücken wird rund. Im Sitzen fällt es den Betroffenen oft besonders schwer, sich gerade zu halten. Das liegt daran, dass man im Versuch, sich aufzurichten, die Muskeln des Rückens beanspruchen muss, um gegen die Krümmung der Vorderseite zu arbeiten. Es entsteht vorn und hinten Spannung, und das hält man natürlich nicht lange durch und fällt wieder in sich zusammen. Beim Sitzen ist das Gewicht etwas hinter den Sitzbeinhöckern statt darauf. Der Kopf ist etwas vorgeschoben, der Nacken muss sich anspannen, wenn man nach vorn schauen möchte. Durch die Sitzposition wird der Unterbauch zusammengedrückt, der Beckenboden gestaucht, die Organe im Becken stehen steiler im Becken als bei einer normalen Haltung.

Folgende Probleme im Becken können durch den Rundrücken verursacht werden:

- Blasenbeschwerden wie Brennen und Schmerzen beim Wasserlassen,
- verstärkter Harndrang,
- Atemstörungen,
- Schambein-, Unterbauch- sowie Periodenschmerzen,
- Schmerzen im Genital, außerdem
- chronische Müdigkeit, depressive Gefühle, Übelkeit, Schwindel und Nackenschmerzen.

Der Rundrücken kann durch viele Faktoren entstanden sein: Ursache Nummer eins ist es, sich beim Schreiben, am Handy, beim Lesen, beim Arbeiten immer nach vorn zu beugen, weil der Computer, das Werkstück, zu weit weg oder zu tief positioniert ist. Wer viel am Computer arbeitet, sollte es daher lernen, blind zu schreiben, also ohne die Tastatur anschauen zu müssen, sonst entsteht automatisch eine vorgebeugte Haltung. Außerdem muss der Monitor hoch und nah genug aufgestellt werden. Große Menschen, die auf zu niedrigen Stühlen sitzen, sollten höhere Stühle und Tische benutzen. Die Gewohnheit, ständig den Bauch einzuziehen, erzeugt ebenfalls einen Rundrücken. An die dadurch reduzierte Atmung gewöhnen sich die meisten, sodass es ihnen kaum noch auffällt. Eine Operation am Bauch kann auch zu einer gekrümmten Schutzhaltung führen, außerdem auch Verletzungen durch Unfälle oder Gewalt.

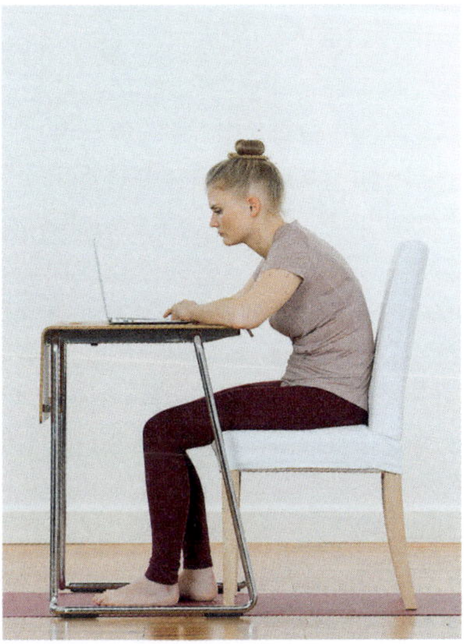

Abbildung 22: So entsteht ein Rundrücken

Verspannte Muskeln: Beim Rundrücken sind hauptsächlich verspannt: der gerade Bauchmuskel (M. rectus abdominis) und die schrägen Bauchmuskeln beidseits. Oft macht auch noch der Iliopsoas mit.

Fall: Gymnasiast mit Puppenstuhl

Ein Junge von achtzehn Jahren kommt zum Ersttermin in die Praxis. Er schildert, er leide an Schmerzen im Bereich der Symphyse (Schambeinfuge) und verspüre einen ständigen Harndrang. Die Beschwerden bestehen seit mehreren Jahren und waren immer mal wieder da und gingen wieder weg. Seit er jedoch vor einem halben Jahr eine Grippe gehabt habe, sei es nicht mehr weggegangen und nun 24 Stunden am Tag da. Er könne schon lange nicht mehr beim Sport mitmachen, früher habe er Fußball gespielt, was auch nicht mehr ging wegen der Schmerzen, seit mehreren Monaten ist er krankgeschrieben und kann nicht mehr am Unterricht teilnehmen. Er hat eine stationäre Therapie in einer auf psychosomatische junge Patienten spezialisierten Klinik gemacht, was ihn entlastete, da er gesehen hat, »dass es auch andere junge Leute gibt, die eigentlich ganz cool sind, aber auch etwas haben, was keiner versteht«.

Der junge Mann ist sehr groß, genau gesagt 1,92 Meter, und sitzt so vor mir, dass ich schon ahnen kann, was mit ihm los sein könnte. Die Knie zeigen nach außen, der Oberkörper ist weit nach vorn gebeugt, die Unterarme hat er auf den Oberschenkeln abgelegt, der ganze Rücken ist stark gerundet; und um mir das Gesicht entgegenhalten zu können, muss er den Kopf in den Nacken legen. Als ich seine Sitzhaltung anspreche, sagt er, hier in der Praxis ginge es ja noch, in der Schule seien die Stühle noch niedriger – und ja, er habe außerdem oft noch Nackenschmerzen, die er aber nicht so schlimm finde wie die Beschwerden »unten«.

Hier war es neben der Behandlung notwendig, das Sitzproblem zu lösen, damit die Beschwerden ausblieben. Er nahm schließlich einen verstellbaren Hocker mit zur Schule und bekam zu Hause einen höheren Schreibtisch.

Wenn Sie Ihren Rundrücken loswerden wollen, behandeln Sie den Oberbauch (Seite 239) und machen Sie die Übungen des Grundprogramms auf Seite 186.

Das Hohlkreuz

Menschen, die ein Hohlkreuz machen, stehen da wie Superman. Der Rücken wird durchgedrückt, die Schultern sind nach hinten gezogen. Das Motto lautet: »Brust raus, Bauch rein.« Meistens sind auch Gesäß und die Beine »stramm«, die Knie durchgedrückt, die Füße zeigen oft nach außen. Es ist dann schwer, sich mit rundem Rücken nach vorn zu beugen, die Rückenmuskeln und der Po fühlen sich hart und fest an (der Rücken gerät unter Spannung und das Becken auch). Der Gang sieht energisch und zackig aus und hört sich auch so an, man hört deutlich das Aufsetzen der Fersen auf dem Boden, die Schuhe sind entsprechend an den Absätzen abgelaufen.

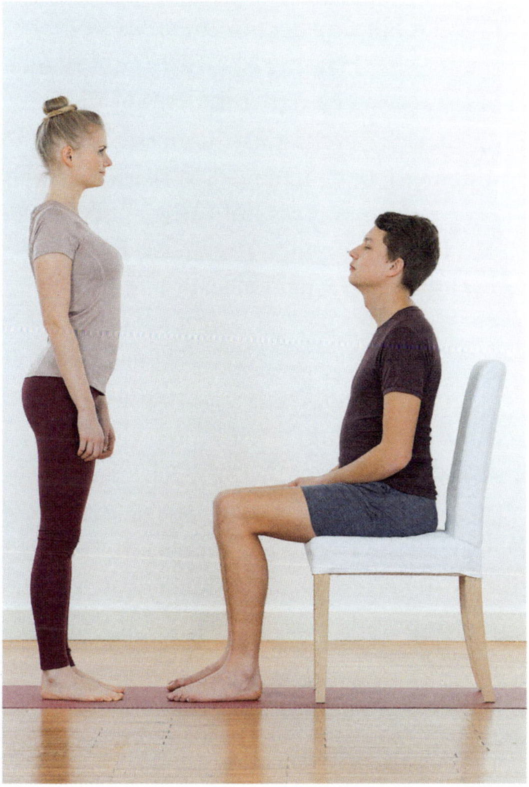

Abbildung 23: Hohlkreuz

Die Haltung bedeutet, dass die Gesäß-, Rücken- und Beinmuskeln in Dauerspannung geraten. Die Beckenorgane verlagern sich durch das gekippte Becken nach vorn. Beschwerden, die mit diesem Bewegungsmuster besonders zusammenhängen, sind die folgenden:

- Schmerzen am Steißbein,
- Schmerzen beim Stuhlgang,
- Schmerzen im Gesäß und am Schließmuskel,
- Schmerzen durch Sitzen im Becken,
- Hämorrhoiden und Analfissuren,
- »Golfballgefühl« im Rektum, außerdem:
- Schmerzen im Rücken, zwischen den Schulterblättern sowie in den Beinen.

Die häufigste Ursache für das Hohlkreuz liegt in einer falschen Vorstellung von dem, was eine aufrechte Haltung ist. »Brust raus, Bauch rein« ist es eben nicht. Dieses Motto erzeugt Anspannung und Anstrengung. Die Notwendigkeit, sich durchsetzen zu müssen und eine entsprechende Haltung zu signalisieren – in manchen Berufen ist das besonders ausgeprägt, sei es als Lehrer oder als Führungskraft –, kann auch dazu beitragen, sich ein Hohlkreuz anzugewöhnen. Die falsche Vorstellung von dem, was gerade ist, erzeugt auch ein Hohlkreuz im Sitzen.

Kombination aus Rundrücken und Hohlkreuz

Eine Kombination aus Rundrücken und Hohlkreuz kommt viel häufiger vor als ein reines Hohlkreuz. Die Betroffenen machen im unteren Bereich des Rückens ein Hohlkreuz, während der obere Rücken stärker gerundet ist. Und der Kopf nach vorn geschoben. Am besten ist das von der Seite im Stehen zu sehen. Wahrscheinlich ist die Haltung das häufigste Spannungsmuster unserer Zeit.

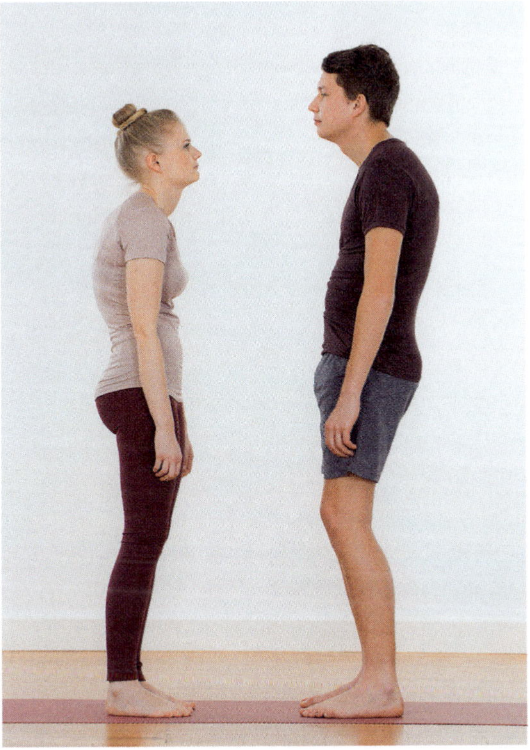

Abbildung 24: Die Kombination aus Rundrücken und Hohlkreuz

Fall: Produktionsleiter mit Beckenbodenbeschwerden und Rückenschmerzen

In die Praxis kommt ein hochgewachsener Mann in mittleren Jahren, der seit etwa fünfzehn Jahren an Beckenbodenbeschwerden leidet, die früher weniger schlimm waren, dazwischen auch einmal fast weggingen, aber nun seit einigen Jahren stärker werden und die Lebensqualität stark einschränken. Neben Brennen beim Wasserlassen empfindet er einen permanenten unangenehmen sexuellen Reiz, der von hinten nach vorn bis in die Eichel zieht und durch Sport verstärkt wird. Außerdem mittlere bis sehr starke Schmerzen um die Sitzbeine herum sowie Schmerzen im Rektum, am Damm und der Prostata, die sich beim Sitzen verstärken. Er hat auch ein Stehpult im Büro, durch das Stehen verstärken sich jedoch die Rückenschmerzen. Zusätzlich plagen ihn Magenschmerzen, die aber unabhängig vom Essen sind. Auf der Arbeit fühlt er sich wohl, hat jedoch auch einigen Stress und muss mitunter schwierige und unpopuläre Entscheidungen treffen sowie unangenehme Gespräche führen, um vorgegebene Ziele »nach unten« umzusetzen.

Er war ambulant in einer Klinik für Diagnostik, stationär in einer Klinik für Psychosomatik und hatte zwei lange Psychotherapien gemacht, die ihm »an sich gutgetan« haben, jedoch keine Veränderung seiner Beckenbeschwerden brachten. Wegen Nacken- und Rückenbeschwerden ist er seit Jahren in physiotherapeutischer Behandlung. Er ist Produktionsleiter in einem großen Unternehmen, macht Sport (laufen, wandern, Ski fahren).

Die Untersuchung ergab, dass er im Bereich der Lendenwirbelsäule ein Hohlkreuz machte, indem er ständig die unteren Rückenmuskeln anspannte, gleichzeitig beugte er den oberen Rücken im Bereich der Brustwirbelsäule nach vorn, Beine und Gesäß waren in Dauerspannung. Durch diese Spannungen kam es zu einer Dysbalance der Spannungsverhältnisse im Becken, der Beckenboden selbst war vor allem im hinteren Bereich verkrampft. Es wurde besser durch die entsprechenden Übungen und die Behandlung der Muskeln.

Beim Hohlkreuz mit Rundrücken sind die Beschwerden, die davon ausgelöst werden können, vielfältig:

- Blasenbeschwerden wie ständiger Harndrang, Brennen und Blasenschmerzen,
- Beckenbodenbeschwerden wie Schmerzen, Druckgefühle und andere Missempfindungen,
- Menstruationsbeschwerden,
- Beschwerden an Anus und Rektum,
- Schmerzen und Missempfindungen im Unterbauch und im unteren Rücken sowie
- Atemeinschränkungen und Missempfindungen im Bereich Brust und Bauch wie Druckgefühle, Übelkeit und Bedrängung.

Wenn Sie bei sich ebenfalls diese Kombination feststellen, wird es besser, indem Sie die Muskeln des Bauchs und die Rückenmuskeln behandeln sowie entsprechend Übungen machen. Gewohnheiten, die die Fehlhaltung mit verursachen, sind Bewegungsmangel, falsches Sitzen, exzessiver Handy- und Tabletgebrauch, bei dem ständig der Oberkörper beziehungsweise der Kopf nach vorn gebeugt werden. Lesen Sie das Kapitel über das richtige Sitzen und Stehen auf den Seiten 120 und 127.

Einseitige Körperhaltungen – einseitige Beschwerden

Wenn Ihre Beschwerden auf einer Seite viel stärker sind als auf der anderen, so ist das nichts Ungewöhnliches. Wahrscheinlich ist der Grund dafür, dass Sie Ihren Körper stark einseitig belasten. Weil man so daran gewöhnt ist, fällt einem das nicht mehr auf. Wenn Ihre Einseitigkeit schon lange besteht, zum Beispiel nach einem Unfall in der Kindheit, brauchen Sie wahrscheinlich jemanden, der Ihnen hilft, dahinterzukommen. Schauen Sie also gemeinsam ein aktuelles Foto und Ihr Spiegelbild an. Dabei achten Sie auf Folgendes:

- Ist das Becken zu einer Seite geschoben? (Das kann man daran erkennen, dass im Stehen, wenn die Arme herunterhängen, der Abstand zwischen Becken und Arm unterschiedlich weit ist.)
- Ist das Becken auf einer Seite höher?
- Ist eine Seite der Schultern höher?
- Ist ein Ohr mehr sichtbar von vorn als das andere?
- Neigt sich der Kopf zu einer Seite?
- Hängt eine Hand tiefer als die andere?
- Ist ein Arm weiter vor dem Körper als der andere?
- Zeigt ein Bein mehr nach außen, ist es mehr gebeugt im Knie?
- Ist der Bauchnabel nicht in der Mitte, sondern wirkt er verrutscht?
- Wenn Sie auf einem Stuhl sitzen und Ihre Knie anschauen: Ist auf einer Seite das Knie weiter vorn als das andere?
- Ist Ihr Rücken nicht gleichmäßig an der Stuhllehne angelehnt, weil eine Seite mehr Kontakt hat als die andere?
- Wenn Sie auf dem Boden liegen – das Bett ist zu weich dafür –: Merken Sie, dass die beiden Körperseiten nicht gleichmäßig aufliegen (die Oberschenkel, das Becken, der Rücken oder die Schultern)?

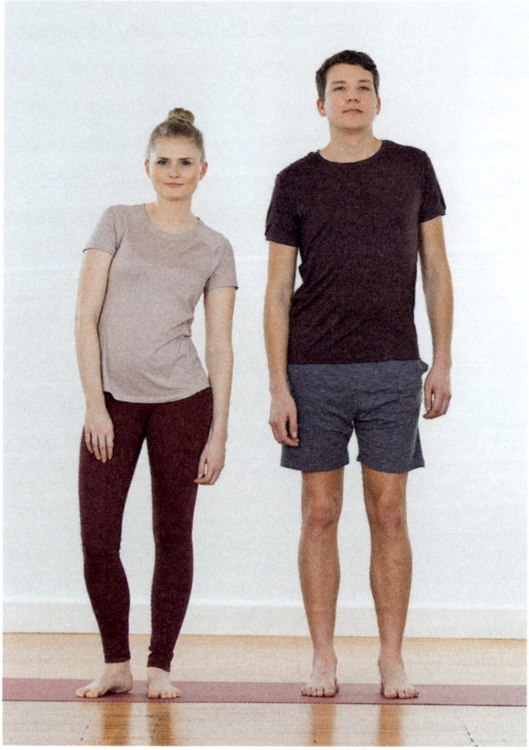

Abbildung 25: Zwei Beispiele für einseitige Haltungen

In der Abbildung hat sie das Körpergewicht auf dem linken Bein, das Becken steht dadurch links höher als rechts, die Schulter ist tiefer. Er schiebt sein Becken nach rechts außen, seine linke Hand ist viel höher als die rechte.

Die Ursachen für Einseitigkeit können wie gesagt in Gewohnheiten liegen oder durch Schonhaltungen nach Verletzungen und Operationen bedingt sein. Es kann bekanntlich auch durchaus sein, dass diese Verletzung schon sehr lange her ist und man die Schutzhaltung immer weiter beibehalten hat, ohne das zu bemerken. Operationen, die Einseitigkeit und Beckenbeschwerden erzeugen können, sind: Leistenbruch, Appendix-(»Blinddarm«-)Entfernung, Nieren- oder Gallenblasenoperation, Hüftgelenks- und Knie- oder Meniskusoperationen bei einem Bein. Genauso kann auch durch den Bruch eines Beins oder die Verstauchung eines Knöchels eine Schonhaltung für die verletzte Seite entstanden

sein, sodass die gesunde Seite mehr belastet wird. Dadurch ändert sich die Stellung des Beckens, und die Verhältnisse von Zug und Druck innerhalb des Beckens kommen in Dysbalance.
Wenn jemand auf einem Ohr kaum hört oder mit einem Auge viel schlechter sieht, wird diese Person den Kopf automatisch auf der besseren Seite nach vorn drehen, wenn sie etwas hören oder sehen will, also die meiste Zeit. Lesen Sie nur mit dem rechten Auge weiter: Was macht es mit Ihrem eigenen Oberkörper und Becken, wenn Sie beim Lesen mit dem rechten Auge weiterlesen? Der Kopf dreht sich, der Oberkörper kommt nach, und Ihr Gewicht wandert mehr auf den linken Sitzbeinhöcker. Dieses Muster kann neben Rücken- und Nackenschmerzen auch Beckenbeschwerden auslösen, weil der Druck des Körpers auf der einen Beckenseite höher ist, die Muskeln sich auf einer Seite mehr und anders anspannen als auf der anderen. Sie können das spüren, wenn Sie darauf achten, auf welcher Pobacke Sie mehr sitzen, wenn Sie nur mit dem rechten Auge lesen.
Auf der Hitliste der Fehlstellungen ganz weit oben steht die Angewohnheit, das Körpergewicht ungleich auf beide Beine zu verteilen. Man benutzt dann ein Bein als Standbein und das andere als Spielbein. Probieren Sie es bei sich selbst aus: Wenn Sie merken, dass sich beim Wechsel von Standbein und Spielbein eine Seite viel unbequemer anfühlt, wissen Sie, dass die bequeme Seite Ihr Standbein ist. Wenn Sie vor dem Spiegel stehen, können Sie eventuell erkennen, dass auf der Standbeinseite das Becken höher steht oder auf diese Seite geschoben wird.
Das Sitzen bietet viele Möglichkeiten für Einseitigkeit: zum Beispiel indem man verdreht vor dem Kunden/Patienten sitzt oder sich verdreht vor den Computer und Fernseher oder die Werkbank setzt, um zu arbeiten. Ein Bein über das andere schlagen: Wenn Sie das gern machen, aber glauben, Sie wechseln immer, machen Sie es mit beiden Seiten und schauen Sie, was sich besser anfühlt. Wenn eine Seite bequemer ist, ist das Ihre einseitige Haltung.
An alle meine Schwestern: Es erzeugt einen schiefen Körper, ständig große, schwere Handtaschen voller Dinge herumzutragen, die ihr ungefähr einmal im Jahr braucht, egal, ob sie an der Schulter hängen oder anders getragen werden. Unweigerlich wird eine Körperseite

mehr verspannen, was man auch im Becken spüren kann. Werft Ballast ab: Wir leben nicht in der Wüste – Trinkwasser gibt es überall. Lasst den Haushalt zu Hause, das meiste davon braucht ihr nie. Muss das Portemonnaie wirklich so groß wie eine kleine Handtasche sein? Ich meine: *nein.* Erleichtert euch im wahrsten Sinne, eine kleinere Tasche mit weniger Kram bietet mehr Bewegungsfreiheit und entspannt euch.

Kaum zu vermeiden ist das Herumtragen von Babys auf der Hüfte. Man fängt damit an, und wenn man merkt, dass einem das nicht guttut, probiert man es andersherum und stellt fest, dass man es auf dieser Seite gar nicht lange schafft, und nimmt gleich wieder die andere. Wer das macht – und ich gebe zu, dass es alle Mütter machen, weil es fast nicht anders geht –, sollte zum Ausgleich Übungen gegen Einseitigkeit machen wie in *Teil 3* beschrieben. Man kann das Baby dazunehmen und sich mit ihm auf der Matte herumrollen, die meisten lieben das.

Meistens sind Beckenbeschwerden auf der Seite, die mehr Druck bekommt, stärker; aber: die Gegenseite kann mitreagieren, sodass es dort auch wehtun kann. Bei den äußeren Beckenmuskeln sind neben den schrägen Bauchmuskeln der Iliopsoas-Muskel, der Quadratus lumborum sowie die Rückenmuskeln einer Seite betroffen. Auch die inneren Beckenbodenmuskeln können auf einer Seite viel stärker verspannt sein als auf der anderen. Oft sind die Muskeln einer Beininnenseite mehr betroffen und am anderen Bein dafür die Beckenaußenseiten.

Fall: Held mit Beckenbodenbeschwerden

Ein Mann Anfang vierzig stellt sich in der Praxis vor. Er leidet an übersteigertem Harndrang, Erektionsproblemen sowie Bauchschmerzen auf der rechten Unterbauchseite. Außerdem erzählt er, er sei wegen einer posttraumatischen Belastungsstörung in psychotherapeutischer Behandlung und könne zurzeit wegen der Gesamtsituation nicht arbeiten. Bereits im Sitzen sehe ich, dass er den Oberkörper zu einer Seite neigt, mit dem Kopf geht's dann wieder in die andere Richtung. Bei der Untersuchung zeigt sich, dass er eine große Narbe auf der rechten Körperseite hat. Auf Nachfrage berichtet er, es handele sich um

eine Verletzung, die ihm zugefügt wurde, als er einer Frau zu Hilfe kam, die überfallen wurde. Der Patient konnte zwar den Täter in die Flucht schlagen, wurde von ihm dabei aber verletzt durch einen bösen Messerstich direkt unterhalb des Rippenbogens auf der rechten Seite. Diese Sache war auch der Grund für seine psychischen Probleme (Schlaflosigkeit, Angstzustände, depressive Verstimmungen). Die körperlichen Beschwerden waren vorher nicht vorhanden.
Die Untersuchung ergab, dass die Bauchmuskeln auf der verletzten Seite viel stärker angespannt waren als auf der anderen, ebenso das Bindegewebe. Die Dauerkontraktionen in den Muskeln zogen den Körper schief und ließen ihn eine ungleiche Haltung einnehmen. Die Gegenseite reagierte auch schmerzhaft auf den dauernden Zug nach vorn rechts: Der Rücken tat links weh. Die Ungleichheit seiner zwei Körperseiten war ihm zwar schon mal aufgefallen, jedoch stellte er überhaupt keinen Zusammenhang her mit seinen Beschwerden und auch keinen mit seiner Verletzung.
Durch die Therapie und seine gewissenhafte Übungspraxis besserte sich die eingeschränkte Atmung, die schiefe Haltung wurde allmählich gerader, die Bauchschmerzen und Erektionsprobleme klangen ab. Er begann wieder mit dem Sport – Joggen und Tischtennis waren seine Leidenschaft. Er sagte: »Endlich fühle ich mich wieder wie ich selbst.«

Wenn Sie Ihre Einseitigkeit behandeln wollen, lesen Sie weiter auf Seite 278 ff.

Spannende Gewohnheiten: Zusammenfassung und Übersicht

Lesen Sie das vorausgegangene Kapitel über die »spannenden Gewohnheiten« am besten in drei Wochen noch einmal. Denn Sie werden in der nächsten Zeit Eigenarten entdecken, von denen Sie heute noch meinen, nicht betroffen zu sein. Der Grund dafür ist wieder mal die sensomotorische Amnesie: Wenn sie abnimmt (was durch die Übungen und Selbstbehandlungen passieren wird), kommen Sie sich selbst immer mehr auf die Schliche. Sie können das Ganze auch »Psychoedukation« nennen. Das ist gleich, Sie lernen auf jeden Fall eine Menge dabei über sich, Ihre Bewegungen, Ihren Körper! Drei Monate später können Sie vielleicht ein Kreuzchen an einer weiteren »spannenden Gewohnheit« machen.

Gewohnheiten und Fehlhaltungen im Überblick

Damit Sie nicht den Überblick verlieren, kommt hier eine Übersicht der wichtigsten schädlichen Angewohnheiten und Spannungsmuster. Wenn Sie möchten, kreuzen Sie an, was Sie entdeckt haben, und gehen Sie es an.

Aus Gewohnheit oder im Stress	Bauchdecke anspannen Beckenboden anspannen Po anspannen
Im Sitzen	Das Steißbein einziehen Das Gesäß nach hinten strecken Die Beine übereinanderschlagen Mit angezogenen Knien sitzen Den Beckenboden vom Stuhl abheben Die Knie zeigen nach außen
Im Stehen	Die Ente Die Banane Strammstehen
Generell	Rundrücken oben Hohlkreuz unten Kombination aus Rundrücken und Hohlkreuz Einseitige Körperhaltung

Haben Sie nicht nur ein Kreuzchen gemacht, sondern gleich mehrere? Das ist normal, und Sie können sich freuen, denn Sie haben bereits begonnen, Ihre sensomotorische Amnesie zu überwinden, weil Sie Ihre Gewohnheiten ins Bewusstsein holen. Und das ist der erste Schritt auf dem Weg der Besserung. Im Alltag werden Sie sich viele Male bei »spannenden Gewohnheiten« erwischen, erst recht, wenn Sie unter Druck geraten. Dann machen Sie es extrastark und lassen es dann sein!

Falsches oder übertriebenes Training

Es gibt Übungen und Trainingsmethoden, die für Beckenpatienten ungeeignet sind, weil sie Spannungen verstärken, statt sie zu beheben. Wenn die sensomotorische Amnesie groß ist, merken die Betroffenen das nicht, sie spüren nur die Folgen davon: mehr Beschwerden. Manche denken dann fälschlicherweise, sie müssten das Training intensivieren, wie der junge Mann in folgendem Beispiel.

Fall: Patient »mit Blinddarm«

Ein junger Mann mit PC-Arbeitsplatz, der auch zu Hause viel Zeit vor dem Computer verbringt, hat Rückenschmerzen. Der junge Mann aus dem Schwäbischen ist sehr dünn, macht niemals Sport und ernährt sich hauptsächlich von »Mehlspeisen«, wie er sagt. Er geht wegen des Rückens zum Orthopäden, der ihm Muskeltraining empfiehlt. Der Patient meldet sich im Fitnessstudio an und belegt Kurse zur Kräftigung seiner Muskulatur. Dabei übt er in Rückenlage mit in der Luft angewinkelten Beinen, diese vor- und zurückzuschieben, und wiederholt diese Übung oft, auch zu Hause. Zunächst bekommt er davon Muskelkater, ein Zeichen, dass er total unfit ist, und intensiviert seine Bemühungen. Schließlich kommt eine Übung, bei der die Beine in einer Art Bügel eingespannt sind und er den Oberkörper gegen die Schwerkraft anheben muss. Plötzlich fährt es ihm dabei rechts ganz arg in den Unterbauch, »wie ein Schlag«, sagt er. Danach hat er starke Schmerzen in

dieser Region und geht mit Verdacht auf Blinddarmentzündung ins Krankenhaus, so stark sind die Beschwerden. Dort stellt man schnell fest, dass mit seinem Blinddarm alles in Ordnung ist. Er geht nach Hause, die Schmerzen bestehen weiter, ebenso auf der linken Seite, wenn auch nicht ganz so stark; und niemand weiß, was mit ihm los ist.
Dieser Zustand dauert Wochen und Monate an. Der Orthopäde findet nichts, tippt auf einen Muskelfaserriss, verordnet Schmerzmittel. Eine Darmspiegelung ergibt, dass der Darm gesund ist. Keine Entzündungen, keine Divertikel, nichts.
Schließlich landete er in meiner Praxis. Dass er gleichzeitig Probleme mit dem Wasserlassen und der Erektion hatte, wie die Anamnese ergab, hatte er bislang gar nicht mit den »Blinddarmschmerzen« in Verbindung gebracht. Ich aber schon, denn alle Beschwerden rührten von einem total angespannten Iliopsoas-Muskel her. Als dieser gelöst war, lösten sich auch die Schmerzen und Funktionsstörungen in Wohlgefallen auf. Gemeinsam entwickelten und probierten wir dann ein Übungs- und Sportprogramm, das keine neuen Beschwerden auslöste.

In der Praxis hat sich herauskristallisiert, welche Sportarten problematisch sein können. Ich möchte diese Dinge nicht verallgemeinern, aber wenn Sie unter Beckenbeschwerden leiden, sollten Sie darüber nachdenken, ob falsche oder übertriebene Übungen etwas damit zu tun haben können, und ausprobieren, ob Änderungen Ihrer Übungspraxis Ihnen helfen.

Pilates

Pilates mag sehr geeignet sein, um Beweglichkeit und Kraft zu steigern, aber nicht für jede und jeden in jeder Weise. Ich kenne einige Leute, die es mit großer Zufriedenheit ausüben, aber ich kenne noch mehr, die davon Beckenprobleme bekommen haben.
Ich höre oft, dass Frauen nach der Niederkunft massiv Pilates betreiben, um wieder in Form zu kommen. Wenn dann erste Beschwerden

auftreten, wird oft erst recht weitergemacht, weil man meint, man übe zu wenig. Das kann dann wirklich zu viel werden, und es entstehen Symptome wie vermehrter Harndrang und Unterbauchschmerzen.

Bereits in der therapeutischen Ausbildung hatte ich das gehört, fand jedoch, es lohne einen Selbstversuch. Darum besuchte ich einen Pilateskurs. Als ausgebildete Yogalehrerin stellte ich fest, dass einige der Übungen dem Hatha-Yoga entlehnt sind, aber teilweise dynamischer und mit weitaus mehr Kraft in etlichen Wiederholungen geübt werden. Das fand ich eine angenehme und gute Variante und dachte, dass die Übungen ein guter Ausgleich für Leute sind, die den ganzen Tag im Büro sitzen oder im Laden stehen. Als problematisch empfand ich dagegen, dass einige Übungen sehr stark den Unterbauch beanspruchen und man viele Wiederholungen macht, bei denen die Muskulatur sich zwischendurch nie vollständig entspannen kann – hier ist die Gefahr von Dauerkontraktionen hoch.

Ich machte eine Übung, bei der man auf dem Rücken liegt, die Beine anhebt und anwinkelt, sodass sie in der Luft stehen bleiben, und dann den Oberkörper anhebt. Bei dieser Übung werden der Iliopsoas-Muskel, die geraden und schrägen Bauchmuskeln sehr stark gefordert. Das wäre für sich genommen gar nicht so schlimm, wenn nicht die Übenden die ganze Zeit in der Spannung ausharren und nur graduell variieren, indem der Oberkörper vor und zurück bewegt wird. Der Iliopsoas und seine Kollegen können sich also niemals lang machen, und das tut ihnen gewiss nicht gut. Denn: Jeder Bewegungsmuskel ist auf kurze starke Beanspruchung ausgelegt oder auf dauerhafte schwache, aber nicht auf andauernde starke.

Durch das viele Sitzen haben die meisten Übenden sowieso einen strukturell verkürzten Iliopsoas, weswegen eine zusätzliche Anspannung dann zu viel werden und Rückenschmerzen und Beckenbeschwerden verursachen kann. Es kommt nun sicherlich darauf an, wie man das Ganze macht. Ich empfehle jedoch jeder und jedem mit Beckenproblemen, erst einmal Abstand davon zu nehmen, und habe damit gute Erfahrungen gemacht.

Wenn Sie eine gute Iliopsoas-Übung machen wollen, schauen Sie auf Seite 189.

Krafttraining

Junge Leute, es sind meistens Männer, die viel Kraftsport betreiben, schätzen oft das positive Körpergefühl, das sie bekommen, indem sie trainieren. Wenn die Muskeln sich vergrößern und die Körpersilhouette sich athletisch verändert, sieht das nach gängiger Auffassung auch gut aus, und manche »pumpen« siebenmal in der Woche und »lieben« es. Solange der Körper das alles problemlos mitmacht, ist es in Ordnung. In meiner Praxis habe ich allerdings einige sehr attraktive athletische junge Männer gesehen, die wie ein Häuflein Elend vor mir saßen und mir von ihren Beschwerden berichteten. Manche hatten dabei Tränen in den Augen.

Beim Krafttraining tritt der gleiche Effekt wie bei den falschen Pilatesübungen auf: Der Bauch wird während des ganzen Trainings angespannt gehalten, nur das Maß an Spannung variiert: Der Bauch wird mal mehr, mal weniger angespannt. Die Muskeln können sich nie ausruhen, nie entspannen, nie lang machen.

Gehen wir anschauungshalber noch einmal zu unserer Hand zurück: Krafttraining für die Hand wäre, als würden Sie eine ganze Stunde lang einen Gummiball zusammendrücken, mal mehr, mal weniger. Würden Sie danach erwarten, dass Ihre Hand gut funktioniert, feine Zeichenstriche machen könnte? Wäre es nicht eher so, dass sie steif und schmerzhaft wäre, auch noch am nächsten Tag? Und wenn Sie trotzdem weitermachten mit dem Ball, wie würde sich Ihre Hand nach dieser Schinderei entwickeln? Würde sie Ihnen gehorchen, wenn Sie eine Wimper aus dem Auge entfernen wollten? Wahrscheinlich nicht, sie würde ihre Fähigkeit allerfeinster Bewegung und Empfindung verlieren, und das Gleiche passiert auch mit Ihrem Becken, wenn Sie durch übertriebene Bauchübungen den Bauch in Dauerkontraktion bringen, zumal Sie gespürt haben, dass der Beckenboden sich meist mit anspannt, wenn man den Bauch anspannt.

Beckenbodenübungen

Beckenbodenübungen, wie sie landläufig üblich sind, etwa als Kegelübungen oder Ähnliches, lehne ich im Allgemeinen ab. Wenn eine Überspannung der Muskulatur der Grund ist für Beschwerden, dann bringt es nichts, die Muskeln noch weiter zu fordern. Hier ist es wesentlich sinnvoller, den Beckenboden wieder spüren und bewegen zu lernen, damit man die Regie über die Zustände zwischen Spannung und Entspannung zurückgewinnt.

Ein leichtes körperliches Training, bei dem der Beckenboden automatisch mitbewegt wird, ist optimal für den ganzen Körper und für den Beckenboden. Übungen isoliert für den Beckenboden kann man in der Form machen, dass man

- kurz anspannt und gleich wieder loslässt,
- die Anzahl der Wiederholungen an den Zustand der Muskeln anpasst (langsam anfängt, beobachtet, was passiert, und sanft steigert).

Wenn Sie dann noch beherzigen, dass Sie

- den Toilettengang nicht aufschieben, sondern gehen, wenn Sie müssen,
- beim Wasserlassen normal sitzen, also nicht im Hohlkreuz und nicht nach vorn gebeugt, und nicht drücken, sondern es laufen lassen,
- sich beim Stuhlgang ruhig gern vorbeugen, eventuell die Füße auf einen Hocker stellen,

dann helfen Sie Ihren Muskeln, zu normalen, schmerzfreien Funktionen zu kommen.

Fall: Bodybuilder und Beckenbodentraining

Zu mir kommt ein dreißig Jahre junger Mann mit seiner Lebensgefährtin. Er berichtet, dass er seit einigen Monaten unter Erektionsstörungen leide und der Urologe nichts gefunden habe. Der zweite Urologe

habe ihm gesagt, organisch sei alles in Ordnung, und empfohlen, Beckenbodenübungen zu machen. Da er ohnehin siebenmal die Woche im Fitnessstudio trainiere, um einen Ausgleich zu seiner Arbeit als Steuerberater zu haben, gefällt ihm die Idee, das Problem mit Muskeltraining zu lösen. In dem Studio gibt es einen Kurs, als er jedoch feststellt, dass er der einzige Mann dabei sein würde, überlegt er es sich anders und übt lieber allein zu Hause nach Übungen, die er im Internet gefunden hat. Die Erektionsprobleme werden davon aber leider schlimmer. Und mittlerweile, sagt er, könne er an gar nichts anderes mehr denken und habe Angst um die Freundin, um seine Zukunft, um alles.
Mit seiner Kleidung betonte er seine athletische Figur, dabei saß er aber ganz zusammengesunken da. Ich konnte feststellen, dass sein Bauch bretthart war, leider auch, wenn er »ganz entspannt« auf dem Rücken auf der Untersuchungsliege lag. Die Brustatmung war vorhanden, die Bauchdecke atmete kaum mit. Im Stehen und im Sitzen war die Atemeinschränkung noch stärker. Der Beckenboden wies Schmerzpunkte auf, auch die Muskeln, die für die Erektion eine Rolle spielen: H. bulbospongiosus und ischiocavernosus.
Ich erklärte dem Patienten die Zusammenhänge zwischen Stress, negativen Gedanken und Beschwerden sowie den Vorgang der Erektion, und er verstand, dass er sich fortwährend unter Druck setzte, weswegen die Erektion natürlich erst recht nicht so zustande kam, wie er es sich wünschte. Dass er erst einmal das Krafttraining einstellen sollte, war ihm nur schwer einsehbar, weil er eigentlich sehr zufrieden damit war, wie sein Körper sich dadurch entwickelt hatte, und kaum glauben konnte, dass seine Probleme daher rührten, während er deutlich gespürt hatte, dass sie durch die Beckenbodenübungen noch größer geworden waren.

Im Allgemeinen ist es für die Patienten schwer nachvollziehbar, dass ihre Übungen kontraindiziert sind, schließlich heißt es doch immer, dass Sport gesund sei und der Beckenboden trainiert werden sollte. Hier hilft ausprobieren. Wenn man anders oder weniger übt und es dadurch besser wird, ist die Sache offenkundig.

Bewegungsmangel

Bewegung kurbelt den Stoffwechsel und die Hormonproduktion an, sie ist ein wichtiger Impulsgeber für die Verdauung, und durch die vertiefte Atmung werden auch Lunge und Kreislauf trainiert. Sie reguliert Blutdruck, Cholesterinspiegel und senkt den Blutzucker. Sie stärkt die Abwehr und hilft bei Depressionen und Schlafstörungen. Das wissen Sie bestimmt schon. Aber wie können Beckenprobleme durch Nichtstun entstehen?

Wir Menschen sind auf Bewegung angewiesen, wenn wir gesund bleiben wollen. Muskeln und Faszien, die Körperwahrnehmung, alles, was sich bewegen lässt, muss sich auch bewegen dürfen, um in Übung zu bleiben, durchblutet zu werden, reaktionsbereit, kraftvoll. Thomas Hanna schreibt: »Die Funktion erhält die Struktur aufrecht« (Hanna 2016).

Beim Sport erhöht sich die Temperatur in den Muskel-Faszien-Geweben deutlich. Dieser Unterschied kann bis zu 10 Grad betragen (Klingler 2016). In Muskeln, die regelmäßig gefordert werden, gibt es viel mehr Blutgefäße als in untrainierten. Und was gut durchblutet ist, wird gut genährt und geputzt. Wir haben gesehen, welche Rolle Durchblutungsmangel bei der Schmerzentstehung haben kann.

Das Wolff'sche Gesetz besagt, dass sich Knochen bei Belastung so anpassen, dass sie dieser Belastung gewachsen sind.

Henry Gasset Davis, ein amerikanischer Orthopäde, hat das Wolff'sche Gesetz auf die Faszien übertragen und festgestellt, dass Faszien, die nicht in alle Richtungen bewegt und gezogen werden sowie federn können, faserig und filzig werden. Manche sagen auch »verklebt« dazu. Dann fehlt es an Wasser, Elastizität und Sprungkraft. Wir sagen dazu auch: »Wer rastet, der rostet.« Oder im Englischen: »Use it or lose it.« Es gibt also gute Gründe, Sport zu treiben. Warum ist es trotzdem so schwer, sich zum Sport zu überwinden?

Warum wir trotzdem lieber auf dem Sofa liegen

Wir haben unsere Bewegungsfähigkeit entwickelt, um an Nahrung zu kommen, fliehen zu können, zu kommunizieren, uns fortzupflanzen, kurz zum Überleben der Art. Schon im Mutterleib üben wir, uns zu bewegen: am Daumen lutschen, damit wir später an der Brust trinken können, uns drehen und wenden, strampeln, ein bisschen Fruchtwasser schlucken. Kaum draußen, atmen wir zum ersten Mal! Das sind unsere ersten Bewegungen.

Neben der Atmung sind Bewegungsreflexe das Erste, was Hebamme und Kinderarzt checken. Weil Bewegung lebenswichtig ist. Wir lernen, den Kopf zu heben, den Körper zu drehen in eine Richtung, die interessant erscheint, wir schmatzen genüsslich mit den Lippen und brabbeln vor uns hin, damit unsere Gesichtsmuskeln sich aufs Lächeln und Sprechen vorbereiten können. Wir krabbeln, um uns im Raum zu bewegen, und bauen Türme aus Klötzchen, um uns mit der Schwerkraft vertraut zu machen. Mit schier unglaublicher Geduld versuchen wir immer wieder, aufzustehen und aufrecht zu gehen. Und welche Freude, wenn wir es können! So geht das ein paar Jahre, bis wir eine ganze Menge gelernt haben: rennen, Rad fahren, klettern, balancieren, werfen, springen, Werkzeuge handhaben und so weiter.

Und dann stellt sich allmählich eine gewisse Unlust ein. Wir werden bequemer, rennen nicht mehr, sondern gehen, hüpfen nicht mehr die Treppen hinunter und steigen stattdessen hinab.

Woran liegt das? Es liegt daran, dass wir wissen: Bewegung kostet Energie, sie verbraucht Kalorien. Wenn Sie jetzt sagen: »Ja, das ist doch auch gut«, haben Sie natürlich recht. Aber bedenken Sie, dass dies in der Entwicklung der Menschheit in der allermeisten Zeit nicht so war. Nie hatten so viele Menschen ein solches Überangebot an Kalorien, wie das heute der Fall ist (jedenfalls bei uns). Es war jahrtausendelang keineswegs klar, dass man ganz bequem jeden Tag so viele Kalorien aufnehmen kann, wie man will, oder sogar mehr, als man sollte. Kriege, Missernten, Hunger waren sehr lange nichts Ungewöhnliches. Dadurch war die Devise »Energie sparen« lebensnotwendig. Man hat sich bewegt, weil man musste, um Nahrung zu finden, aus einem Gefühl des Mangels heraus, nicht aus Lust. Luxus war, wenn man es sich leisten konnte, auf der faulen Haut zu liegen, zu essen, so viel man wollte, satt zu sein. Solche Muster haben wir gut gespeichert, und wir ändern sie nicht mit der rasenden Geschwindigkeit, mit der unser Leben sich geändert hat. Das erklärt, warum wir uns so schwertun mit dem guten Vorsatz »Mehr Bewegung, weniger Essen«, ebenso wie unsere Lust, uns aufs Sofa zu knallen und nichts zu tun. Heute müssen wir uns für unsere Ernährung viel weniger bewegen: Wir sitzen am PC, hacken auf der Tastatur herum, denken ein bisschen was dabei, nehmen den Telefonhörer in die Hand, und am Ende des Tages ziehen wir uns den Mantel an und steigen ins Auto. Im Supermarkt schieben wir die Kreditkarte ein und später die Pizza in den Ofen, und das war's mit der Bewegung zwecks Überleben für heute. Erst nahm uns das Auto das Gehen ab, jetzt die Einparkhilfe sogar das Drehen von Kopf und Oberkörper. Finden wir das hektische Piepen beim Einparken angenehm? Nein, aber es ist das kleinere Übel, wenn unsere Fähigkeit, den Kopf zu wenden und den Oberkörper zu drehen, eingeschränkt ist. Dann zwackt und zieht es, die steifen Muskeln schreien auf, wir sind froh um jeden Komfort. Die Folge ist, wir drehen noch weniger Kopf und Oberkörper, verlieren die Fähigkeit zunehmend, gewöhnen uns daran und halten es für normal.

Bald werden sich wohl selbstfahrende Systeme durchsetzen, wir überwachen nur noch den Vorgang. Zum Supermarkt fahren wir noch nicht mal mehr, der Kühlschrank der Zukunft bestellt von allein nach, und irgendeiner bringt's uns. So haben wir noch mehr Zeit, vor dem Computer oder auf dem Sofa zu sitzen. Dort fesselt uns der Fernseher, früher mussten wir immerhin noch aufstehen, um das Programm zu wechseln.

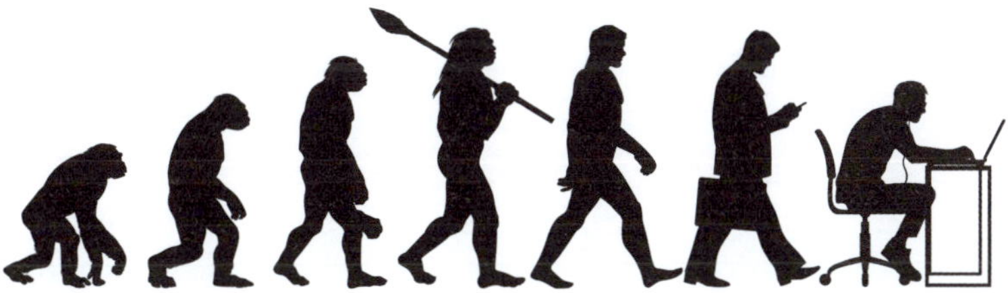

Abbildung 26: Von den Anfängen des aufrechten Gangs zum Homo informaticus

Bei diesem Leben verkümmern unsere Bewegungsfähigkeiten. Wenn das noch ein paar Tausend Jahre so weitergeht, werden unsere Köpfe immer größer und die Körper immer mickriger. Wir werden zu »mäßig funktionierenden Automaten« (Luipers 2015) und nutzen unsere vielfältigen Bewegungsmöglichkeiten kaum noch.

Ist der Widerstand gegenüber dem Sport erst einmal überwunden und bewegen wir uns angemessen, fühlen wir uns gesünder, selbstbewusster, sind besser gelaunt und schlafen besser – erst recht, wenn wir Beschwerden haben. Manche Patienten haben wie gesagt allerdings den Eindruck, dass Sport ihre Beschwerden verschlechtert. Dann gilt es herauszufinden, welchen Sport man mit welcher Intensität machen kann, ohne davon mehr Beschwerden zu bekommen. Denn eines ist sicher: Wenn man gar nichts mehr macht, wird es schlechter.

Falls Sie (wieder) in den Sport einsteigen wollen, probieren Sie je nach Ihren Beschwerden und Ihrem Trainingszustand einmal folgende Möglichkeiten:

- jeden Tag eine halbe Stunde spazieren gehen, gern zügig,
- leichtes Lauftraining zweimal in der Woche,
- Yogaübungen machen und/oder
- zweimal in der Woche 500 Meter schwimmen beziehungsweise einen Kurs in Aquajogging belegen.

Für manche ist es gut, einen Kurs zu besuchen oder sich mit anderen zu verabreden, weil dann die Verpflichtung größer ist. Wichtig ist, dass Sie etwas tun, was sich gut anfühlt, Ihnen Freude macht und es gut in den Alltag einzuplanen ist, sodass Sie nicht warten müssen, bis Sie Zeit dafür haben (funktioniert sowieso nicht). Vielmehr: Sie machen sich Zeit dafür.

Regelmäßige Bewegung ist für ein funktionierendes und schmerzloses Becken so wichtig wie Zeiten der Ruhe und Erholung.

Alltagsstress

Stress erzeugt Daueranspannung im Körper. Wir kommen dadurch leicht in Fehlhaltungen, und er wirkt auf die glatte Muskulatur in den Beckenorganen. Beobachten Sie doch einmal, was Sie machen, wenn Sie unter Stress stehen: Verkrampfen Sie den Beckenboden? Oder gehören Sie zu den vielen, die die Bauchdecke einziehen? In der Regel sind Patienten mit Beckenbodenbeschwerden Menschen, die mitten im Leben stehen, Verantwortung tragen, leistungsbereit sind. Wahrscheinlich haben Sie schon die Erfahrung gemacht, dass Stress Ihre Beschwerden verschlimmert. Das ist bei den meisten so und hat seine Ursache darin, dass wir unter Stress die Muskeln stärker anspannen. Mit Alltagsstress meine ich nicht traumatische Lebenserfahrungen, sondern die alltäglichen Belastungen in der Familie, der Beziehung, am Arbeitsplatz. Wir werden sehen, wie innere Einstellungen dazu beitragen können, sich zu ver- oder zu entspannen, und Rahmenbedingungen reflektieren, um die Situation zu beeinflussen.

Was macht der Körper bei Stress?

Stress ist eine Reaktion des Körpers, bei der Energie zur Verfügung gestellt wird, um eine Situation zu bewältigen. Die körperliche Stressreaktion verläuft bei jedem Menschen in etwa gleich und ist entwicklungsgeschichtlich gesehen sehr alt. Es ging darum, ob der Mensch in Gefahr angreifen oder davonrennen würde. Egal, was er tun wollte, er brauchte dazu Energie. Deswegen erhöhen sich sofort Blutzucker, Puls, Blutdruck und die Spannung in der Muskulatur. Das Ganze geschieht über Nervenimpulse und Hormonausschüttung und geht sehr schnell. Also eine fabelhafte Sache, die unser Überleben gesichert hat! Die bereitgestellte Energie wird durch diese sogenannte Kampf-oder-Flucht-Aktion verbraucht, der Körper geht wieder in den Normalzustand zurück.

Unsere heutigen Gefahrensituationen sind jedoch anderer Natur: Existenzsorgen, Beziehungsprobleme, Steuererklärungen, Arbeitsverdichtung, Termine, schlechtes Betriebsklima und so weiter sind keine singulären Ereignisse, sondern werden zum Dauerzustand. Und oft fehlt der Ausgleich dazu: die Bewegung. Wenn Sie im Stau stecken und einen Termin haben, könnten Sie zwar auf die Palme gehen, Sie tun es aber nicht! Im Gegenteil, Sie sitzen im Auto und kommen nicht vorwärts. Deshalb hilft Sport bei der Stressbewältigung, weil die bereitgestellte Energie abgebaut wird.

Die Spannungsmuster bei Stress sind individuell: Der eine zieht die Schultern hoch, der andere macht den Bauch fest, andere klemmen die Pobacken zusammen. Viele beißen die Zähne zusammen. Und oft macht man das sogar nachts. Manche wachen deshalb schon morgens verkrampft auf.

Stellen Sie sich eine Prüfungssituation vor. Prüfling A denkt: »Was mache ich bloß? Wenn ich bei der Prüfung versage, wird alles aus sein!« Was passiert jetzt mit ihm? Sie wissen es schon: Sein Herz wird rasen, sein Blutdruck auf die berühmten 180 klettern, die Atmung wird schneller, die Hände zittern. Er wünschte, er könnte davonrennen. Sein Gehirn geht den Überlebensmodus – Blackout! Er kann sein Wissen plötzlich nicht abrufen. A schneidet schlecht ab, obwohl er prima vorbereitet war. Er fühlt sich wie erschlagen.

Schauen wir uns Prüfling B an. B sagt sich: »Ich bin ja ziemlich gut vorbereitet, und das wird klappen. Und wenn ich es nicht schaffen sollte, wäre das zwar nicht gut; aber ich kann die Prüfung ja wiederholen.« Bei solchen Gedanken bleibt der Stress im Rahmen, Puls und Atmung werden etwas beschleunigt, rasen aber nicht, Zucker und Blutfette steigen. Adrenalin ist da, überschwemmt aber nicht den Körper. Er reibt sich die Hände (was der Abfuhr von Spannung dient), krempelt die Ärmel hoch und beginnt mit der Prüfung. Blutzucker hilft den Hirnzellen bei der Arbeit, denn es ist nicht im Überlebens-, sondern im Arbeitsmodus.

Stress ist ein Hauptverursacher von muskulärer Dauerspannung.

Fall: Stress und Beckenboden – der Bauunternehmer

Ein Mann in mittleren Jahren, Unternehmer im Bauhandwerk mit vierzig Angestellten, sucht mich auf. Er hat erst seit ein paar Wochen Beckenbodenbeschwerden: nächtliches Wasserlassen, ein ungutes Gefühl, drückend, ziehend, manchmal brennend im Damm und im Unterbauch. Meist geht es morgens im Bett vor dem Aufstehen los: mit dem Ziehen in Bauch und Damm. Sein Urologe, mit dem er befreundet ist, sagt ihm, organisch sei alles in Ordnung. Die Ehefrau erzählt ihm, sie habe das Buch von Helga Pohl gelesen, und so kommt er in meine Praxis.

Beckenboden, Unterbauch und Damm waren in Dauerspannung, was ihm bislang gar nicht bewusst war. Die eingeschränkte Atmung hingegen hatte er schon selbst bemerkt: beim Treppensteigen oder wenn er besonders gestresst war. Hier genügte es fast, dem Patienten diese Zusammenhänge zu erklären, ihn spüren zu lassen, was er mit seinen Muskeln tat, wenn er in Stress geriet. Schon beim zweiten Termin berichtete er, dass er morgens im Bett den Zusammenhang gespürt habe: Nach dem Aufwachen überdachte er immer kurz die Planung des Arbeitstages und was heute schiefgehen könnte. Er spürte, wie er sich dabei anspannte, die Atmung flacher wurde und Unterbauch und Beckenboden sich anspannten. Dabei stellten sich prompt die Beschwerden ein: Es zog, spannte, drückte. Er probierte dann, locker und langsam zu atmen, und konnte nach seiner Meinung dabei die Muskeln loslassen.

Die Missempfindungen klangen ab! Wir behandelten die verspannten Regionen, er machte seine Übungen, und wir tranken beim nächsten Termin Kaffee, weil es nichts mehr zu behandeln gab. Eine so schnelle Genesung ist eher die Ausnahme als die Regel. Entscheidend war hier zum einen, dass er die Beschwerden noch nicht lange hatte, sowie zum anderen der unmittelbar gespürte Zusammenhang zwischen Gedanken und Beschwerden.

Stress vermeiden – Stress abbauen

Einfach gesagt, gibt es zwei Möglichkeiten der Bewältigung von Stress: Man kann Stress abbauen oder seine Entstehung vermindern. Stressabbau mindert nicht den Stress, sondern seine Folgen, zum Beispiel durch Sport, das Praktizieren von Entspannungsübungen, durch Pausen, Hobbys und soziale Beziehungen. Dabei regenerieren Körper und Geist, und wir können neue Energie tanken.
Die andere Möglichkeit ist, weniger Stress aufkommen zu lassen. Wenn Sie jetzt denken: »Ja klar, aber wie soll das gehen?«, halten Sie einen Moment inne, und überlegen Sie kurz: Wie sieht ein stressiger Tag bei Ihnen aus? Liegen die Ursachen für den Stress an diesem Tag wirklich nur in den äußeren Umständen? Oder könnte es auch sein, dass Persönliches mit eine Rolle spielt? Zum Beispiel, dass Sie sich für alles verantwortlich fühlen? Alles perfekt haben wollen? Keine realistische Zeitplanung haben? Keine Pausen gemacht haben?
Arbeitsverdichtung, schlechte Kommunikation am Arbeitsplatz und Kostendruck sind Belastungen, die oft nicht individuell zu beeinflussen sind. Trotzdem hängt die körperliche Stressreaktion des Menschen auf diese äußeren Faktoren auch von seinen Strategien zur Bewältigung und seinen Einstellungen ab.

> Unsere Einstellungen und unser Verhalten können die äußeren Belastungen noch verstärken. Es lohnt sich also, sich damit zu beschäftigen.

Finden Sie Ihre persönlichen Stressverstärker mithilfe der folgenden Fragen, und überdenken Sie, was Sie ändern könnten.

Test: Wodurch setze ich mich selbst unter Stress? (In Anlehnung an Kaluza 2018)

	Wie treffen die Aussagen auf Sie zu?	**Trifft fast nie zu**	**Trifft manchmal zu**	**Trifft oft zu**	**Trifft fast immer zu**
1	Ich bin erst dann mit mir zufrieden, wenn alles perfekt ist.	0	1	2	3
2	Ich versuche, mit jedem gut auszukommen.	0	1	2	3
3	Ich fühle mich für alles verantwortlich.	0	1	2	3
4	Ich nehme mir zu viel auf einmal vor.	0	1	2	3
5	Ich möchte von niemandem abhängig sein.	0	1	2	3
6	Ich mache das meiste besser oder schneller selbst.	0	1	2	3
7	Ich finde es nicht akzeptabel, Termine oder zugesagte Dinge nicht einzuhalten.	0	1	2	3
8	Ich leide, wenn andere mir böse sind.	0	1	2	3
9	Ich möchte es am liebsten jedem recht machen.	0	1	2	3
10	Ich kann meistens schlecht Nein zu anderen sagen.	0	1	2	3
11	Ich werde immer von unwichtigem Kram aufgehalten.	0	1	2	3
12	Ich will niemanden enttäuschen.	0	1	2	3
13	Ich habe keinen Plan und verzettele mich mit Kleinigkeiten.	0	1	2	3
14	Ich mache keine realistischen Zeitplanungen.	0	1	2	3

	Wie treffen die Aussagen auf Sie zu?	Trifft fast nie zu	Trifft manchmal zu	Trifft oft zu	Trifft fast immer zu
15	Ich denke auch daran, was schiefgehen könnte.	0	1	2	3
16	Ich möchte mir bei Entscheidungen ganz sicher sein.	0	1	2	3
17	Ich habe zu wenig Ordnung.	0	1	2	3
18	Ich informiere mich zu wenig oder bin nicht genug vorbereitet.	0	1	2	3
19	Ich plane keine Reserven und Puffer ein.	0	1	2	3
20	Ich bitte andere ziemlich ungern um Hilfe.	0	1	2	3
21	Ich mache zu wenig Pausen.	0	1	2	3
22	Ich achte mehr auf die anderen als auf mich.	0	1	2	3
23	Auf mich muss Verlass sein.	0	1	2	3
24	Ich kann mich über das Verhalten von anderen ziemlich aufregen.	0	1	2	3
25	Ich nehme manche Dinge ziemlich persönlich.	0	1	2	3
26	Ich jage ereignisgesteuert durch den Arbeitstag.	0	1	2	3
27	Ich kann Ärger und schlechte Erfahrungen lange nicht loslassen.	0	1	2	3
28	Ich mag es sehr, wenn ich weiß, was auf mich zukommt.	0	1	2	3
29	Ich bin der Meinung, wenn man sich wirklich anstrengt, dann geht es auch.	0	1	2	3
30	Ich bin oft von anderen Menschen enttäuscht.	0	1	2	3

	Wie treffen die Aussagen auf Sie zu?	Trifft fast nie zu	Trifft manchmal zu	Trifft oft zu	Trifft fast immer zu
31	Ich erledige alles direkt, dann ist es vom Tisch.	0	1	2	3
32	Ich kann mir einen Fehler nicht leicht verzeihen.	0	1	2	3
33	Wenn etwas nicht so läuft, wie ich es mir vorgestellt habe, finde ich das schlimm.	0	1	2	3
34	Ich muss alles richtig machen.	0	1	2	3
35	Manchmal muss man hart gegen sich selbst sein.	0	1	2	3
36	Ich muss es auf jeden Fall schaffen!	0	1	2	3
37	Wenn mich etwas geärgert oder verletzt hat, denke ich noch lange daran.	0	1	2	3

Auswertung:

1. Perfektionismus und sein Schatten.
   Addieren Sie Ihre Punkte der Fragen 1, 7, 23, 32, 34: ___
2. Die Bedürfnisse der anderen – und Ihre?
   Addieren Sie Ihre Punkte der Fragen 2, 8, 9, 10, 12: ___
3. Einzelkämpfer oder Teamplayer?
   Addieren Sie Ihre Punkte der Fragen 3, 5, 6, 8, 20: ___
4. Kontrolle oder Risiko?
   Addieren Sie Ihre Punkte der Fragen 6, 15, 16, 28, 33: ___
5. Durchhaltevermögen – »Beiß die Zähne zusammen!«
   Addieren Sie Ihre Punkte der Fragen 21, 22, 29, 35, 36: ___
6. Umgang mit schlechten Erfahrungen – vergeben und vergessen?
   Addieren Sie Ihre Punkte der Fragen 24, 25, 27, 30, 37: ___
7. Unklare Ziele und Prioritäten – »Quo vadis?«
   Addieren Sie Ihre Punkte der Fragen 6, 11, 13, 26, 31: ___
8. Organisation und Zeitmanagement.
   Addieren Sie Ihre Punkte der Fragen 4, 14, 17, 18, 19: ___

Wenn Sie Ihre Punkte addiert haben, schauen Sie die Ergebnisse mit den hohen Punktwerten an, und lesen Sie folgende Interpretation:

1. *Perfektionismus und sein Schatten.* Sie geben immer alles, wollen fehlerfreie Ergebnisse. Dieses Leistungsstreben macht Sie erfolgreich und sorgt für nahezu perfekte Resultate, über die Sie sich freuen dürfen und die Sie zufrieden mit sich machen. Andere sind in der Regel beeindruckt von Ihren Leistungen und Ihren Erfolgen.

   Andererseits kostet solch ein Anspruch jedoch viel Energie und Zeit, die für Ausgleich und Erholung, die Familie und Freunde fehlt. Überlegen Sie einmal: Nicht alles, was Sie tun, muss immer perfekt sein, es gibt Angelegenheiten, bei denen 80 Prozent völlig ausreichend sind. Welche Aufgaben könnten das sein? Wo könnten Sie einmal »fünf gerade sein lassen«? Denken Sie auch daran, dass Fehler Sie »menschlich« machen. Stellen Sie sich vor, wie jemand wirkt, der (sich selbst und anderen) keinen Fehler verzeihen kann, und erlauben Sie sich, etwas generöser zu sein. Es kann abschreckend wirken, wenn jemand immer 150 Prozent abliefert! Seien Sie so gut wie nötig, und geben Sie nicht jedes Mal alles! Dann haben Sie genug Energie, sich da mit aller Kraft einzusetzen, wo es sich *wirklich* lohnt und erforderlich ist!
2. *Die Bedürfnisse der anderen – und Ihre?* Für Sie ist es wichtig, andere nicht vor den Kopf zu stoßen und harmonische Beziehungen zu pflegen. Sie werden gemocht und geschätzt wegen Ihrer Umgänglichkeit und Ihres offenen Ohrs für die Belange Ihrer Mitmenschen. Diese Wertschätzung und Zuneigung innerhalb der Gruppe genießen Sie auch, und Sie pflegen Ihre Kontakte.

   Andererseits ist die Frage, wo Sie selbst bleiben, Ihre eigenen Bedürfnisse und Ziele? Kann es sein, dass Sie selbst oder andere Ihre Rücksichtnahme und Hilfsbereitschaft manchmal arg strapazieren? Und Sie zuweilen zähneknirschend »Ja« sagen, während Sie innerlich »Nein« schreien? Seien Sie auch gut zu sich selbst, und lernen Sie, Ihre Grenzen und Bedürfnisse zu erkennen. Haben Sie schon jemals einen erfolgreichen Menschen gesehen, der zu allem Ja und Amen sagt und den jeder mag beziehungsweise respektiert? Wohl eher nicht, das ist nämlich kaum möglich. Manche Menschen sind sehr gut darin, für eine Sache oder für andere zu kämpfen, scheuen sich aber, in eigener Sache vorzutreten. Wenn das auf Sie auch zutrifft, können Sie das im Kleinen üben und werden wahrscheinlich merken, dass es Ihrem Ruf keinen Abbruch tut, wenn Sie Ihre Wünsche äußern. Im Gegenteil, Ihr Umfeld wird unter Umständen froh sein zu wissen, woran man bei Ihnen ist.

3. *Einzelkämpfer oder Teamplayer (das Streben nach Unabhängigkeit)?* Sie sind ein selbstständiger Mensch, und das ist auch gut so. Sie können sehr gut allein arbeiten, machen gern Ihre eigenen Pläne und verfolgen autark Ihre Projekte. Ihre Stärke und Ihre Selbstbestimmung machen Sie unabhängig und bedeuten Freiheit für Sie. Andererseits leben Sie nicht allein auf der Welt, sondern sind Teil eines familiären oder beruflichen Systems mit anderen Menschen. Das bedeutet, Austausch und Unterstützung zu geben und anzunehmen, wenn Sie kein kalter Hagestolz sein wollen. Sie können Hilfe annehmen, ohne gleich in Abhängigkeit zu verfallen. Wenn Sie Aufgaben abgeben, um Unterstützung bitten, zeigen Sie auch Wertschätzung für die Fähigkeiten der anderen, und das schafft Vertrauen und erzeugt ein gutes Miteinander.
   Solch ein Verhalten ist auch eine wichtige Facette von Führungskompetenz im Beruf. Eine persönliche Beziehung kann sehr gewinnen, wenn Sie auch einmal Ihre bedürftige und verletzliche Seite zeigen können und sich anlehnen. Lassen Sie zu, dass man Sie unterstützt. Das ist kein Zeichen von Schwäche, sondern Ausdruck von Souveränität.
4. *Kontrolle oder Risiko (»Vertrauen ist gut, Kontrolle ist besser«?)?* Sie planen gern, übernehmen Verantwortung und überlassen nicht gern etwas dem Zufall. Manchmal wälzen Sie Entscheidungen lange hin und her, weil Sie Fehlentscheidungen und Fehler vermeiden wollen. Ihr Fleiß und Ihr Einsatz sind beeindruckend für Ihr Umfeld. Andererseits besteht der Nachteil, dass dieses Streben nach Kontrolle eine Menge Zeit und Kraft kostet. Wenn alle denken, dass Sie sich schon drum kümmern werden, brauchen Sie sich nicht zu wundern, dass Sie in Pflichten ersticken, während die anderen sorglos die Früchte Ihrer Mühen konsumieren. Bei den Menschen Ihres Umfelds können dadurch auch Hilflosigkeit und

Abhängigkeit entstehen, und andere können darauf auch mit Resignation oder Wut reagieren. Machen Sie sich klar: Sicherheit und Kontrolle sind nur zu einem gewissen Grad möglich, man muss auch mal ein Risiko eingehen, das gehört dazu. Sie können nicht alle Fehler und Katastrophen vermeiden oder abfedern. Und die anderen machen die Dinge vielleicht ein bisschen anders als Sie, das muss aber nicht schlechter sein! Wenn Sie Kinder haben: Trauen Sie ihnen etwas zu, und lassen Sie sie auch mal Fehler machen. Überlegen Sie: Manchmal ergeben sich ungeahnte Möglichkeiten, wenn etwas nicht so läuft wie ursprünglich gedacht.

5. *Durchhaltevermögen – »Beiß die Zähne zusammen!«* Sie haben im Leben gelernt, sich zusammenzureißen und weiterzumachen, auch wenn's schwerfällt. Dieser Wille durchzuhalten hat Sie bestimmt schon oft zum Ziel geführt, und Sie haben Erstaunliches zuwege gebracht. Andererseits kann das bedeuten, sich wenig Erholung und Pausen zu gönnen und auch an Aufgaben und Problemen festzuhalten, die unlösbar sind, statt sich davon zu verabschieden. Wer um jeden Preis versucht durchzuhalten, versucht vielleicht, sich vor der Erkenntnis von Überforderung zu schützen, oder hat Angst, bei einem Thema zu scheitern. Dabei könnte es viel gesünder sein, die Energien und Kompetenzen in Projekte zu stecken, die fruchtbarer sind, oder die Zeit für Erholung und Kreatives zu nutzen. Eine Problemlösung kommt oft nicht dadurch zustande, dass man sich in das Problem verbeißt, sondern indem man sich distanziert, eine Pause macht, die Sache von außen betrachtet. Sie könnten lernen, weniger hart mit sich selbst zu sein und sich den Gedanken zu erlauben, dass Sie gegebenenfalls auch einmal mit einer Aufgabe scheitern dürfen. Auch dabei lernt man etwas, und Sie können sich eine neue, lohnendere Aufgabe suchen.
6. *Umgang mit schlechten Erfahrungen – vergeben und vergessen?* Sie beobachten das Verhalten Ihrer Mitmenschen ziemlich genau und stellen fest, ob Ihnen deren Verhalten kompatibel zu Ihren Werten und Vorstellungen erscheint. Diese Intuition hat Ihnen schon oft geholfen, schnell zu erkennen, was Sie an einem Menschen haben oder auch nicht. Wenn Sie jemanden schätzen, verhalten Sie sich loyal und gehen auch enge Bindungen ein. Lehnen Sie Verhalten

ab, zögern Sie nicht, die Konsequenzen zu ziehen und den Menschen zu meiden. Dadurch haben Sie einen engen Kreis von Leuten, auf die Sie sich verlassen können und die Sie und Ihre Integrität schätzen.
Andererseits kann das bedeuten, Verhalten schnell auf sich selbst zu beziehen und sich etwas zu Herzen zu nehmen, was vielleicht mit Ihnen gar nichts zu tun hat. Wenn Sie Kaffee gekocht haben und Ihre Kollegin knapp sagt: »Ich habe jetzt keine Zeit«, so muss das nicht bedeuten, dass sie Sie nicht leiden kann oder keine Manieren hat, es kann einfach sein, dass sie fokussiert auf etwas anderes ist. Bedenken Sie auch, dass andere Menschen andere Wertvorstellungen und Maßstäbe haben können, ohne deshalb unmoralisch sein zu müssen. Für Sie wäre es stressreduzierend, wenn Sie sich weniger feste Vorstellungen und Erwartungen von anderen machten und lernen könnten, an unangenehmen Gefühlen nicht so lange festzuhalten, sondern zu verzeihen und zu vergessen.

7. *Unklare Ziele und Prioritäten – »Quo vadis?«* Dieser Stressverstärker besteht darin, dass man sich zu wenig darüber im Klaren ist, welche großen Ziele man erreichen will. Das kann dazu führen, dass man seine Energien nicht bündelt und sich mit Nachrangigem abgibt, während wichtige Dinge gar nicht angegangen werden. Dann kann es einem vorkommen, dass die Zeit verrinnt und man überhaupt nicht zum Wesentlichen kommt oder es immer wieder aufschiebt. Entscheiden Sie, was Ihnen wirklich wichtig ist: Sie können überlegen, welches Projekt, welche Aufgabe, welcher Termin die größte Auswirkung auf Ihre Zukunft haben wird. Was würden Sie bedauern, nicht gemacht zu haben, wenn Sie in fünf Wochen, Monaten, Jahren zurückblicken? Das sind Themen mit hoher Priorität, denen Sie Raum und Zeit geben sollten. Planen Sie dafür einzelne Schritte und Freiräume ein, und halten Sie sich im Alltag auch daran (siehe den nächsten Punkt »Organisation und Zeitmanagement«).
8. *Organisation und Zeitmanagement.* Wenn Sie wissen, was Sie erreichen wollen, können Sie Ihr Verhalten darauf ausrichten. Große Ziele sollten in kleine Schritte portioniert werden, so werden sie viel konkreter und sind leichter zu handhaben. Lassen Sie sich jeden Tag Zeit, an Ihrem wichtigsten Projekt zu arbeiten. Fangen

Sie nicht irgendwo einfach mal an nach dem Motto »Gemacht werden muss schließlich alles«, sondern überlegen Sie vorher, was besonders wichtig ist. Planen Sie Zeit für Unvorhergesehenes und für Pausen ein, und machen Sie realistische Zeitschätzungen. Sie werden allmählich merken, dass die Frage »Wo ist eigentlich heute meine Zeit geblieben?« weniger oft auftaucht.

Wenn Sie Beschwerden haben, sollten Sie sich im Alltag nicht davon abbringen lassen, sich Zeit für Ihre Übungen zu nehmen. Keine Zeit für wichtige Dinge zu haben bedeutet, dass Sie Ihre Zeit mit Unwichtigem vergeuden, das können nur Sie allein ändern. Es geht dabei nicht darum, noch mehr zu machen, sondern darum, Zeit für das Wichtige zu finden.

Überlegen Sie auch, was Sie an Ihrem Alltag verändern könnten, planen, anordnen, damit Sie es leichter haben. Gestatten Sie sich, nicht jede Mail, jeden Anruf sofort zu beantworten, und schaffen Sie sich Freiraum, um sich einer Sache in Ruhe zu widmen.

Wenn Sie mehr darüber wissen möchten: Es gibt eine Menge Ratgeber mit unterschiedlichen Systemen zu diesem Thema. Schauen Sie sich um, welcher Ansatz zu Ihnen passen könnte, und probieren Sie aus, wie es im Alltag funktioniert. Mir helfen noch immer die guten alten Listen, wo ich Aufgaben und Ideen hineinschreibe und durchstreiche, was erledigt ist. Außerdem finde ich eine gewisse Ordnung wichtig, damit ich Konzentration beim Arbeiten finde. Beim Schreiben zum Beispiel lege ich das Handy weg oder schalte es stumm.

»Katastrophendenken« und Beckenbeschwerden

> Es sind nicht die Dinge, die uns beunruhigen,
> sondern die Gedanken, die wir uns darüber machen.
> *Epikur*

Es ist normal, sich Sorgen zu machen, wenn man anhaltende Beschwerden hat, darüber nachzudenken, zu lesen, zu googeln und so weiter. Manchmal verselbstständigen sich aber diese Gedanken offenbar, und man fängt mit Gedankenkaskaden und Katastrophendenken an, wobei ein sorgenvoller Gedanke zum nächsten führt.

Die Gedanken und Vorstellungen, die wir uns machen, haben eine direkte Wirkung auf unseren Körper. Stellen Sie sich eine große, frische Zitrone vor, die Sie langsam aufschneiden und von der Sie eine Hälfte ausdrücken, sodass Sie sehen, wie der Saft tropft und spritzt. Es riecht nach bitterer Schale und saurem Zitronensaft. Können Sie spüren, wie sich Speichel in Ihrem Mund sammelt? Sie schlucken müssen?

Das kleine Experiment zeigt, wie unsere Gedanken und Vorstellungen eine direkte körperliche Reaktion auslösen können. Das passiert, ob wir wollen oder nicht, wir können uns der Reaktion nicht entziehen. Genauso lösen unsere Vorstellungen und Katastrophengedanken in Bezug auf die Beschwerden eine körperliche Reaktion aus, sie erzeugen Stress und Anspannung und können Beschwerden anheizen. Bei einigen entsteht dann ein Kreislauf aus negativen Gedanken, Anspannung und Beschwerden.

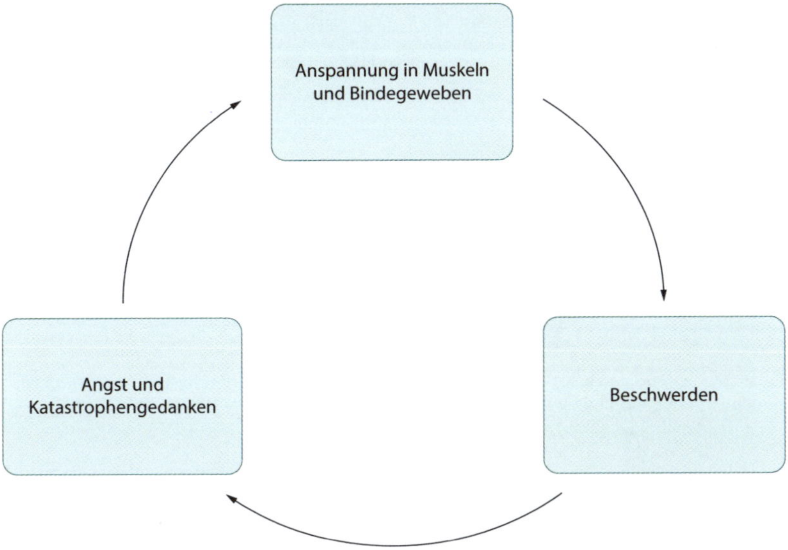

Abbildung 27: Der Kreislauf aus Anspannung, Angst und Beschwerden

Dieses Katastrophendenken äußert sich in Gedanken, die sich gegenseitig befeuern und bei denen einer zum nächsten führt: Was ist, wenn die Beschwerden nie mehr weggehen? Was geschieht dann mit meiner Existenz? Der Beziehung zu meinem Partner? Meinem Leben? Solche Gedanken sind nachvollziehbar, und wirklich fast jeder mit starken Beschwerden wird sie kennen. Vielleicht haben Sie festgestellt, dass Sie mehr oder weniger ständig an Ihre Beschwerden denken, darüber lesen, den Körper scannen und sich fragen, ob das kleine Ziehen beim Wasserlassen etwas zu bedeuten hat und Sie vielleicht doch noch mal einen Urintest machen sollten und so weiter. Wenn Sie all das kennen und sich fragen, ob Sie allmählich zum Hypochonder werden, machen Sie sich klar, was mit Ihnen passiert ist.

Trampelpfade im Gehirn

Stellen Sie sich vor, Sie gehen jeden Tag mit neuen Schuhen einige Male über eine ungemähte und an manchen Stellen sumpfige Wiese. Beim ersten Mal suchen Sie sich Ihren Weg, schauen genau hin, tasten sich voran, umgehen eine nasse Stelle. Mit der Zeit bildet sich ein Trampelpfad, und Sie müssen Ihre Aufmerksamkeit nicht mehr auf den Weg richten, weil Sie immer wieder den gleichen nehmen. Das ist bequem und geht viel schneller als am Anfang.

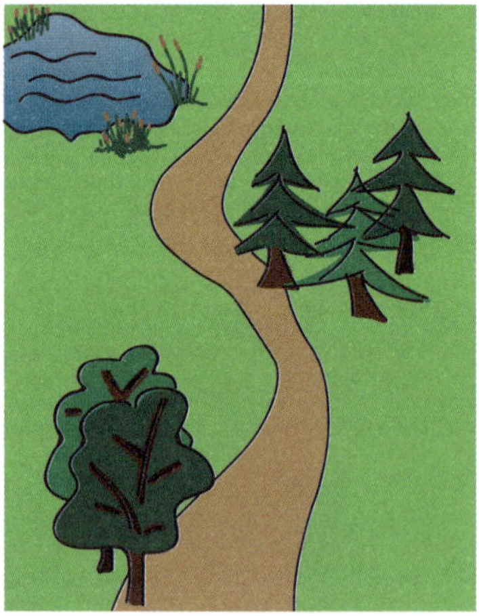

Abbildung 28: Trampelpfad

Das macht auch Ihr Gehirn so. Wird ein gedanklicher Weg oft benutzt, wird er bevorzugt, und es bilden sich entsprechende Verknüpfungen im neuronalen Netz. Sogar die Wahrnehmung wird davon beeinflusst: Haben Sie schon einmal erlebt, dass Sie sich gedanklich öfter mit einer Sache befassen, zum Beispiel, ob Sie ein weißes Auto kaufen wollen, und plötzlich fällt Ihnen auf, dass es ganz viele weiße Autos gibt? Die gab es auch schon vorher, nur hat Ihre Wahrnehmung dafür sich geschärft. Sie haben sozusagen einen Filter für »Autos mit weißer Farbe« gesetzt, weil Sie so viel daran gedacht haben. So kann sich auch die Wahrnehmung für den Körper ändern: Man hat dann sozusagen einen Filter für Unregelmäßigkeiten, für Beschwerden, spürt viel genauer hin, nimmt sie deutlicher wahr.

Diese Veränderung in Wahrnehmung und Denken bedeutet für Ihre Beschwerden, es ist viel leichter und geht schneller, Katastrophenkaskaden zu denken, weil die Wahrnehmung und der Weg dafür schon gut gebahnt sind.

Die Fähigkeit des Gehirns, Trampelpfade anzulegen und sich zu verändern, wird als »Neuroplastizität« bezeichnet. Glücklicherweise kann man sie auch positiv nutzen: Durch mentales Training werden neue Verbindungen gebahnt und andere Wahrnehmungen geübt, es bildet sich ein neuer Trampelpfad. So kann man aus dem Kreislauf von negativen Gedanken, Anspannung und Beschwerden aussteigen.

Wenn Sie das kennen, machen Sie die Übungen aus Teil 3: Was Ihnen jetzt hilft. *Sie helfen Ihnen dabei, positive Körpererfahrungen zu machen, das Gehirn für angenehme Wahrnehmungen zu öffnen und Ihre Katastrophengedanken zu verändern, damit Sie da wieder herauskommen. Dann entstehen neue neuronale Netze und Verschaltungen, die zu anderen Gedanken und Gefühlen und anderen körperlichen Reaktionen führen. Andere haben das auch geschafft!*

Noch ein paar Worte zum Internet: Es ist gut, dass man bei Beschwerden »Dr. Google« fragt, um herauszubekommen, was mit einem los ist. Doch Vorsicht: Ständig im Internet nach den Beschwerden zu suchen führt möglicherweise auch dazu, dass Sie sich von einer Horrorstory zur nächsten klicken. Dann denken Sie: O mein Gott, das alles kann man also auch haben? Was, wenn ich das auch noch kriege?! Bedenken Sie: Im Internet tummeln sich meist nur diejenigen Patienten, die *keine* Hilfe gefunden haben, diejenigen, die ihre Beschwerden losgeworden sind, sind in den Foren meist nicht mehr aktiv. Ich habe schon zahlreiche Patienten dazu befragt, und fast alle Patienten, die kaum noch Beschwerden haben, sagten mir, dass sie sich aus den Foren fernhalten wollen, weil sie nicht mehr dran denken möchten. Das ist verständlich, lässt aber den Eindruck entstehen, als gäbe es so gut wie keine Hilfe. Das heizt das Katastrophendenken noch mehr an. Disziplinieren Sie sich, das sein zu lassen, und nutzen Sie die Zeit lieber, sich etwas Gutes zu tun, Körperübungen zu machen, spazieren zu gehen, ein Bad zu nehmen oder sich etwas anderes Angenehmes zu gönnen.

Beckenbeschwerden, Depressionen und Angststörungen

Dauerbeschwerden ohne wirksame Therapie können depressive Gedanken und Ängste erzeugen, erst recht, wenn man gesagt bekommt, man solle »sich damit abfinden«. Manche Patienten sind so belastet, dass sie nicht mehr arbeiten können. Und dann oft noch das Gefühl, mit niemandem darüber sprechen zu können – wie soll da kein sozialer Rückzug entstehen?

Sagen die Patienten, sie seien depressiv, erfahre ich meist, dass zuerst die Beschwerden kamen und dann die depressiven Stimmungen. In diesen Fällen verschwinden sie von allein, wenn die Beschwerden besser werden. Die Patienten machen wieder Sport, arbeiten, gehen aus und so weiter.

Das als Therapeutin mitzuerleben, ist eine tolle Sache. Einige berichten, dass sie schon vor ihren Beschwerden eine Affinität zu Angst und Depression hatten. Dann kann eine begleitende Psychotherapie bei einer versierten Therapeutin oder einem Therapeuten hilfreich sein.

Fall: Depression und Beschwerden

Ein junger Mann hat zwei Analfissur-Operationen hinter sich und nun Angst vor dem Stuhlgang, weil davon die Beschwerden unerträglich werden. Folglich isst er immer weniger, um seltener austreten zu müssen, und wird dadurch ungewollt dünner und dünner.

Wir behandelten neben dem Beckenboden und den Operationsnarben um den Anus herum den gesamten Bauch. Er erwähnte, dass er schon vor Beginn der Probleme mit dem Anus Ängste durch eine Überforderung in manchen Situationen im Beruf hatte. Seine Ängste wurden durch die Schmerzen schlimmer, erweiterten sich auf andere Bereiche des Lebens, sodass er wieder zu seiner Mutter zurückzog. Durch die Behandlung und eine begleitende Psychotherapie besserten sich die Schmerzen und Ängste Stück für Stück, er begann, wieder Auto zu fahren, und konnte zurück in die eigene Wohnung ziehen.

Beckenbeschwerden und Partnerschaft

Wenn Ihr Partner oder Ihre Partnerin Beckenbeschwerden hat, kann das gemeinsame Leben massiv gestört werden: Reisen, Autofahrten, Kälte, Sitzgelegenheiten, Toiletten, Kleidung – Dinge, die vorher kein Problem waren, werden jetzt bedacht, bemängelt, verworfen. Wahrscheinlich hat Ihre gemeinsame Sexualität sich verschlechtert. Vielleicht haben Sie den Eindruck, er oder sie zieht sich von Ihnen und Ihrem gemeinsamen Leben zurück. Das ist schwer zu ertragen, und vielleicht denken Sie, dass dieser Mensch nicht der oder die ist, die Sie einmal kennengelernt haben, und überlegen, »wie das alles weitergehen soll«.

Ich halte es für wichtig zu verstehen, dass das Verhalten Ihres Partners (oder Ihrer Partnerin) in einem solchen Fall normal ist. Dabei reden wir nicht von einer beschwerdefreien Normalität, die ist im Moment nicht gegeben, sondern von der Normalität des Krankseins. Vielleicht hilft Ihnen die Lektüre dieses Buchs, diese Normalität für die Dauer der Erkrankung zu akzeptieren, wenn Sie wissen, dass alle Patienten mit chronischen Beckenbeschwerden sich mehr oder weniger so verhalten.

> So ziemlich das Wichtigste, was Sie tun können, ist: Haben Sie Verständnis für die Beschwerden Ihres Partners. In der Regel sind sie schlimmer, als sie Ihnen geschildert werden.

Stiften Sie ihn oder sie an, mit Ihnen auszugehen, mit Ihnen einen Spaziergang zu machen. Bestehen Sie liebevoll auf Unternehmungen, die möglich sind und guttun. Man kann sich im Kino oder Theater den Platz so aussuchen, dass man schnell aufs WC kommt, wenn es pressiert. Ermuntern Sie ihn oder sie dazu, Dinge für sich zu machen, die noch gehen. Alles, was den Spielraum erweitert, hilft: egal, ob Qigong oder der Kirchenchor. Bewegung ist wichtig und tut gut, lassen Sie Ihrem Partner die Zeit und Gelegenheit für ungestörtes Üben. Überhaupt hilft es, positive Körpererfahrungen zu machen: umarmen und streicheln. Das Streicheln aktiviert andere Rezeptoren im

Gehirn als diejenigen, die Schmerz melden, und hilft, sich zu entspannen. Akzeptieren Sie, wenn Ihr Partner Zeiten des Rückzugs braucht, und genehmigen Sie sich diese auch selbst.

> Wenn Ihre Frau oder Ihr Mann derzeit Sexualität ablehnt, beziehen Sie diese Ablehnung nicht auf sich selbst, sondern auf die Beschwerden.

Versuchen Sie, darüber zu reden, schauen Sie, was guttut, und akzeptieren Sie, was im Moment nicht geht. Wenn Ihre Partnerin Schmerzen beim vaginalen Verkehr hat, sollten Sie miteinander vereinbaren, fürs Erste die Versuche dazu einzustellen. Das Probieren, ob es vielleicht doch geht, erzeugt Stress und macht die Sache nicht leichter. Die klare Regel kann Ihrer Partnerin helfen, sich zu entspannen.
Sollte Ihre Frau unter Vulvodynie leiden, kann es sein, dass schon geringe Berührungen des Intimbereichs Schmerzen erzeugen. Es kann auch sein, dass Berührungen erwünscht sind, aber sanfter sein müssen, damit sie genießbar sind. Wenn Ihr Mann Sex vermeidet, weil er danach Schmerzattacken hat, heißt das nicht automatisch, dass er keine körperliche Nähe will. Vielleicht finden Sie ja andere Möglichkeiten zusammenzukommen.
Egal, wie es ist, versuchen Sie, darüber miteinander zu sprechen. Fragen Sie nach. Erklären Sie, was mit Ihnen los ist. Das kann Überwindung kosten, es kann aber dazu führen, dass Sie sich wieder näherkommen und die gemeinsame Bindung stärker wird.

Teil 3:
Was Ihnen jetzt hilft

Sie können Ihre Beschwerden jetzt wahrscheinlich besser verstehen und haben Ideen, woher sie kommen. Sicher haben Sie Gewohnheiten entdeckt, die Ihrem Becken nicht guttun, und sind dabei, das zu verändern. Was Sie noch tun können und wie Sie es angehen, kommt im dritten Teil in einer kompletten Systematik.

Ihre Möglichkeiten der Selbsthilfe setzen an vier Ebenen an:

1. *Übungen für den Körper,* die Ihnen jeden Tag helfen, beweglich, aufrecht, kraftvoll und locker zu werden.
2. *Übungen für die Wahrnehmung,* die helfen, lockerzulassen, zu gehen, in den Bauch zu atmen und sich und die Welt ringsumher zu spüren.
3. *Training für Ihr Gehirn,* um auf andere (positive) Gedanken zu kommen, die Ihnen bei der Überwindung von Katastrophendenken helfen.
4. *Behandlungsmöglichkeiten:* Was dann noch an Spannungen übrig bleibt, können Sie mithilfe der Pohltherapie® angehen. Entweder Sie suchen sich eine Therapeutin oder einen Therapeuten, dafür gibt es unter www.Pohltherapie.de eine Therapeutenliste, oder Sie nehmen die Dinge selbst in die Hand. Dafür habe ich eine Vorgehensweise entwickelt, die es auch interessierten Laien ermöglicht, etwas zu erreichen. Damit Sie wissen, wie das geht, kommen genaue Anleitungen dazu und eine Tabelle, die Ihnen hilft, die richtigen Behandlungsschritte zu machen. Sie können die Selbstbehandlung auch als Ergänzung zur Behandlung bei einem Therapeuten oder einer Therapeutin einsetzen.

Diese Maßnahmen kosten Zeit. Wenn Sie jetzt sagen: »Wo soll ich denn die Zeit und die Energie dafür hernehmen?«, überlegen Sie: Wie viel Zeit verbringen Sie im Internet, um etwas über Ihre Beschwerden herauszufinden? Wie viel Energie haben Sie durch Ihre Beschwerden schon verloren? Da wäre es doch angesagt, Zeit und Energie für *Lösungen* zu investieren, statt noch länger um das Problem zu kreisen. Denken Sie also daran, was ein gesundes Becken bedeutet:

- unbekümmert alle zwei bis drei Stunden Wasser lassen,
- sorglos Sport treiben,
- locker-flockig Stuhlgang haben,
- zwanglos sitzen, solange man Lust hast,
- entspannten Sex haben,
- schmerzfrei durch den Tag kommen.

Dafür lohnt sich doch fast jeder Aufwand, nicht wahr? Oder wie es ein Patient wörtlich formuliert hat: »Meine Frau sagt, dass die ersten vier beschwerdefreien Tage mit mir ›der Hammer‹ gewesen sind – ich hätte ganz anders geredet, anders ausgesehen und wäre vollkommen anders drauf gewesen.«

Wo soll ich anfangen, und was brauche ich?

Wenn Sie wie ich ein Freund von Checklisten sind, ist es einfach: Gehen Sie die einzelnen Punkte einfach konsequent nacheinander durch. Für diejenigen, die eher selektiv lesen möchten, habe ich bisher an den entsprechenden Stellen Verweise zum Hin-und-her-Springen eingearbeitet. Ob Sie »springen« oder die Liste sukzessive »abarbeiten« wollen, ist Geschmackssache, egal, wie Sie gestrickt sind, jetzt heißt es: Legen Sie los! Wenn Sie noch unsicher sind, machen Sie gern kleine Schritte, aber nicht in unbestimmter Zukunft, sondern heute, jetzt.

Checkliste: Was Sie brauchen

- Schaffen Sie sich ein ***kleines Heft*** an, in das Sie Ihre Beschwerden, Ihre Gewohnheiten und Fehlhaltungen, Ihre Behandlungen und Erfolge eintragen können (siehe oben).
- ***Matte und Kissen:*** Die Matte sollte weich genug sein, damit Sie gut liegen können, aber nicht so weich wie eine Matratze. Das Kissen so, dass Ihr Nacken entspannt liegen kann. Beim Entspannen sollen Sie es warm genug haben, dann geht's leichter, legen Sie sich also gegebenenfalls eine Decke parat.
- Für die Selbstbehandlung von Muskeln und Faszien gibt es ein paar nützliche ***Werkzeuge.*** Näheres dazu finden Sie auf Seite 228.

Vorgehen

Heft führen	**Ergebnisse der Übersicht »Spannende Gewohnheiten« auf Seite 147** ins Heft übertragen: alles Relevante notieren (Gewohnheiten, Beschwerden, Stressfaktoren, Behandlungen, Übungen, Gedanken und so weiter, auch das Positive!) **Aufwand: nach Bedarf**
Übungen	Matte, Decke und Kissen bereitlegen Tageszeit dafür festlegen und anfangen Morgens: Rekelübung im Bett Tägliches Grundprogramm mit Körperübungen machen Wahrnehmungsübungen in den Alltag einstreuen Abends Entspannungsübung machen Aufwand: 25 Minuten am Tag
Gewohnheitscheck im Alltag	Beobachten Sie sich, welche Gewohnheiten bemerken, verändern Sie? Notieren Sie Ihre Erkenntnisse und Erfolge Aufwand: 2 Minuten am Tag
Stressbewältigung angehen	Was will ich ändern? Was habe ich geändert? Erfahrungen notieren Aufwand: 2 Minuten am Tag
Das Gehirn auf andere Gedanken bringen	Kapitel ab Seite 216 lesen, Tabelle bearbeiten und Gedanken ins Heft schreiben Aufwand fürs Aufschreiben: 5 Minuten am Tag
Behandlung	Termin für Fremdbehandlung machen oder Selbstbehandlung beginnen

Körperübungen: Zeit, sich zu bewegen!

Die Übungen schulen die Sensomotorik, helfen, Spannung abzubauen, und steigern die Beweglichkeit von Becken und Beckenboden. Gewebe, die in gut organisierter Bewegung sind, können kaum Dauerkontraktionen entwickeln. Ich habe ein einfaches Programm entwickelt, das schon vielen Patientinnen und Patienten geholfen hat, lockerer zu werden. Sie können die Übungen ablesen (die Anleitungen sind sehr präzise) oder auf YouTube den Kanal die.Schmerzexperten aufrufen. Dort zeigen wir alle Übungen zum Mitmachen. Das Programm ist sehr wirksam. Es kann sein, dass Sie das gleich spüren, es kann aber auch sein, dass Sie ein oder zwei Monate Geduld brauchen, bis Sie es merken. Beides ist normal. Wo immer es möglich war, habe ich dabei das Prinzip der Pandiculations berücksichtigt, sodass es angenehme Rekel- und Streckbewegungen sind, die Sie einige Male wiederholen. Wenn Sie das aufmerksam und spürend machen, sind die Übungen am wirkungsvollsten: Sie überwinden die sensomotorische Amnesie und machen die Muskeln und Faszien locker und kräftig. Das ist kein Widerspruch, denn Bewegung ist ein Wechsel zwischen Anspannung und Entspannung, die Muskeln müssen deshalb beides können. Üben Sie durch spielerisches Erkunden der Möglichkeiten, Widerstände und Grenzen. Sollten Sie beim Üben auf Probleme stoßen oder Fragen auftauchen, schauen Sie am Ende unter FAQs nach; dort finden Sie die Antworten zu von Patienten oft gestellten Fragen *(frequently asked questions).* Wenn Sie beim Üben etwas Besonderes bemerken, zum Beispiel einen Effekt, eine Körpererinnerung, notieren Sie es in Ihr kleines Heft.

So wird eine liebe Gewohnheit daraus

Das tägliche Programm kann eine liebe Gewohnheit werden, wenn Sie es dazu machen. Suchen Sie sich einen Platz in Ihrem Zuhause, an dem Sie es warm haben und wo genug Raum ist, um sich auf den Boden zu legen, ohne dass Sie dafür groß umräumen müssen. Man hat weniger Lust zum Üben, wenn man erst die Möbel umstellen muss. Sagen Sie Ihren Mitbewohnern, dass Sie Ihre Ruhe dafür brauchen. Lassen Sie den Fernseher aus und das Telefon weg.

Ob Sie lieber morgens oder abends üben, ist Geschmackssache. Den meisten hilft es, die Übungszeit in den täglichen Tagesablauf fest einzuplanen. So müssen Sie nicht überlegen, wann und ob Sie üben. Sie tun es einfach. Sie werden merken: Mit der Zeit wird es Ihnen ein Bedürfnis, und Sie freuen sich darauf.

Inklusive Entspannung am Abend dauert das Ganze etwa 30 Minuten. Das reicht. Wenn Sie wirklich mehr tun wollen (Sie müssen nicht), dürfen Sie zweimal üben, oder Sie kombinieren ein Extra dazu. Das reicht dann aber wirklich.

Sie sollten sich jede Anleitung zuerst bis zum Ende durchlesen und erst danach ausführen. Oder Sie nehmen einen Buchständer und legen Ihr Tablet oder Handy hinein und machen Ihre Übungen mithilfe meiner Demonstration auf YouTube (die.Schmerzexperten). Dort finden Sie auch immer wieder mal etwas Neues, was Ihnen weiterhilft.

Das Wichtigste ist, dass Sie langsam üben und bei der Sache sind. Nicht, dass Sie viele Wiederholungen brauchen. Vergessen Sie das Prinzip »Höher, weiter, schneller«. Sie sind gut, wenn Sie aufmerksam, spürend, konzentriert üben. Haben Sie Geduld mit sich selbst, und akzeptieren Sie Ihre Grenzen. Denken Sie daran, Sie wollen Spannung loswerden, nicht aufbauen.

Die Taschenlampe zeigt Ihnen, worauf Sie Ihre Wahrnehmung dabei ausrichten sollten.

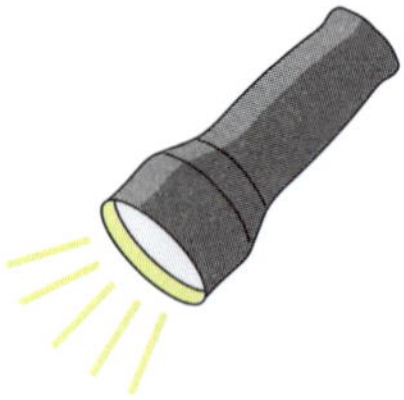

Abbildung 29: Die Taschenlampe der Aufmerksamkeit

Die tägliche Praxis

Sie beginnen morgens im Bett mit einer gemütlichen Rekelübung. Danach oder zu irgendeiner anderen Tageszeit machen Sie Ihr Grundprogramm. Das Grundprogramm ist für alle Patienten gleich. Dieses dürfen Sie auch zweimal machen, müssen es aber nicht. Bitte halten Sie sich daran: Wenn Sie zu wenig üben, kommen Sie nicht vorwärts; und wenn Sie es übertreiben, ist es genauso. Abends gibt es eine Übung zur Entspannung.

Morgens im Bett:	Rekeln und Spürübung	2 Minuten
Irgendwann am Tag:	Grundprogramm	20 Minuten
Abends:	Tiefe Entspannung	10 Minuten

Morgens im Bett: Rekeln und Atmung spüren

Ziel: den Körper für den Tag bereit machen, Atmung vertiefen.
Dauer: wenige Minuten.
Dehnen und strecken Sie sich ausführlich in Ihrem Bett in alle Richtungen, so wie es Ihnen in den Sinn kommt, danach legen Sie sich bequem auf den Bauch. Der Kopf ist in der Mitte auf der Stirn abgelegt. Die Beine sind leicht gegrätscht. Schließen Sie die Augen, und nehmen Sie die Atembewegung in Ihrem Körper wahr.

Was bewegt sich mit, wenn Sie atmen? Spüren Sie, wie Ihr Bauch sich mit jedem Einatmen gegen die Unterlage drückt? Nehmen Sie wahr, wie der Rücken, der Po, die Flanken sich mitbewegen. Entspannen Sie die Schultern. Achten Sie darauf, dass jeder Zentimeter Ihres Bauchs beim Atmen mitbewegt wird, der obere Bauch bis zum Brustbein, der Unterbauch vom Nabel bis zum Schambein. Alles bewegt sich und dehnt sich in die Unterlage beim Einatmen. Nehmen Sie auch wahr, wie sich der untere Rücken und das Becken mitbewegen. Lassen Sie sich Zeit zum Spüren, ob Sie nach jeder Ausatmung eine Atempause machen. Genießen Sie jeden Atemzug und die Bewegung, die Sie dabei im Körper spüren können. Vielleicht spüren Sie jedes Mal, wenn Ihr Gesäß mitbewegt wird, eine Bewegung im Beckenboden? Wie fühlen Sie sich jetzt? Was macht Ihr Beckenboden? Das war's schon, nun starten Sie in den Tag!

Das Grundprogramm

Dauer: etwa 20 Minuten irgendwann am Tag, ganz nach Wunsch.
Ziele: Dauerkontraktionen auflösen, Sensomotorik verbessern, Rücken, Becken und Beckenboden beweglicher machen, Atmung verbessern.
Das Grundprogramm besteht aus mehreren Übungen und ist für alle Patienten gleich. Sind Sie Ihre Beschwerden erst einmal los, tut es gut, es trotzdem weiterzuüben. Es hilft nämlich, beweglich zu bleiben, und gleicht den Alltag aus. So dient es der Prävention und hält fit.

Einstimmung

Nehmen Sie die Rückenlage auf Ihrer Unterlage ein, und spüren Sie zwei, drei Atemzüge lang, wie Sie sich fühlen. Wie liegen Ihre Beine auf? Die Kniekehlen? Das Becken? Wie fühlen sich Bauch und Rücken an? Dann stellen Sie die Beine weit geöffnet an. Warten Sie ab, wie Sie spüren, dass der Beckenboden Ihrer Beinbewegung folgt und sich weitet. Legen Sie Ihre Hände auf den Unterbauch, und atmen Sie fünfmal normal ein und aus.

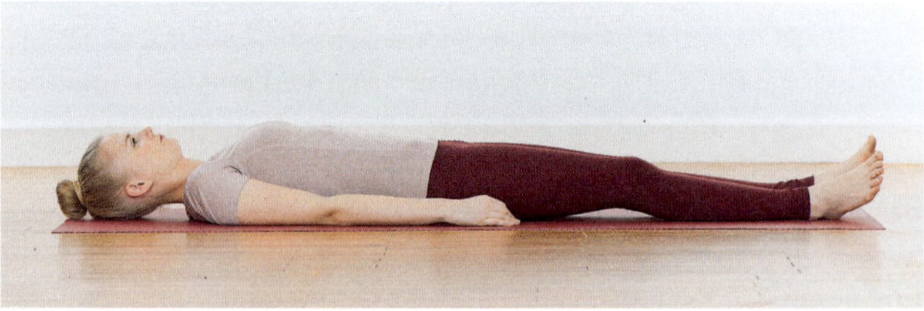

Abbildung 30: Einstimmung

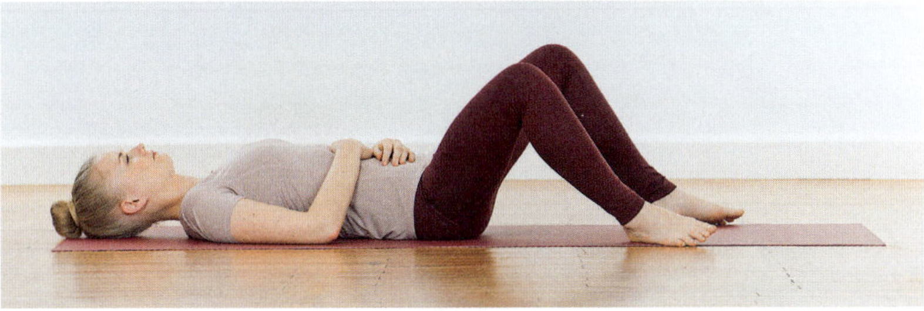

Abbildung 31: Die Atembewegung in Beckenboden und Unterbauch spüren

Spüren Sie dabei besonders zu Ihrem Unterbauch und Ihrem Beckenboden hin. Was bewegt sich unter Ihren Händen, wenn Sie ein- und ausatmen?

Die Beckenwelle – die geraden Muskeln von Bauch und Rücken

In Rückenlage, die Beine jetzt etwas schmaler, etwa hüftbreit angestellt, die Hände liegen verschränkt unter dem Hinterkopf, spannen Sie den unteren Rücken an, sodass er sich leicht von der Unterlage abhebt und Sie ins Hohlkreuz kommen. Der Po bleibt liegen, nur der untere Rücken hebt sich. Sie können spüren, wie die Körperseite vorn lang wird und der Rücken fest. Dann lassen Sie den Rücken ganz langsam wieder los. Jedes Mal beim Einatmen spannen Sie den Rücken an, und beim Ausatmen lassen Sie ihn los. Wiederholen Sie diese Bewegung siebenmal. Machen Sie es langsam, und fühlen Sie, wie die Bewegung geschmeidig wird.

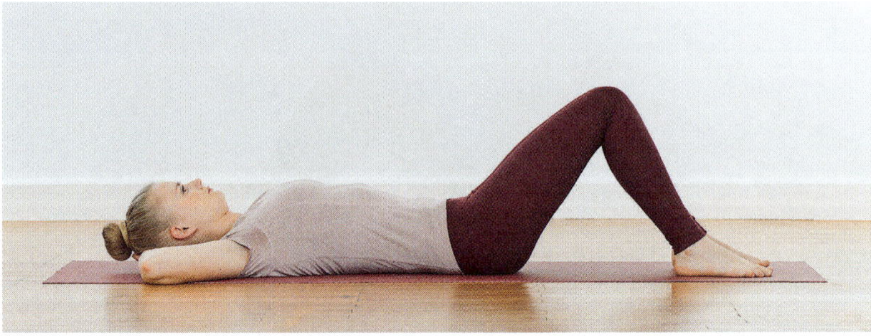

Abbildung 32: Beckenwelle – entspannte Rückenlage

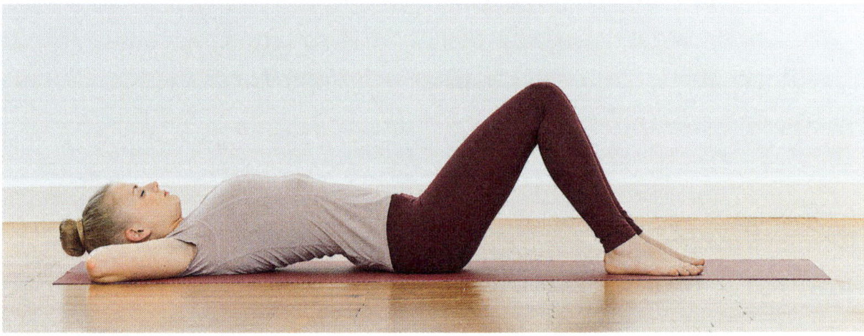

Abbildung 33: Beckenwelle – Rückenmuskeln anspannen und Hohlkreuz machen

Lassen Sie die Bewegungen wie eine Welle durch den Körper fließen. Sie fühlen, wie sich das Becken jedes Mal, wenn Sie den Rücken anspannen, nach unten bewegt und Ihr Kreuzbein sich in den Boden drückt.

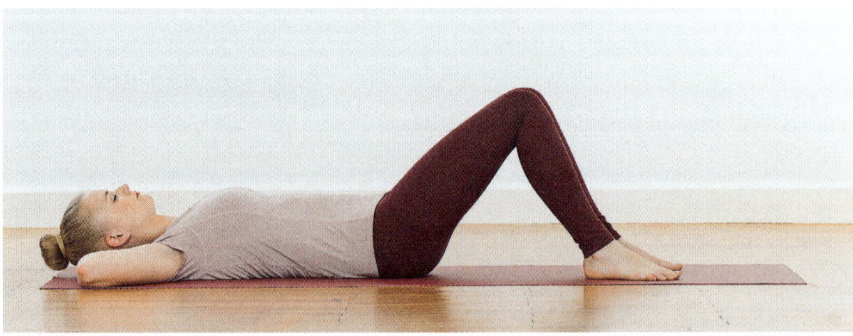

Abbildung 34: Beckenwelle – Unterbauch anspannen und Rücken flach machen

Dann geht es umgekehrt: Sie bleiben auf dem Rücken liegen und spannen den Unterbauch an. Dabei drückt sich Ihr Rücken ganz flach in die Unterlage, und das Schambein bewegt sich nach oben in Richtung Ihres Nabels. Die Bauchmuskeln spannen sich an, der Rücken macht sich lang. Der Po bleibt liegen. Lassen Sie das Becken wieder langsam zurück in die Ausgangsposition los. Jedes Mal, wenn Sie den Unterbauch anspannen, atmen Sie aus; und wenn Sie wieder loslassen, atmen Sie ein. Machen Sie das siebenmal.

Kombinieren Sie jetzt beide Bewegungen miteinander. Der Bauch spannt sich an, der Rücken wird dabei flach, dann spannen Sie den Rücken an und machen den Bauch lang, sodass eine flüssige Wellenbewegung entsteht. Machen Sie das etwa siebenmal.

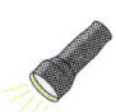

Dabei können Sie fühlen, wie die Bewegung Ihres Beckens wellenförmig bis zu Ihrem Kopf läuft.

Iliopsoas – ein tief liegender Lendenmuskel

Sie liegen auf dem Bauch, die Stirn auf den Händen. Die Beine leicht gegrätscht. Die Schultern sind entspannt.

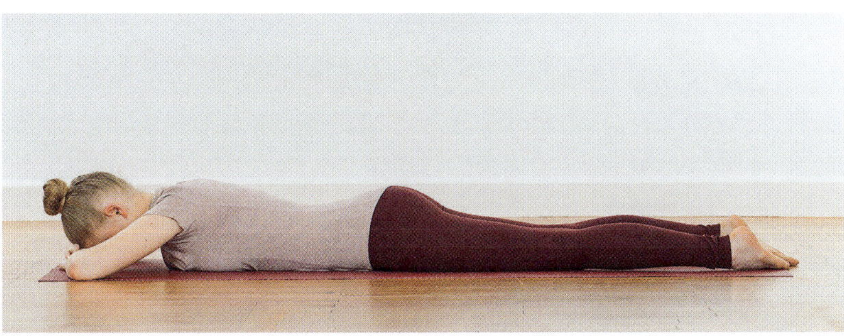

Abbildung 35: Iliopsoas – entspannte Bauchlage

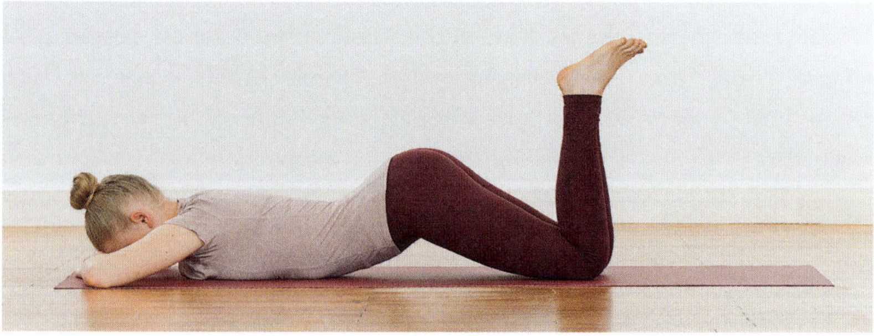

Abbildung 36: Knie in den Boden drücken, Po anheben, dabei spannt sich der Iliopsoas an

Dann beugen Sie Ihre Knie und drücken damit in die Unterlage, dabei hebt sich Ihr Becken von der Unterlage ab. Reduzieren Sie den Druck, sodass das Becken dem Boden wieder näher kommt, aber nicht ganz herunter, und heben Sie es wieder etwas an. Wieder reduzieren, wieder anheben. Dann legen Sie es zurück auf den Boden, entspannen die Beine und den Beckenboden und atmen tief in den Unterbauch. Wiederholen Sie das dreimal.

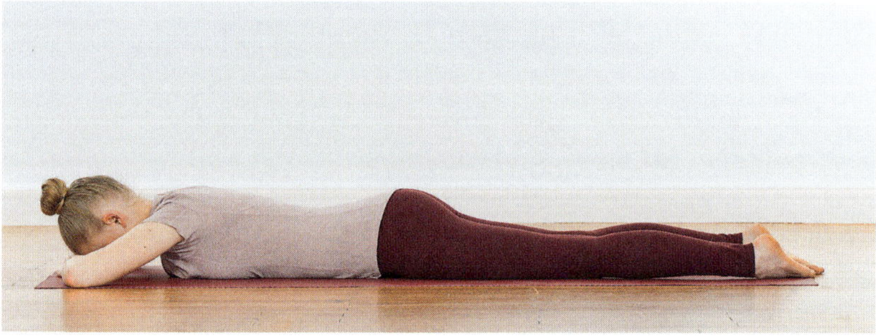

Abbildung 37: Iliopsoas – Atmung spüren

Spüren Sie, wie Sie jetzt in den Unterbauch und den unteren Rücken atmen können.

Die seitlichen Muskeln

Sie drehen sich auf den Rücken, nehmen wieder ein flaches Kissen, wenn Ihnen das angenehmer ist.

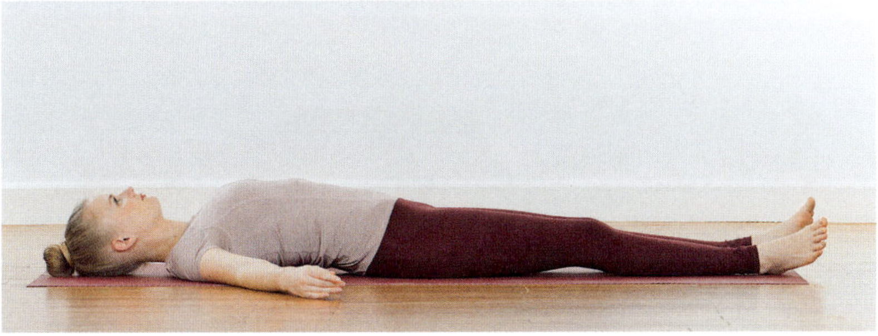

Abbildung 38: Seitliche Muskeln – Rückenlage, Beine gestreckt

Spannen Sie nun die Muskeln in Ihrer rechten Taille (also zwischen Becken und Rippen) an. Sie fühlen jetzt, wie Ihr Becken auf dieser Seite in Richtung der Rippen gezogen wird und das rechte Bein scheinbar kürzer wird.

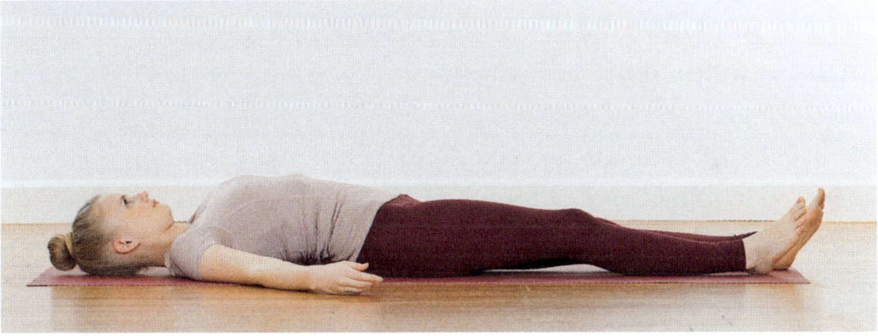

Abbildung 39: Rechte Seite der Taille anspannen – rechtes Bein wird scheinbar kürzer

Dann schieben Sie das Becken in die Ausgangsposition zurück. Machen Sie das siebenmal. Sie fühlen eine Kontraktion unter Ihrer rechten Hand in den seitlichen Bauchmuskeln, während die linke Seite länger wird. Wenn Sie merken, dass Sie dabei auch Ihr Bein anspannen, machen Sie es absichtlich, und versuchen Sie dann, es ohne Bein zu machen und nur Ihre Rumpfmuskeln in der Taille zu benutzen.

Dann wechseln Sie zur linken Seite und wiederholen dort die Bewegung siebenmal.

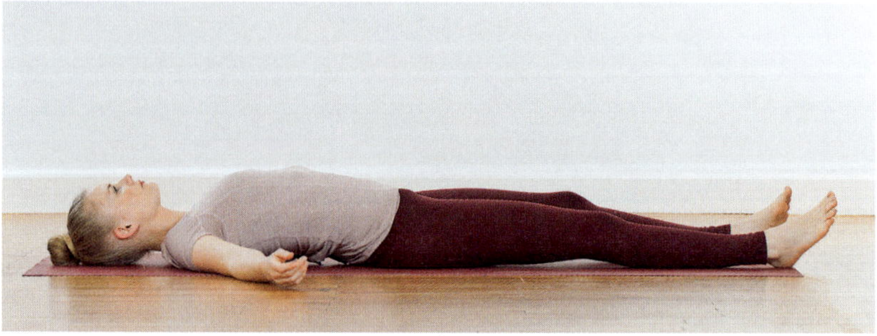

Abbildung 40: Linke Seite der Taille anspannen – linkes Bein wird scheinbar kürzer

Danach wechseln Sie siebenmal zwischen beiden Seiten. Schließlich nehmen Sie wieder die entspannte Rückenlage ein.

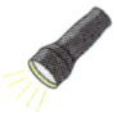

Spüren Sie, wie Ihr Rücken jetzt aufliegt und wie Ihr Hohlkreuz flacher geworden ist?

Gerade Bauchmuskeln – eine gesunde Art, Sit-ups zu machen

Sie liegen auf dem Rücken, die Beine sind angestellt. Beide Hände liegen verschränkt unter Ihrem Kopf.

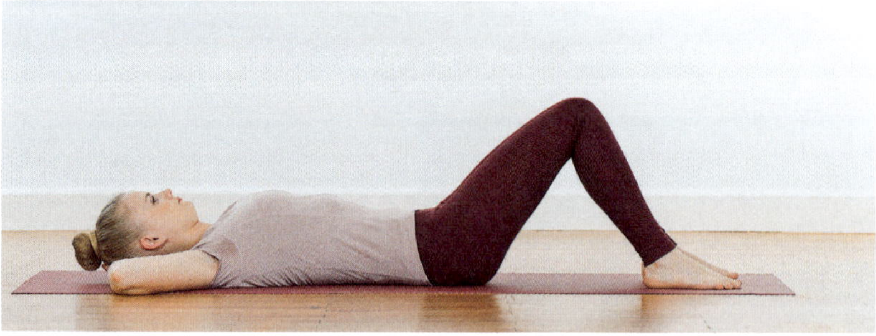

Abbildung 41: Gesunde Sit-ups

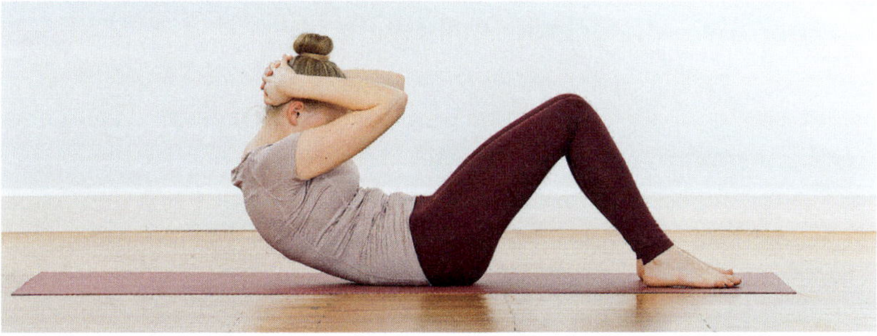

Abbildung 42: Oberkörper anheben – Ellenbogen zusammenbringen

Sie heben dann den Kopf und die Schultern mit Ihren Bauchmuskeln an und bringen die Ellenbogen vor der Stirn einander näher.
Beim Hochgehen zählen Sie von eins bis zwei und gehen dann langsam herunter, wobei Sie von eins bis fünf zählen. Lassen Sie auch die Ellenbogen los, sodass sie möglichst auf der Unterlage abgelegt werden können.

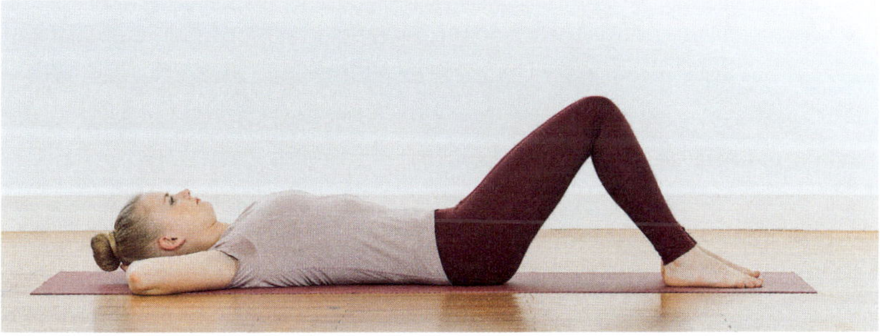

Abbildung 43: Entspannte Rückenlage

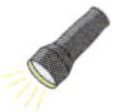

Wenn Sie hochkommen, spüren Sie, wie Bauch- und Brustmuskeln kontrahieren. Wenn Sie herunterkommen, merken Sie, wie sich die Vorderseite entspannt. Erst wenn Sie merken, dass Sie satt wieder aufliegen, gehen Sie an die nächste Wiederholung. Insgesamt siebenmal.

Beckenrolle – die schrägen Muskeln

Sie liegen weiter auf dem Rücken und stellen die Beine an. Wenn notwendig, benutzen Sie ein Kissen für den Kopf, sodass er dabei entspannt abgelegt sein kann. Legen Sie sich Ihre Hände unter den Kopf, die Ellenbogen zum Boden, und bringen Sie die Beine eng zusammen.

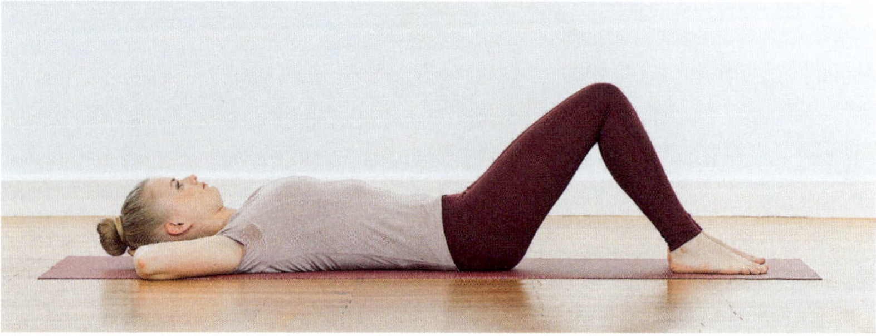

Abbildung 44: Beckenrolle – Rückenlage, Beine eng zusammenstellen

Lassen Sie dann Beine und Becken langsam zur linken Seite sinken, so weit, bis Sie fühlen, dass Ihr rechter Ellenbogen sich abheben will – nicht weiter –, und heben Sie Beine und Becken wieder zurück in die Ausgangsposition, also bis in die Mitte.

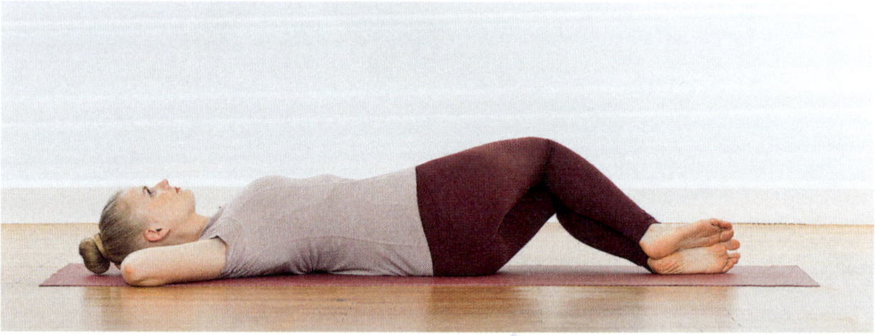

Abbildung 45: Beine eng zusammen und nach links sinken lassen

Fühlen Sie, wie die schrägen Muskeln Ihres Rumpfs sich bewegen, sich lang machen und anspannen. Sie spüren außerdem, wie eine sanft rollende Bewegung des Beckens entsteht. Machen Sie das siebenmal. Dann die andere Seite siebenmal.

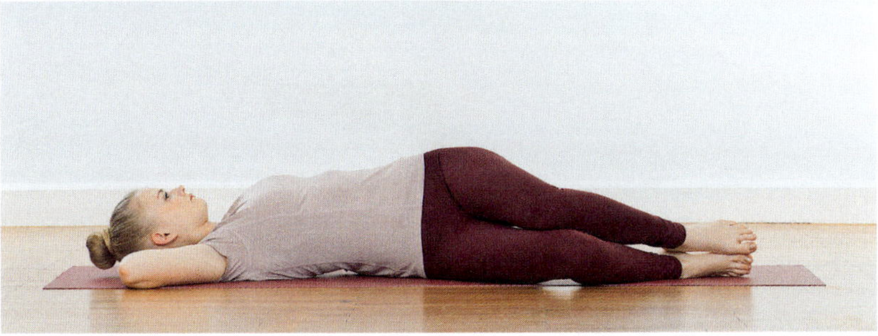

Abbildung 46: Beine nach rechts sinken lassen

Strecken Sie die Beine aus, und spüren Sie, wie Ihr Körper sich danach anfühlt. Wie atmen Sie? Wie liegen Sie auf?

Die Pomuskeln

Sie liegen auf dem Rücken, wenn es bequemer ist, mit Kissen, die Beine sind gestreckt. Spannen Sie das Gesäß an, und zählen Sie dabei bis zwei, dann lassen Sie es langsam los und zählen dabei bis fünf. Wiederholen Sie das fünfmal.

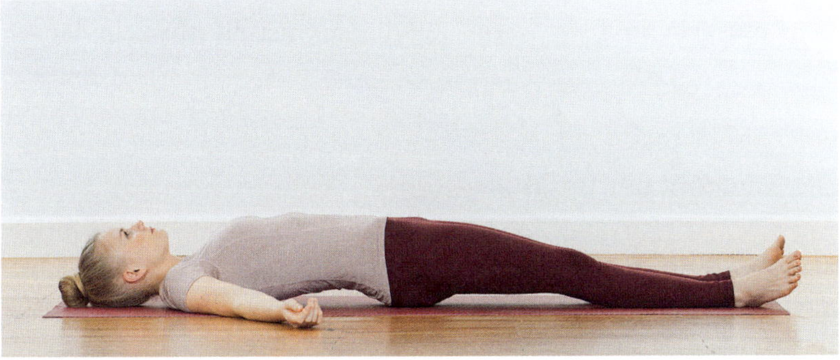

Abbildung 47: Die Pomuskeln – kräftig anspannen und wieder lösen

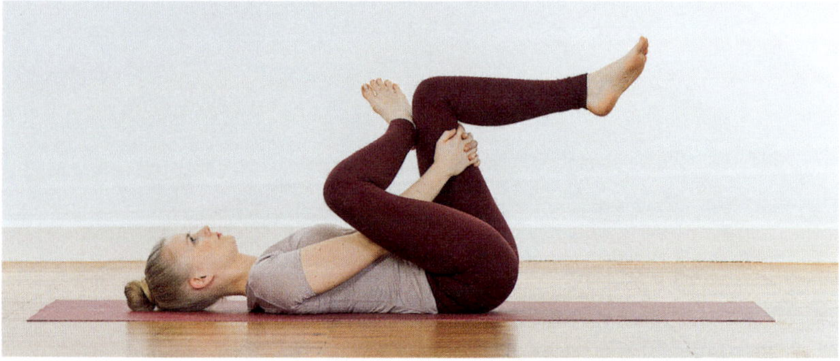

Abbildung 48: Die Pomuskeln – Sprunggelenk über das Knie legen und mit beiden Händen zum Körper ziehen

Danach stellen Sie die Beine an und legen das rechte Sprunggelenk über das linke Knie. Wenn Sie hier schon viel Spannung in der Rückseite des rechten Beins oder der rechten Pobacke fühlen, bleiben Sie einige Atemzüge so liegen und stellen das rechte Bein zurück. Wenn nicht, ziehen Sie die gebeugten Beine an den Körper mit den Händen heran und bleiben so für ein paar Atemzüge.
Dann stellen Sie die Beine ab und üben die andere Seite.

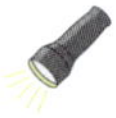 Spüren Sie die Anspannung und die Dehnung der Pomuskeln und wie warm und durchblutet die Muskeln danach sind.

Die Muskeln der Beininnseiten

Sie bleiben auf dem Rücken liegen, stellen aber die Beine eng zusammen und lassen dann langsam Ihre Knie nach außen sinken, sodass Ihre Beine sich öffnen und Ihre Fußsohlen aneinanderliegen. Lassen Sie nur die Schwerkraft wirken, und drücken Sie nicht. Wo die Bewegung stoppt, verweilen Sie und heben dann die Knie wieder langsam an, ungefähr 10 bis 20 Zentimeter hoch, und lassen dann langsam wieder los. Wiederholen Sie diese langsamen sanften Bewegungen siebenmal.

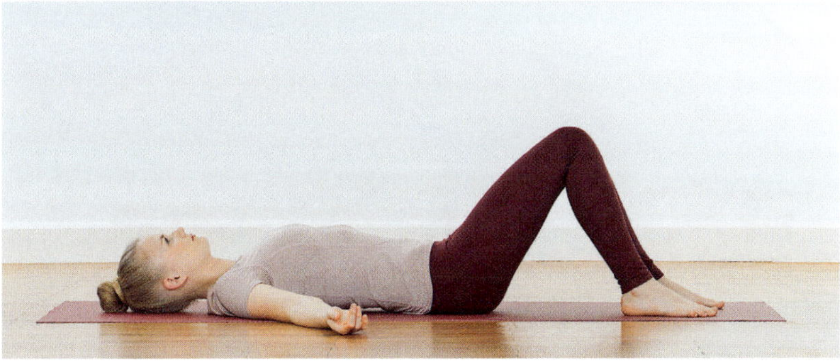

Abbildung 49: Die Adduktoren pandiculieren – Knie zusammen

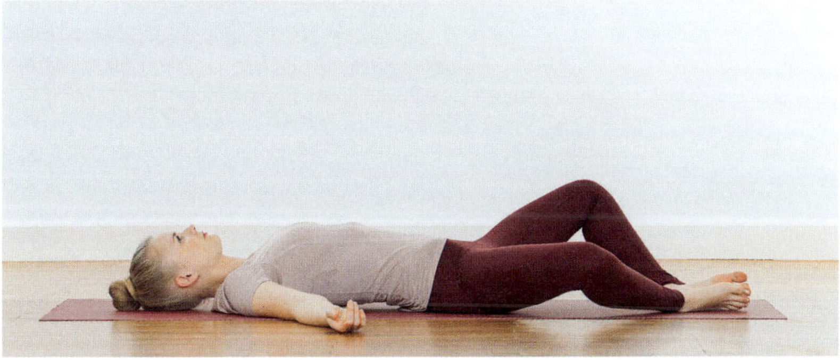

Abbildung 50: Knie langsam nach außen loslassen

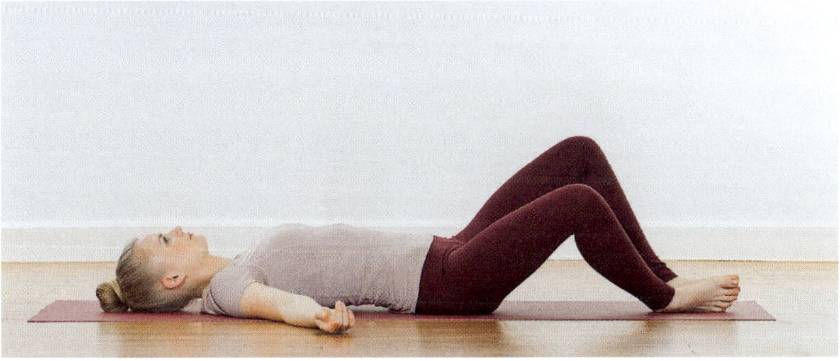

Abbildung 51: Etwas anheben und wieder loslassen

Dann strecken Sie die Beine aus und spüren, wie sie sich anfühlen.

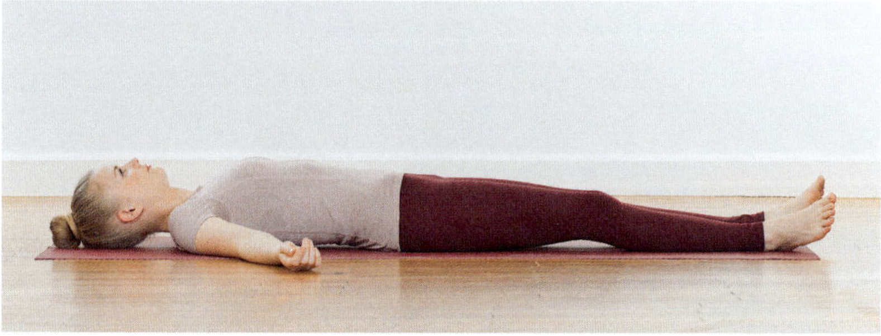

Abbildung 52: Entspannte Rückenlage mit ausgestreckten Beinen

Spüren Sie das Anspannen der Adduktoren an den Beininnenseiten beim Anheben der Knie und das Nachgeben beim Loslassen.

Die Katze

Kommen Sie in den »Vierfüßlerstand«. Bringen Sie den Po etwas nach hinten, um Druck von den Händen zu nehmen, die Knie hüftbreit, die Hände schulterbreit.

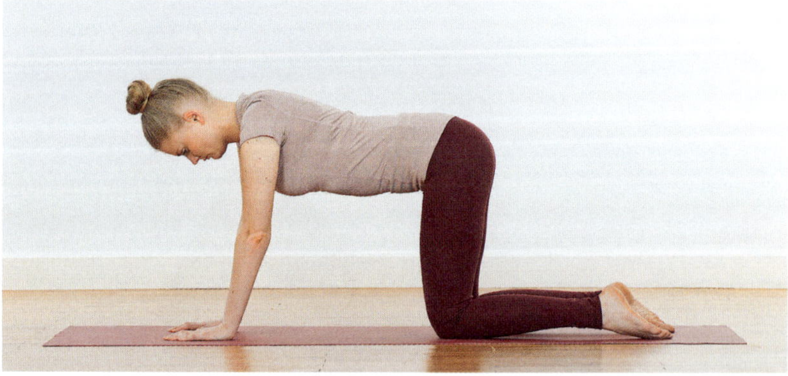

Abbildung 53: Die Katze – Vierfüßlerstand: Knie hüftbreit, Becken etwas nach hinten

Dann machen Sie einen Katzenbuckel und schauen sich auf den Nabel, der Bauch wird eingezogen, der Rücken ist rund, dabei atmen Sie aus.

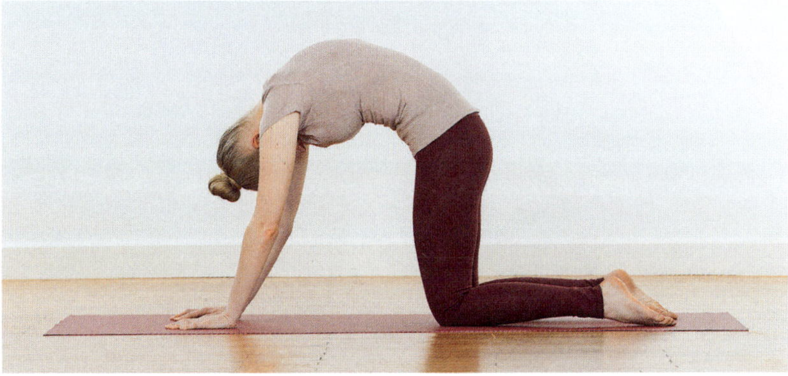

Abbildung 54: Katzenbuckel machen – dabei Nabel nach innen ziehen und ausatmen

Beim Einatmen heben Sie den Kopf und schauen nach vorn, lassen den Bauch los und Ihren Rücken durchhängen.

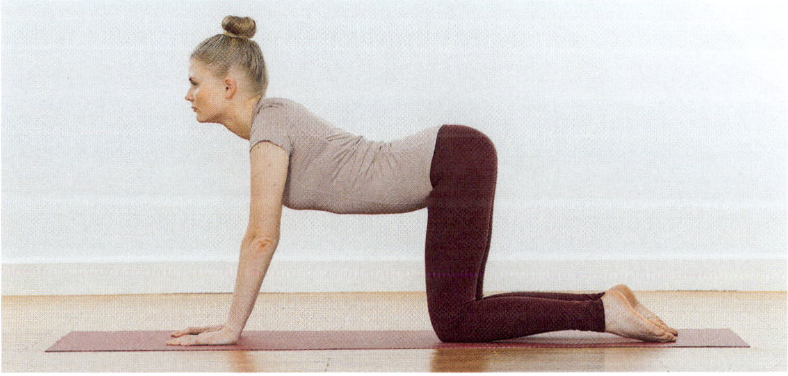

Abbildung 55: Rücken durchstrecken – Brustbein anheben, dabei einatmen

Machen Sie das siebenmal im Wechsel. Dann bewegen Sie Ihr Becken langsam nach rechts, nach links, hin und her, so weit es bequem ist, zu jeder Seite ein paarmal. Dann vor und zurück, sodass es näher zu den Fersen kommt und zurück.

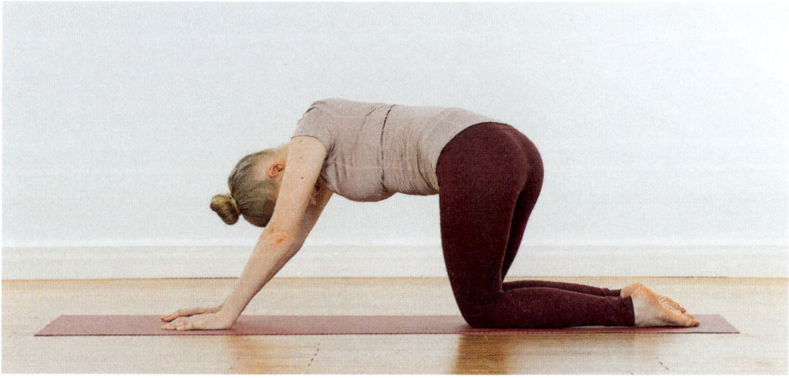

Abbildung 56: Becken bewegen in alle Richtungen

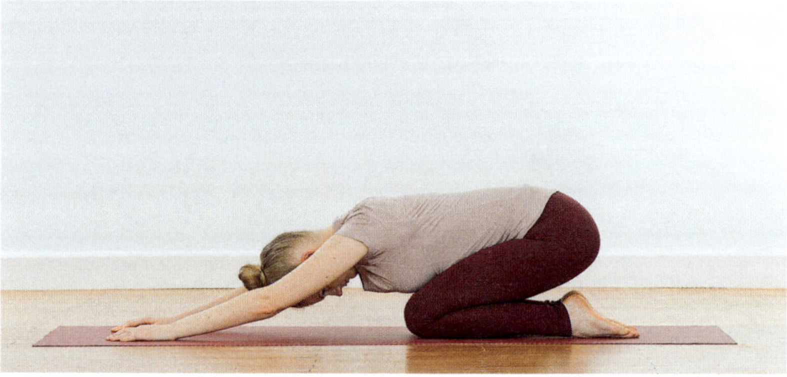

Abbildung 57: Becken zu den Fersen und zurück

Schließlich machen Sie Kreise mit dem Becken, und zwar im Uhrzeigersinn und dagegen. Bitte siebenmal wiederholen.

Dabei spüren Sie, wie die äußeren Muskeln Ihres Beckens und die Seiten Ihres Körpers bewegt werden.

Der Beckenboden

Sie liegen wieder auf dem Rücken, die Beine sind angestellt, die Hände liegen auf dem Unterbauch. Versuchen Sie, Ihren Beckenboden anzuspannen. Stellen Sie sich vor, Sie würden den Urinstrahl anhalten. Dabei zählen Sie bis zwei und lassen direkt wieder los. Wiederholen Sie das dreimal. Dann stellen Sie die Füße weiter auseinander, sodass die Beine sich öffnen, und nehmen zwei, drei tiefe Atemzüge.

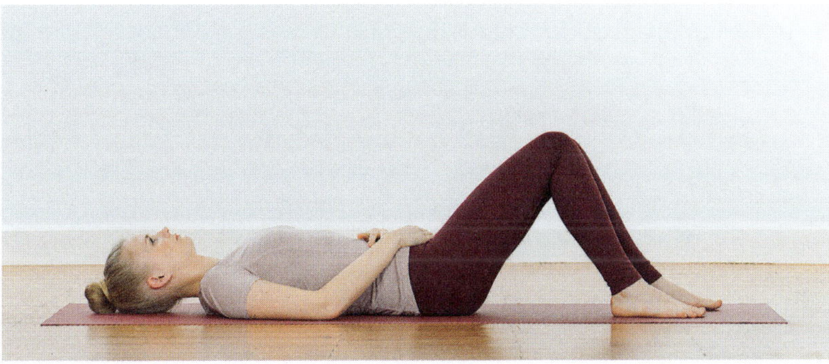

Abbildung 58: Der Beckenboden – entspannte Rückenlage, Hände auf dem Bauch, Beckenboden anspannen und loslassen

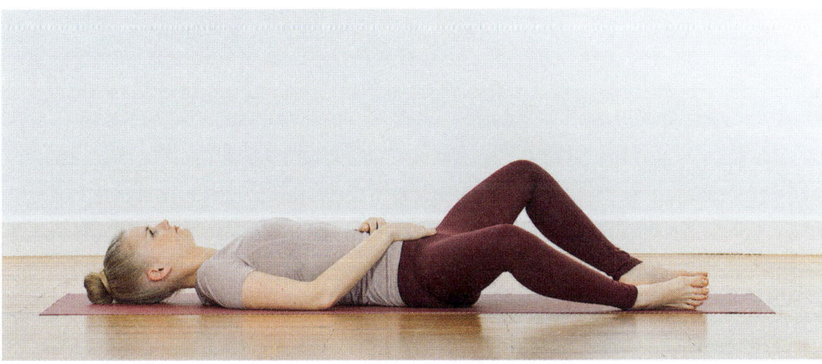

Abbildung 59: Knie und Beckenboden öffnen und weiten

Spüren Sie, ob der Beckenboden Ihrer Beinbewegung folgt und sich weitet. Atmen Sie ruhig ein und aus dabei.

Wenn Sie nicht merken, dass sich dabei viel oder überhaupt etwas bewegt, ist das ein Zeichen, dass Ihr Beckenboden noch ziemlich unbeweglich ist. Lassen Sie es trotzdem mit drei Malen gut sein, und machen Sie am nächsten Tag einfach weiter. Irgendwann wird es funktionieren!

Wenn Sie allmählich die Kontrolle über Ihren Beckenboden zurückerlangt haben und schon eine leichte Besserung Ihrer Beschwerden bemerken, können Sie diese Übung auch mal zwischendurch ausführen.

Machen Sie die Beine lang, und fühlen Sie, wie sich Ihr Körper jetzt anfühlt. Wie geht die Atmung? Wie können Sie auf Ihrer Matte aufliegen? Mit dem Rücken, den Beinen?

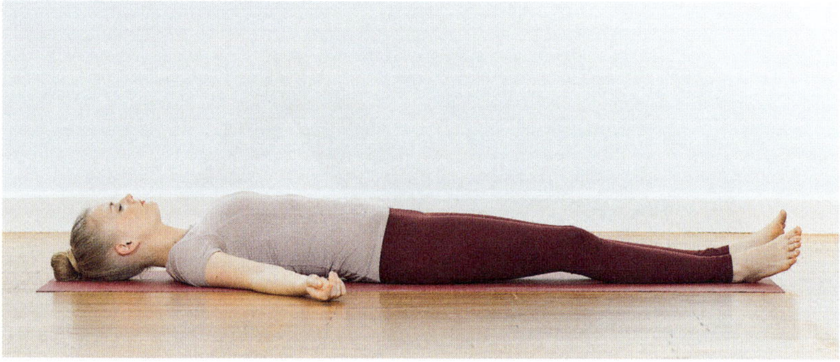

Abbildung 60: Atmung und Beckenboden spüren

Die Beine

Stellen Sie sich vor einen Tisch oder die Arbeitsfläche in Ihrer Küche. Die Arme strecken Sie nach vorn, um die Hände auf dem Tisch abzulegen. Der Oberkörper ist nach vorn gebeugt. Ihre Beine sind hüftbreit geöffnet, und Sie gehen leicht in die Knie.

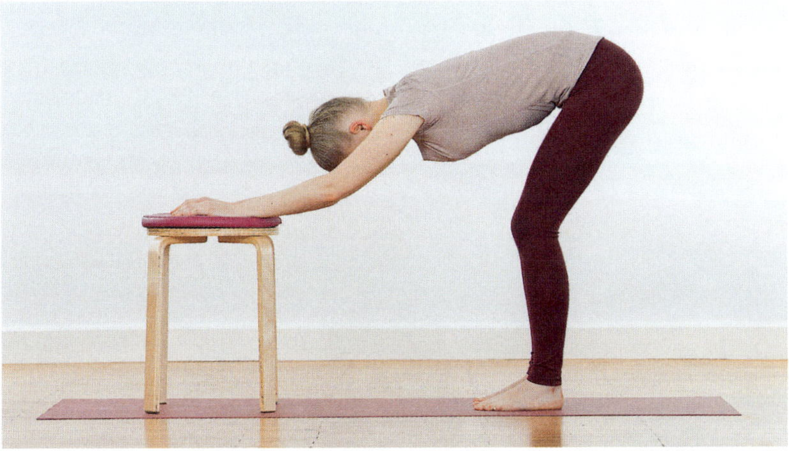

Abbildung 61: Die Beine, beide Knie leicht beugen

Strecken Sie nun ein Bein, so gut es geht, ohne zu schmerzen, und machen Sie auf dieser Seite den Rücken und den Arm lang, dann mit der anderen Seite. Wiederholen Sie das dreimal.

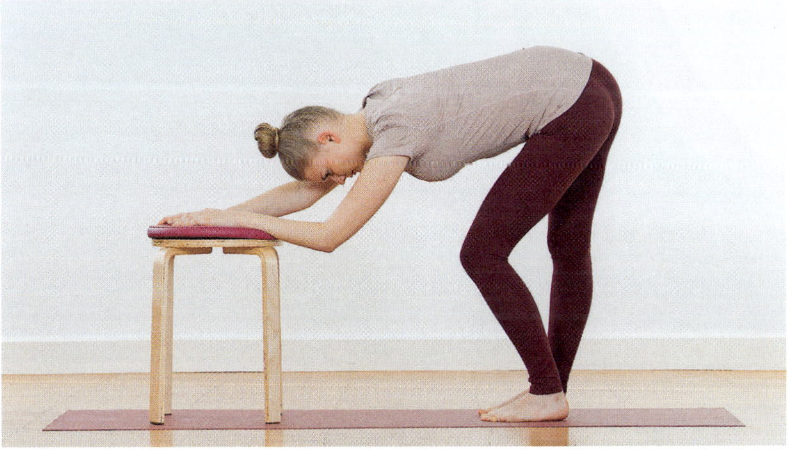

Abbildung 62: Bein, Rücken und Arm der gleichen Seite strecken

Dabei darf ein leichtes Ziehen in der Beinrückseite und im Rücken auftreten, jedoch kein starkes! Wenn das Ziehen schmerzt, machen Sie die Übung sanfter.

Dann öffnen Sie die Beine ungefähr einen halben Meter breiter, halten sie gestreckt und bewegen Ihr Becken von rechts nach links. Bleiben Sie dabei in Bewegung, und gehen Sie ungefähr sechsmal hin und her.

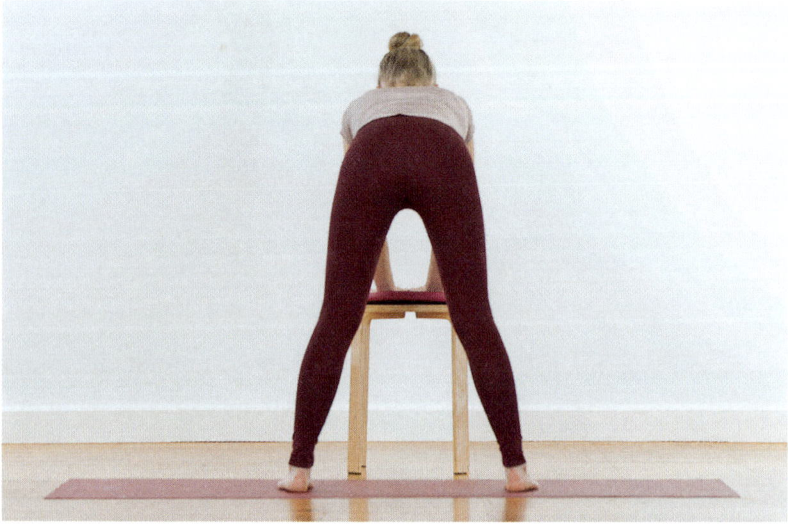

Abbildung 63: Beine grätschen und strecken

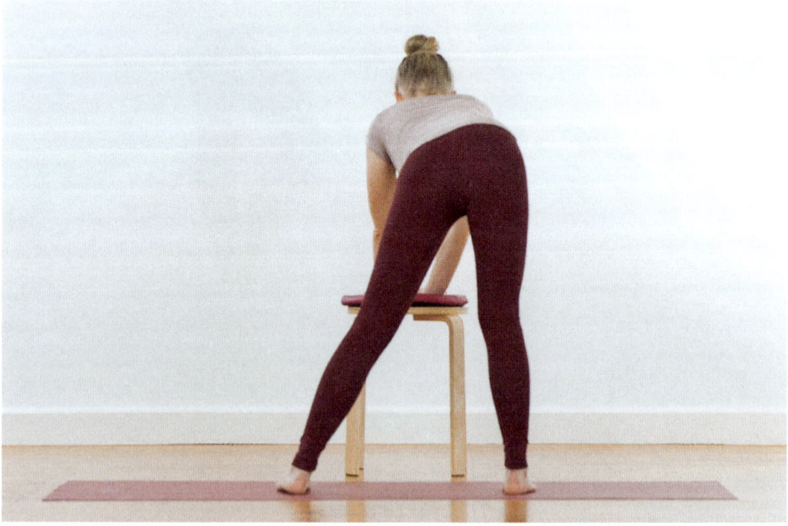

Abbildung 64: Becken nach rechts bewegen – Beine gestreckt lassen

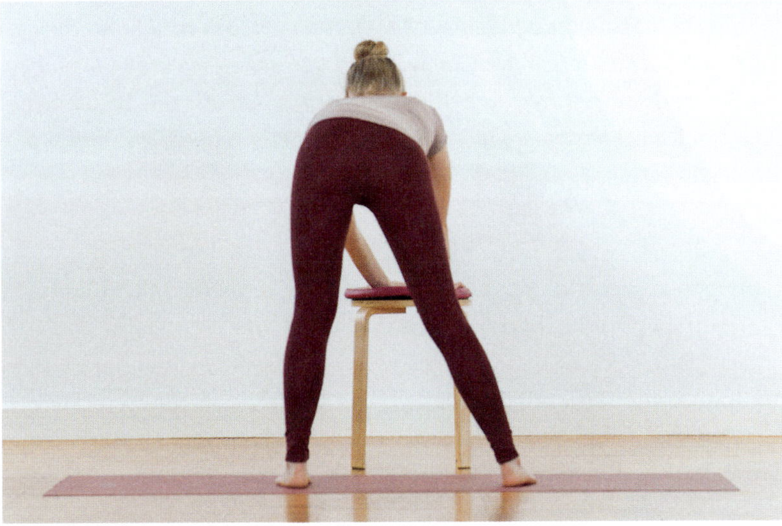

Abbildung 65: Becken nach links bewegen – Beine gestreckt lassen

Sie spüren dabei ein Ziehen in den Beininnenseiten, das nicht stark sein darf, sonst machen Sie die Übung sanfter.

Die Beinübung können Sie auch zwischendurch mal am Schreibtisch machen. Erst recht, wenn Sie unter Sitzbeschwerden leiden. Machen Sie aber nicht mehr als sechs Wiederholungen.

Abends: tiefe Entspannung

Sich zu entspannen kann man wieder lernen, die anfängliche Unruhe dabei verschwindet mit der Zeit und macht einer tiefen Ruhe Platz, wenn der Körper loslässt. Man kann das genauso üben wie alles andere. Wenn es dann klappt, schläft man oft ein. Deshalb dürfen Sie die Übung im Bett machen, wenn Sie wollen. Fortgeschrittene können auch auf der Matte liegen und wach bleiben dabei. Machen Sie es so, wie es für Sie angenehm ist, und sorgen Sie für genug Wärme (vor allem warme Füße), dann geht es leichter.

Sie können Ihr Grundprogramm vorher machen, danach wird Ihnen die Entspannung leichter fallen, weil Sie während des Bewegens schon beginnen, Ihre Aufmerksamkeit weg vom Alltag auf sich zu lenken. Die Entspannung eignet sich auch besonders fürs Zuhören über den Kanal auf YouTube – die. Schmerzexperten.

Sie liegen bequem in Rückenlage, schließen die Augen und nehmen alle Auflagepunkte Ihres Körpers auf der Unterlage wahr, von den Fersen (Wie liegt die rechte Ferse, wie die linke auf?) über die Waden, die Kniekehlen, die Oberschenkel, das Gesäß, den unteren Rücken hoch zu den Schultern, wieder rechts und links, Nacken und Arme, dann den Kopf, das Gesicht.

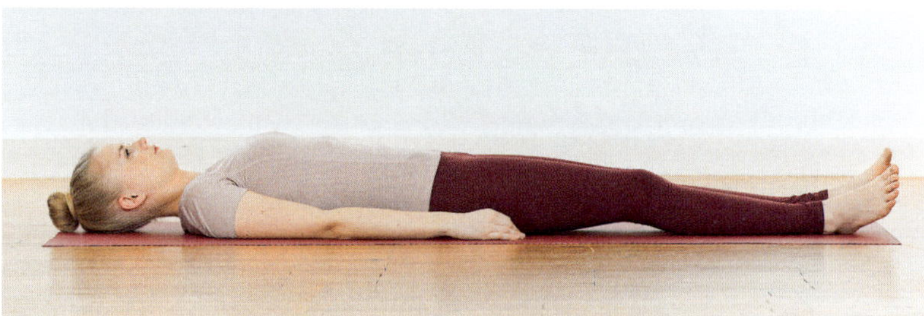

Abbildung 66: Entspannung

Mit welchem Ausdruck liegen Sie da? Welche Gedanken sind in Ihrem Kopf? Wenn dort viel im Gange ist, lassen Sie sich davon nicht beeindrucken, machen Sie einfach weiter, und widmen Sie sich Ihrer Vorderseite. Dort spüren Sie Ihren Atem: Was bewegt sich mit, wenn Sie atmen? Der Bauch, die Brust, die Flanken. Spüren Sie auch Bewegung in Ihrem Rücken, dem Unterbauch, dem Beckenboden?

Werden Sie zum Beobachter Ihres Atems. Spüren Sie, wie Ihr Zwerchfell sich mit jedem Atemzug nach unten senkt zu den Organen in Ihrem Bauch, sodass der Bauch sich ausdehnt in alle Richtungen. Und nach unten in Richtung Beckenboden, wodurch der Beckenboden mit jedem Einatmen eine kleine Bewegung mitmacht. Dann spüren Sie, wie Ihr Zwerchfell mit jedem Ausatmen zurück unter die Rippen wandert. Der Bauch wird dabei flacher, der Becken-

boden wandert tiefer in den Körper hinein. Nehmen Sie sich einige Minuten lang Zeit für Ihre Wahrnehmung. Wenn Ihre Gedanken abschweifen, kehren Sie unerschütterlich zum Atmen zurück. Wenn Sie irgendwo Spannung im Körper spüren, nehmen Sie das wahr, jedoch ohne sie zu bewerten, akzeptieren Sie einfach, was Sie fühlen.
Lassen Sie allmählich das Ausatmen etwas langsamer und länger werden und das Einatmen von allein geschehen. So spüren Sie, wie Sie mit jedem langsamen Ausatmen ruhiger werden, mehr und mehr in die Unterlage einsinken, sich abgeben können.
Wenn Sie die Übung beenden wollen, machen Sie ein, zwei besonders tiefe Atemzüge, gähnen Sie, strecken und rekeln Sie sich.

FAQs

Kann ich beim Üben etwas falsch machen?

Der größte Fehler ist es, nichts zu tun. Ansonsten gilt: Langsam und sachte ist am besten und so viele Wiederholungen wie beschrieben, mehr braucht es nicht.

Wenn beim Üben etwas zieht oder wehtut …

Ein ganz leichtes Ziehen darf mal sein, ein stärkeres oder Schmerz nicht. Es kann sein, dass Ihr Körper mehr Zeit braucht, deshalb ist es gut, noch langsamer und sachter vorzugehen. Sollte es immer noch schmerzen, die schmerzende Region manuell behandeln und beobachten, wie es sich dadurch entwickelt. In den wirklich seltenen Fällen, wo das auch nicht funktioniert, sollten Sie eine Therapeutin oder einen Therapeuten einschalten und sich Rat holen.

Soll ich meine eigenen Übungen sein lassen?

Ja, für den Anfang, es sei denn, es handelt sich um besondere Formen, wie sie bei schweren Skoliosen oder anderen Erkrankungen verordnet werden. Alle normalen Körperübungen, erst recht Beckenbodenübungen und Bauchübungen, sollten Sie erst mal sein lassen. Wenn Ihre Beschwerden besser geworden sind, können Sie Ihre alten Übungen langsam wiederaufnehmen und beobachten, ob sie Ihnen guttun. Wenn nicht, sind sie schlecht für Sie und gehören ins Reich des Vergessens.

Extras als Ergänzungen zum Grundprogramm

Neben dem Grundprogramm für jeden Tag gibt es ein paar Extras für den Fall, dass Sie etwas Abwechslung haben oder mehr tun wollen.

Die Zwerchfellpumpe

Die Übung ist vor allem für diejenigen, die sich mit der Atmung schwertun und die ständig den Bauch eingezogen halten. Sie hilft, die Bauchdecke loszulassen und das Zwerchfell wieder beweglicher zu machen. Leichter geht's, wenn Sie sie auf YouTube anschauen und mitmachen. Dort finden Sie sie unter: die.Schmerzexperten.

Um besser die Bewegungen Ihres Zwerchfells finden zu können, legen Sie sich eine Hand unterhalb Ihres Brustbeins (den flachen Knochen zwischen Ihren Rippen) und stellen sich vor, Sie wären ein Hund und schnuppern. Dabei ziehen Sie ein paarmal kurze Atemstöße durch die Schnuppernase ein. Spüren Sie, wie sich dabei das Zwerchfell unter Ihrer Hand mitbewegt?

Sie liegen auf dem Rücken mit angestellten Beinen. Eine Hand legen Sie bequem auf Ihren Bauch, die andere auf Ihren Brustkorb und atmen einige Male normal ein und aus. Beobachten Sie, was sich unter Ihren Händen bewegt: der Bauch, der Brustkorb? Fahren Sie damit fort, und vergegenwärtigen Sie sich das Bild Ihres Zwerchfells. Mit jeder Einatmung senkt es sich vom Brustkorb nach unten Richtung Bauch und beim Ausatmen zurück.

Dann atmen Sie tief in den Bauch ein, der Brustkorb bewegt sich dabei ein wenig, und halten die Luft an.

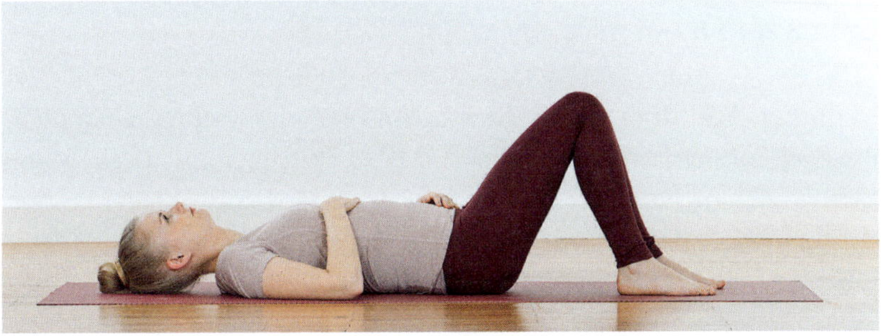

Abbildung 67: Die Zwerchfellpumpe – Bauch mit Luft füllen und Atem anhalten

Pumpen Sie dann die eingeatmete Luft vom Bauch in den Brustkorb, während Sie die Luft immer noch anhalten.

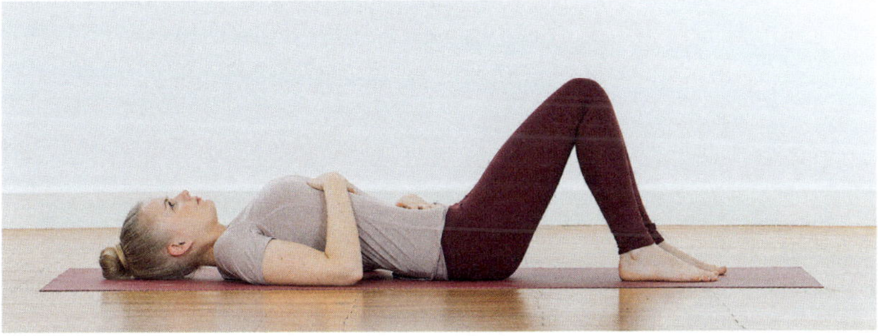

Abbildung 68: Luft in den Brustkorb pumpen

Machen Sie das nur ein paarmal, bis Sie wieder weiteratmen. Legen Sie eine Pause ein, bevor Sie das Ganze wiederholen. Wiederholen Sie es drei- bis fünfmal, und atmen Sie bewusst weiter.
Es kann sein, dass es erst nach einiger Übung klappt oder wenn Sie es auf YouTube sehen und dabei mitmachen.
Wiederholen Sie das drei- bis fünfmal.

Entspannen Sie sich ein paar Atemzüge lang, und nehmen Sie die Atembewegung im Körper wahr.

Gehen im Sitzen

In unserer Kultur bewegen die meisten Menschen beim Gehen nicht ihr Becken, sondern nur die Beine. Dabei ist Gehen mit Becken und Beinen viel angenehmer und leichter, und der Beckenboden bewegt sich bei jedem Schritt mit. Diese Übung ist besonders für einseitige Beschwerden zu empfehlen.

Sie sitzen auf dem Boden und legen Ihre Hände locker auf Ihre Oberschenkel, die Beine liegen locker auf, so weit, wie Ihre Beinrückseiten das zulassen. Wenn nicht, dann beugen Sie die Knie etwas, der Dehnungsreiz in den Rückseiten der Oberschenkel soll nur leicht sein. Dann schieben Sie ein Bein aus dem Becken heraus nach vorn über den Boden, als wollten Sie sich fortbewegen. Dabei spüren Sie die Kontraktion Ihrer Muskeln unter Ihrer Hand. Dann mit dem anderen Bein, sodass Sie anfangen, im Sitzen zu gehen.

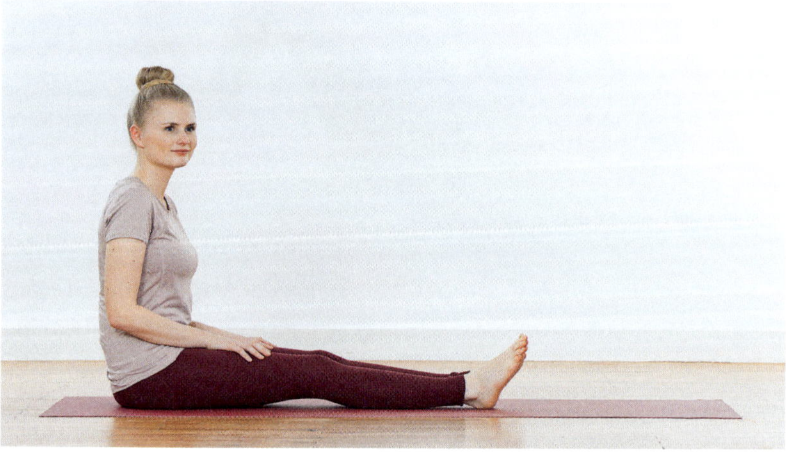

Abbildung 69: Im Sitzen mit locker gestreckten Beinen beginnen

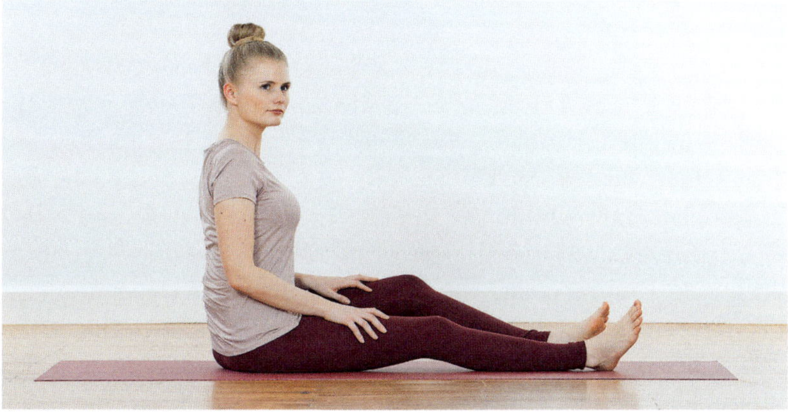

Abbildung 70: Ein Bein aus dem Becken heraus nach vorn schieben, sodass es länger wird

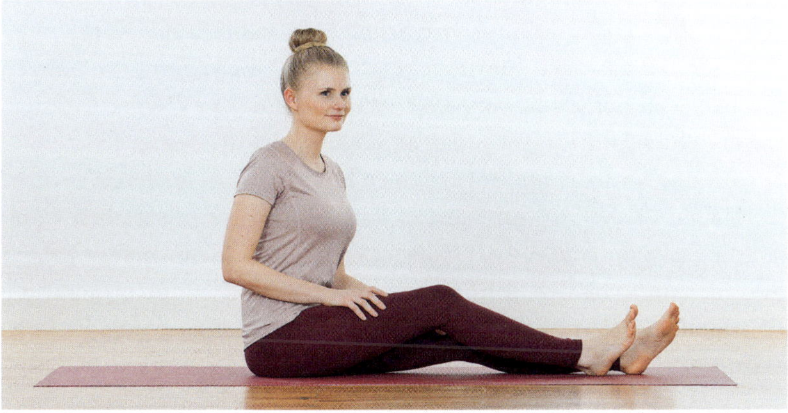

Abbildung 71: Nun das andere Bein nach vorn schieben – so gehen Sie im Sitzen!

Machen Sie es auch rückwärts, wodurch Sie zur Ausgangsposition zurückkommen.

Wenn Sie einseitige Fehlhaltungen haben, werden Sie feststellen, dass es mit einem Bein besser geht als mit dem anderen. Das ist in dem Fall normal, und der Zweck der Übung besteht auch darin, dass sich das ändert.

Wenn Sie das Ganze ein paar Wochen lang gemacht haben, werden Ihre Rumpfmuskeln viel beweglicher und kräftiger werden, weswegen Sie sich leichter drehen können, und zwar nach beiden Seiten!

Die Beckenuhr

Bei dieser Übung bewegen Sie in kleinen feinen Bewegungen Ihr Becken in alle Richtungen. Sie liegen wieder auf dem Rücken mit angestellten Beinen. Stellen Sie sich jetzt vor, Ihr Becken sei das Ziffernblatt einer Uhr, in der Linie zwischen Schambein und Nabel sei der Stundenzeiger befestigt. Zwölf Uhr ist, wo Ihr Schambein liegt, sechs Uhr der Nabel, drei Uhr rechts und neun Uhr links.
Beginnen Sie, sich zu bewegen, indem Sie den Stundenzeiger auf die Zwölf gehen lassen, dabei geht Ihr Becken leicht nach unten in den Boden, und Sie spüren, wie Sie ganz leicht ins Hohlkreuz kommen. Machen Sie das fünfmal, und nehmen Sie wahr, wie klein und fein diese Bewegung ist, dann pausieren Sie und gehen auf die Sechs, also zum Nabel. Dabei kommt Ihr Schambein näher zum Nabel, wiederholen Sie das auch fünfmal, bevor Sie die Bewegung im Ganzen machen: von der Zwölf auf die Sechs und zurück. Wieder fünfmal. Dann geht es auf die Eins, das ist mehr rechts Richtung Leiste und zurück zur Mitte, dann fünfmal nach links oben neben den Nabel auf die Sieben, schließlich im Ganzen von der Eins auf die Sieben, dann auf die Zwei und die Acht. Danach die Seite wechseln von der Elf auf die Fünf und von der Zehn auf die Vier. Schließlich geht es auf die Drei und die Neun. Ganz am Schluss gehen Sie das ganze Ziffernblatt im und gegen den Uhrzeigersinn durch.

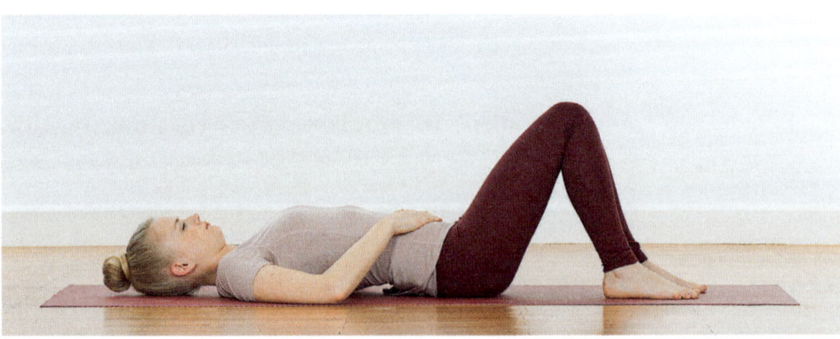

Abbildung 72: Beckenuhr, zwölf Uhr

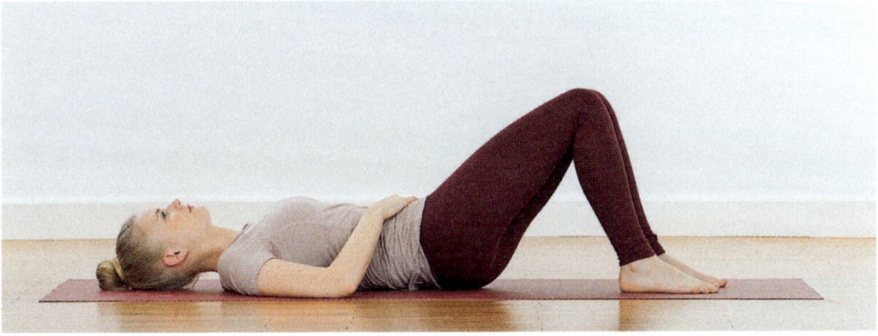

Abbildung 73: Beckenuhr, sechs Uhr

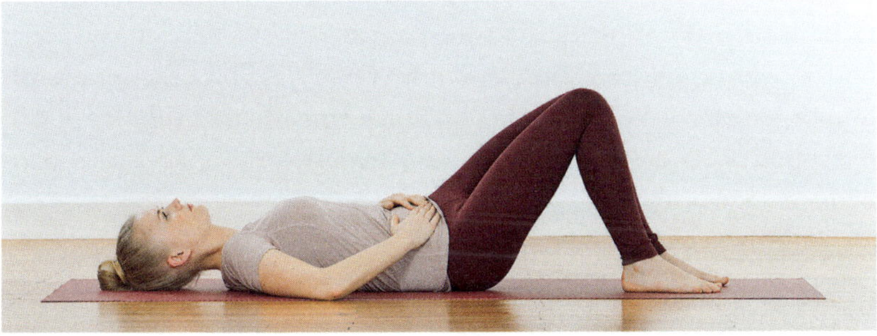

Abbildung 74: Beckenuhr, drei Uhr

Spüren Sie, wie Ihre Muskeln im Unterbauch bei diesen kleinen feinen Bewegungen zusammenarbeiten und an welchen Stellen es noch holpert.

Wahrnehmungsübungen

Streuen Sie Wahrnehmungsübungen in den Alltag ein. Sie helfen, Ihr Körperbewusstsein zu vergrößern sowie Ihre »spannenden Gewohnheiten« zu verändern, und öffnen Ihre Wahrnehmung für angenehme Empfindungen.

Machen Sie das nebenbei, immer mal wieder, indem Sie zum Körper spüren, je öfter, desto besser; und lenken Sie den Strahl Ihrer Aufmerksamkeit auf verschiedene Bereiche. Das können Sie in der U-Bahn, dem Meeting, der Warteschlange, beim Gehen, im Gespräch und so weiter machen. Sie werden merken, dass Ihre Sensomotorik immer feiner wird und Ihnen allmählich eine Menge auffällt (an sich selbst und bei anderen). Das ist gut so, denn es vermindert Ihre »spannenden Gewohnheiten«.

Körperbewusstsein steigern

Hier zwei erste Anregungen:

- Sind Sie locker? Atmen Sie in den Bauch? Ist Ihr Beckenboden entspannt, wie sitzen Sie?
- Spannen Sie abwechselnd einen Bereich an, zum Beispiel den Beckenboden oder den Rücken, und lassen Sie locker. Dabei atmen, gehen, sprechen, telefonieren Sie, fahren Sie Auto, kochen oder was auch immer.

Positive Sinneswahrnehmungen machen

Wenn es einem schlecht geht, fokussiert man sich manchmal nur noch aufs Wahrnehmen von Symptomen. Fahndet nach Anzeichen, dass etwas nicht stimmt, fragt sich, ob dies oder jenes etwas zu bedeuten hat, eine Verschlechterung womöglich? Das werden Sie vielleicht kennen. Wenn ja, tut es gut, die Kanäle wieder für Positives zu öffnen. Dabei können Sie alle Sinne ansprechen: hören, sehen, riechen, schmecken, fühlen. Welche passen zu Ihnen? Wenn Sie wollen, schreiben Sie es auf, vor allem aber: Tun Sie es!

Hier Vorschläge für weitere Wahrnehmungsübungen:

- sich ins frisch bezogene Bett kuscheln und den Duft und das Gefühl von frischer Wäsche spüren,
- im Auto das Lieblingslied hören und dabei mitsingen,
- Wind und Vögeln lauschen,
- Musik hören und dazu tanzen,
- in die Sauna gehen,
- den Mann/die Frau umarmen und seine/ihre Wärme spüren,
- im Wald sitzen und den Geruch von Erde und Bäumen wahrnehmen, das Spiel von Licht und Schatten in den Blättern betrachten,
- die Katze streicheln und sie schnurren hören,
- das Lieblingsessen sehen, riechen, schmecken,
- sich eine Massage gönnen,
- die Sterne betrachten, schöne Familienfotos ansehen, eine Ausstellung besuchen, die Wolken beobachten, eine Hummel beobachten,
- ein warmes Bad nehmen oder eine Dusche.

Was machen Sie davon gern? Was fühlt sich für Sie gut an? Ist es Ihnen Gaumenfreude, Ohrenschmaus, erfreut Ihr Auge und ist Balsam für Ihre Seele?

Training fürs Gehirn: Auf andere Gedanken kommen

Wir haben gesehen, wie die Neuroplastizität des Gehirns den Trampelpfad aus negativen Gedanken verursachen kann und wie dadurch Spannungen entstehen. Die gute Nachricht ist wie gesagt: Das Ganze funktioniert natürlich auch umgekehrt, wir können ebenso einen Weg an positiven oder wenigstens neutralen Gedanken bahnen. Wir müssen dazu allerdings ein bisschen üben, bis aus dem anfänglichen Suchen und Stolpern ein neuer schöner Weg entsteht. Das entspannt unseren Körper, und wir haben weniger Stress.

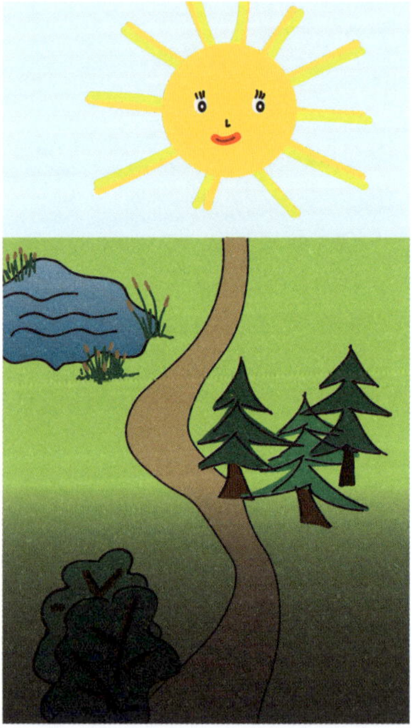

Abbildung 75: Einen Trampelpfad ins Helle anlegen

Ich schlage Ihnen dazu zwei Übungen vor, suchen Sie sich aus, welche davon besser zu Ihnen passt. Es macht nichts, wenn Ihnen das Ganze zuerst ziemlich künstlich vorkommt, bleiben Sie beharrlich, gehen Sie langsam Schritt für Schritt, schließlich wollen Sie ins Helle kommen. Die erste Übung heißt »Gedanken ergänzen« und die zweite »Katastrophenwendung«.

Übung 1: Gedanken ergänzen

Bei dieser Übung identifizieren Sie zunächst Ihre negativen Gedanken und versuchen danach, Ergänzungen dazu zu finden, die neutral sind, also nicht ganz so negativ wie Ihr ursprünglicher Gedanke. Im zweiten Schritt suchen Sie eine positive Ergänzung dazu:

1. Notieren Sie zuerst den negativen Gedanken, der sich Ihnen aufdrängt, wenn Sie an Ihre Beschwerden denken.
   Beispiel negativer Gedanke:
   »Was soll ich nur tun, wenn das nie mehr weggeht?«
2. Ergänzung: Überlegen Sie sich einen Gedanken, der zum ersten passt, aber neutral ist, und schreiben Sie ihn darunter.
   Neutrale Ergänzung:
   »Es muss nicht sein, dass diese Beschwerden bleiben, sie können wieder weggehen.«
   Der erste Gedanke »Was soll ich nur tun, wenn das nie mehr weggeht?« kann einen in die Verzweiflung führen, der zweite lässt offen, wie der Ausgang ist, er ist neutral. Er enthält immerhin die Möglichkeit, dass sich etwas zum Guten wendet. Es ist sozusagen ein Antiverzweiflungsgedanke. Wenn es gelungen ist, einen neutralen Gedanken zu finden, üben Sie mit diesem Gedanken. Wiederholen Sie ihn. Malen Sie sich ihn aus. Sprechen Sie ihn aus, konkretisieren Sie ihn, verankern Sie ihn. Singen Sie ihn unter der Dusche, wenn Sie wollen. Wiederholen Sie das mehrere Male am Tag.
3. Dann machen Sie den nächsten Schritt: einen positiven Gedanken dazu zu finden.
   Positive Ergänzung:
   »Es wird eine Lösung geben für meine Beschwerden, und ich kann sie finden.«
   Dieser Gedanke liegt – rein theoretisch – im Bereich des Möglichen. Sie dürfen ihn also ruhig denken. Wenn Sie mit ihm üben,

kann er Sie ins Handeln bringen, und Sie nehmen das Heft in die Hand und kümmern sich um sich.

Üben Sie mit diesem Gedanken, malen Sie ganz konkret aus, wie Ihr Leben sein wird, wenn Sie die Lösung haben, wie wird dann die erste Viertelstunde eines normalen Morgens für Sie aussehen? Was würden Sie tun? Wie sich dabei fühlen?

Beispiel: Ich wache auf, strecke mich im Bett in alle Richtungen und freue mich über das wohlige Gefühl in meinem Körper dabei, und gleich werde ich mir eine schöne Tasse Kaffee kochen. Damit gehe ich auf die Matte und mache meine Übungen. Während neben mir der Kaffee duftet, fühle ich, wie beweglich ich schon geworden bin, wie leicht es mir fällt, und weiß, dass ich danach beschwerdefrei aufs WC kann, so wie jeden Morgen.

Machen Sie diese Gedankenübung mindestens fünf Minuten lang täglich, das funktioniert auch gut zusammen mit der Entspannung.

Es geht dabei nicht darum, sich die Dinge schönzureden, sondern darum, aus dem Kreislauf von negativen Gedanken, Anspannung und Beschwerden herauszukommen.

Weil Sie jetzt denken können, die Autorin habe leicht reden, will ich Ihnen etwas ziemlich Persönliches über mich selbst erzählen: Vor zwei Jahren bestand nach mehreren Augenoperationen für mich die Gefahr zu erblinden. Mir kamen viele Gedanken, die alle mit Angst zu tun hatten und den Stress verschärft haben: »Was ist, wenn ich nie mehr arbeiten kann? Das Buch nicht mehr weiterschreiben? …« Diese und andere Fragen brachten mich auf die eigentliche Kernfrage, den Selbstwert: »Was bin ich wert, wenn ich nicht mehr arbeiten kann, auf Hilfe angewiesen bin, keine Anerkennung mehr bekomme, kein Geld verdiene?«

In dieser Situation dachte ich auch an einen Satz von Moshe Feldenkrais. Er sagte, dass Angst stets das Fehlen von Alternativen sei. Ich begann damit, alternative Gedanken zu den oben genannten zu finden: Wenn ich die Patienten nicht mehr sehen kann, kann ich meinen Mann (der auch in Pohltherapie® ausgebildet ist) dazubitten. Er kann mir sagen, ob jemand schief steht oder falsch sitzt. Mein Tastsinn wird sogar besser werden, wenn ich blind bin. Also könnte ich dann immer noch eine gute Therapeutin sein. Wenn ich nicht mehr lesen kann, kann ich Diktiersoftware benutzen, sodass ich trotzdem »schreiben« kann. Diese veränderten Gedanken zu finden, hat mich *keineswegs* froh gemacht, ganz bestimmt nicht, und ich musste mich immer sehr disziplinieren, um dahin zu kommen, sie überhaupt denken zu können. Aber es hat mir geholfen, mich festzuhalten, nicht zu versinken in Angst und alles noch schlimmer zu machen, als es ohnehin schon war. Und genau darum geht es. – Im Übrigen bin ich *nicht* blind geworden.

Sie können die Sätze in Ihr Heft schreiben. Unterstreichen Sie die neutralen oder positiven Gedanken; und wenn sich das nächste Mal die Verzweiflung wieder breitmacht, haben Sie ein Gegenmittel parat. Je öfter Sie die positiven Formulierungen lesen, sich ausmalen, konkretisieren, umso leichter entsteht ein neuer »Trampelpfad« im Gehirn. Weil ich weiß, dass es schwer sein kann, habe ich einige Beispiele aus der Arbeit mit Patienten zusammengestellt:

Negative, neutrale und positive Gedanken

Negativer Gedanke	**Neutrale Ergänzung**	**Positive Ergänzung dazu**
Ich werde nie mehr bessere Zeiten erleben.	Das ist nicht gesagt, vieles kann sich ändern.	Ich kann schon gleich etwas dafür tun, dass ich bessere Zeiten erlebe, indem ich meine Übungen mache.
Ich bin der einzige Mensch, der solche Beschwerden hat!	Ich bin nicht der einzige Mensch, der diese Beschwerden hat, andere leiden ebenso.	Welche Gewohnheit könnte ich unterlassen, damit es mir besser geht?

Lange halte ich das nicht mehr aus.	Ich habe im Leben schon einiges ausgehalten.	Wie schön wird mein Leben sein, wenn ich das hier hinter mir habe!
Was ist mit mir nicht in Ordnung?	Das weißt du, du hast Verspannungen, die behandelbar sind.	Von welchen neuen Gewohnheiten würde mein Körper profitieren?
Ich werde meine Beziehung verlieren, weil ich nicht mit meinem Partner/ meiner Partnerin schlafen kann!	Ich will trotzdem eine gute Beziehung führen und nutze die Situation, um offen über mich mit ihm oder ihr zu sprechen.	Ich kann ihm oder ihr meine Zuneigung auf andere Art und Weise zeigen.
Vielleicht habe ich Krebs oder eine seltene Infektion.	Ich bin zigmal untersucht worden. Niemand hat Krebs bei mir gefunden und auch keine Infektion.	Es sind nur Verspannungen, was kann ich heute tun, damit ich mich besser fühle?
Ich schaffe das nicht!	Ich habe schon vieles bewältigt im Leben.	Erinnere dich daran, welche Krisen du erfolgreich bewältigt und mit welchen Fähigkeiten du das geschafft hast.
Ich hätte niemals mit XY schlafen sollen, dann wäre ich jetzt gesund.	Wer will das wissen? Die Beschwerden haben mit Sex wahrscheinlich gar nichts zu tun.	Ich werde eines Tages wieder Sex genießen können.

Wenn Sie darin Ihre eigenen Gedanken erkennen, notieren Sie sie ins Heft, sonst Ihre eigenen, und suchen Sie nach neutralen und positiven Ergänzungen.

Übung 2: Katastrophenwendung

Nehmen Sie einen Ihrer »Katastrophengedanken«, und untersuchen Sie ihn mit folgenden Fragen:

1. Ist der Gedanke wirklich wahr? Bin ich mir da hundertprozentig sicher?
2. Was macht der Gedanke mit mir?
3. Wie wäre es, ohne diesen Gedanken zu leben?
4. Wenn ich den Gedanken umdrehe: Kann das ebenso wahr sein? Was würde jemand tun, der genau das Gegenteil denkt?

Dazu wieder ein Beispiel, nämlich der Gedanke »Ich schaffe das nicht«:

1. Ist das wirklich wahr? Bin ich mir da hundertprozentig sicher?
   Eigentlich weiß ich das nicht so ganz genau. Ich habe es bis jetzt ja auch geschafft.
2. Was macht der Gedanke mit mir?
   Er macht mich passiv und traurig, lässt mich resignieren.
3. Wie wäre es, ohne diesen Gedanken zu leben?
   Es wäre entspannt, ich hätte weniger Angst, wäre fröhlicher, könnte mehr tun …
4. Wenn ich den Gedanken umdrehe: Kann das genauso wahr sein? Was würde jemand tun, der genau das Gegenteil denkt?
   Ich würde mit anderen darüber sprechen, diejenigen, die es geschafft haben, fragen, wie sie das gemacht haben. Ich würde ausprobieren, was helfen kann; würde immer weiter suchen, bis ich eine Lösung habe. Vielleicht kann ich das auch schaffen!

Die Pohltherapie® als Selbstbehandlung

Das Erkennen von schädlichen Alltagsgewohnheiten und Fehlhaltungen sowie Körperübungen kennen Sie nun schon. Das gehört genauso zur Pohltherapie® wie die manuelle Behandlung von Muskeln und Bindegewebe sowie die Pandiculations.

Wenn Sie mehr darüber lesen wollen, schauen Sie sich die Website https://pohltherapie.de an. Dort finden Sie auch Therapeutinnen und Therapeuten, die darin ausgebildet sind. Es gibt sie in ganz Deutschland, Österreich und der Schweiz. Wenn Sie zu einer Therapeutin oder einem Therapeuten gehen, wird man Ihre Beschwerden genau erfragen, Ihre Haltung analysieren und Ihre Gewohnheiten, Sie werden untersucht, und Ihre Therapeutin macht – je nach Verspannungen und Beschwerden – einen Behandlungsplan zur Skizzierung der Vorgehensweise. Durch das manuelle Feedback bei den Pandiculations lockert sich oft schon manches.

Andere Kontraktionen werden manuell behandelt. Sie bekommen Körperübungen, und der Therapeut wird mit Ihnen besprechen, welche Gewohnheiten Sie verändern sollten. Die Pohltherapie® ist also kein passives Verfahren wie viele andere, sondern verlangt nach Ihrer Mitarbeit.

Wenn wir bei unseren Patienten sehen, dass viel zu tun ist und es schwierig wird, Zeit und Geld für die Behandlung aufzubringen, leiten wir unsere Patienten zur Selbstbehandlung nach den Prinzipien der Pohltherapie® an.

Die Anleitungen dazu habe ich systematisch zusammengestellt, sodass Sie Schritt für Schritt vorgehen können. Natürlich können Sie das nicht so perfekt wie ein ausgebildeter Therapeut, aber das heißt nicht, dass es unmöglich wäre, selbst etwas zu erreichen. Man muss aber wissen, wie, und braucht eine gewisse Geduld.

Ob Sie sich behandeln lassen oder lernen, sich selbst zu therapieren, hängt in erster Linie von Ihnen ab: Manche erforschen begeistert den eigenen Körper und kommen gut voran. Andere sagen, dass das Manuelle noch nie so »ihr Ding« war, und sie wollen lieber Fachleute ans

Werk lassen, leisten ihren Beitrag durch gewissenhaftes Üben und gehen konsequent ihre Gewohnheiten an.

Wenn Sie nur leichte Beschwerden haben oder erst seit Kurzem leiden, sind die Erfolgsaussichten für die Selbstbehandlung hoch. Haben Sie ein gutes Körpergefühl und sind neugierig, Neues herauszufinden? Sie sind gern unabhängig von Terminen und möchten nirgends hinfahren? Dann ist die Selbstbehandlung für Sie sicher zu empfehlen. Ein weiterer Vorteil der Selbstbehandlung ist wie gesagt der geringe finanzielle Aufwand.

Wenn Sie von Ihren Beschwerden sehr gestresst sind und sich viele Sorgen machen, ist es wahrscheinlich besser, sich behandeln zu lassen oder die Selbstbehandlung in die Therapie zu integrieren. Falls Sie merken, dass Sie nicht recht vorwärtskommen oder Ihnen die Hände anfangen wehzutun, sollten Sie sich ebenfalls eine Therapeutin oder einen Therapeuten suchen.

In jedem Fall ist die Therapie ein Prozess, der Aufmerksamkeit und Zeit erfordert, bei dem Sie etwas über sich lernen und entdecken. Es gibt kleine und große Fortschritte und wieder kleine Rückschläge, das ist ganz normal. Wenn Ihnen das Ganze wie ein Riesenberg vorkommt, machen Sie kleine Schritte, auch so geht's aufwärts.

Fall: Bericht der Patientin Sonja Z.

Ich bin 42 Jahre alt und habe zwei Kinder, arbeite im Büro und helfe bei der Pflege meiner Schwiegermutter. Vor einem Jahr merkte ich, dass ich öfter auf die Toilette musste, morgens war es manchmal so, dass ich nicht schnell genug aufs WC kam und ein paar Tropfen abgingen, was mich sehr erschreckte. Die Gynäkologin meinte, das sei nach zwei Geburten in meinem Alter normal. Dann wurde ein Analekzem festgestellt, das stark juckte, die Salbe, die ich bekam, half nicht, es wurde eher schlimmer. Mit der Zeit konnte ich nur noch weite und lockere Hosen und Unterhosen anziehen, alles andere machte mich ganz verrückt, es juckte nicht nur, es brannte und stach. Man dachte, es sei ein Pilz, aber die Pilzbehandlungen halfen mir nicht, es wurde nur schlimmer davon, ich konnte kaum noch schlafen. Dann wurde eine Puden-

dusneuralgie festgestellt. Ich war froh, dass endlich etwas gefunden wurde, trotzdem hatte ich Angst vor einer OP.
Durch das Internet kam ich in die Praxis von Renate Bruckmann in Saarbrücken. Sie erklärte mir nach der Untersuchung, was alles verspannt bei mir war. Es war erschreckend viel. Sie fing sofort mit der Behandlung an, und ich merkte schon gleich eine kleine Veränderung. Sie zeigte mir auch Übungen für zu Hause. Ich machte sie auch alle, aber ich hatte Bedenken, wie ich es schaffen sollte, regelmäßig zu kommen. Der Weg war weit nach Saarbrücken, und ich hatte wenig Freizeit. Wir machten es dann so, dass sie mir zeigte, welche Punkte ich drücken musste (im Bauch und an den Oberschenkeln) und wie ich die Haut behandeln sollte. Das habe ich ein paar Wochen lang gemacht, und es wurde langsam etwas besser. Zuerst ging das Jucken weg, das war eine Erleichterung. Am Anfang hatte ich Angst, etwas falsch zu machen, mit der Zeit wurde ich sicherer. Es war erstaunlich, wie viele Stellen ich fand!
Ich war dann noch zweimal bei Frau Bruckmann, weil ich aufs Steißbein gefallen war und der ganze Rücken so wehtat, dass ich kaum noch gehen konnte, was wir auch wegbekamen. Die ganze Zeit habe ich Übungen gemacht und mache sie jetzt auch noch, damit es so bleibt. Ich kann wieder alle Hosen anziehen und gehe ganz normal auf die Toilette. Danke!

Die Selbstbehandlung in der Übersicht

Ich habe versucht, die Selbstbehandlungen gleichzeitig einfach und wirksam zu gestalten. Manches mag Ihnen zuerst kompliziert scheinen, es wird mit der Zeit immer leichter, weil Ihr Verständnis und Ihr Spürsinn besser werden. Ob die Selbstbehandlungen Ihnen helfen, können Sie nur mit Sicherheit sagen, wenn Sie es ausprobiert haben, vom Lesen allein wissen Sie es nicht. Damit Sie den Überblick behalten, gibt es gleich eine Tabelle dazu, sodass Sie erkennen, bei welchen Beschwerden welche Selbstbehandlungen sinnvoll sind.

Sie werden dabei etwas ganz Neues lernen. Erinnern Sie sich, wie es war, als Sie den Führerschein gemacht haben? Oder das Radfahren lernten? Wissen Sie noch, dass Sie Zeit gebraucht haben, bis das Zusammenspiel von Sinneseindrücken und Motorik funktioniert hat? Das wird auch hier der Fall sein: Etwas Neues zu lernen heißt, neue Bahnen im Gehirn anzulegen, den Strahl der Aufmerksamkeit auf Dinge zu lenken, die bisher im Dunkeln lagen – Strukturen verstehen, den Spürsinn aktivieren. Holen wir also das Becken aus dem Dunkel und lernen, es zu bewegen, zu spüren und zu entspannen. Das braucht Geduld, was sich aber allemal lohnt.
Suchen Sie sich in der Übersicht Ihre Beschwerden oder Gewohnheiten heraus, und behandeln Sie die dazugehörige Region. Behandeln Sie die Muskeln, indem Sie die Schmerzpunkte darauf suchen und lösen. Dann untersuchen Sie auch das Bindegewebe dort und behandeln es wie beschrieben. Es ist gut, die Beschreibung erst komplett durchzulesen und erst dann zu beginnen.

Übersicht der Behandlungen

Wo behandeln?	**Was behandeln?**	**Bei welchen Beschwerden?**	**Bei welchen Gewohnheiten?**
Bauch	Unterbauch	Blasenbeschwerden Harndrang Beckenboden-schmerzen Menstruations-schmerzen Atemprobleme Leistenschmerzen, die in Bauch und Becken ziehen Hodenschmerzen Penisschmerzen	Bauch anspannen Rundrücken Steißbein einziehen mit angezogenen Knien sitzen Beine übereinanderschlagen Keine Bauchatmung
	Oberbauch	Atemstörungen Bauchschmerzen Übelkeit	Angespannter Bauch, Rundrücken oben
	Narben		Wenn vorhanden und verspannt

Wo behandeln?	**Was behandeln?**	**Bei welchen Beschwerden?**	**Bei welchen Gewohnheiten?**
	Zwerchfell	Atemstörungen Herzklopfen Übelkeit im Oberbauch	Luft anhalten, keine Bauchatmung Rundrücken oben
	Iliopsoas	Menstruationsschmerzen Blasenbeschwerden Beckenbodenschmerzen Bauchschmerzen Leistenschmerzen, die ins Bein ziehen Rückenschmerzen in der Lendenwirbelsäule mittig Atemprobleme	Hohlkreuz unten und Entenhaltung Gesäß nach hinten strecken Sitzen mit angezogenen und übereinandergeschlagenen Beinen Einseitige Körperhaltung auf dem Standbein
Beine	Beininnenseiten	Schmerzen, die in die Beine innen strahlen Blasenprobleme Schmerzen an Damm und Prostata Sitzbeschwerden	Übereinandergeschlagene Beine, Standbein und Beckenschiefhaltung
	Beinrückseiten	Sitzbeschwerden Rückenschmerzen	Vielsitzer Alle, die nicht mit den Fingerspitzen bei gestreckten Knien zum Boden kommen
	Beinvorderseiten	Schmerz in den Oberschenkeln	Strammstehen In der Banane stehen Menschen, die nicht im Fersensitz sitzen können

Wo behandeln?	**Was behandeln?**	**Bei welchen Beschwerden?**	**Bei welchen Gewohnheiten?**
Becken	Vorn: Blasenregion	Harndrang Blasenschmerzen Reizblase Harnröhre schmerzt Penisschmerzen	Gewohnheit, Harndrang zu unterdrücken, Beine übereinan-derzuschlagen, Beckenboden vom Stuhl abzuheben
	Außen- und Rückseite: Gesäßmuskeln	Vulvodynie Pudendusneuralgie Steißbeinschmer-zen Genitale Missemp-findungen und Schmerzen Rektale Schmerzen Sitzbeschwerden	Gewohnheit, Beckenboden anzuspannen, Beckenboden vom Stuhl abzuheben In der Banane stehen Steißbein einzie-hen Füße oder nur einer zeigt immer nach außen
Genital und Sitzbeine	Frauen: äußeres Genital, innere Behandlung Männer: äußerer Genitalbereich	Vulvodynie Pudendusneuralgie Sitzbeschwerden Schmerzen und Missempfindungen in Beckenboden, Vagina, Harnröhre und Blase Schmerzen und Missempfindungen in Beckenboden, Prostatata, Damm und Peniswurzel	Ständig den Beckenboden anspannen Beckenboden vom Stuhl abheben Steißbein einzie-hen
Rektum	Anus Männer: Prostata Beide Geschlechter: innerer Beckenboden	Pudendusneuralgie Schmerzen und Missempfindungen am Anus und im Rektum Verstopfung Beckenboden- und Prostataschmerzen Blasen- und Harnröhrenschmerzen	Gewohnheit, ständig den Anus anzuspannen, das Steißbein einzuzie-hen oder den Beckenboden vom Stuhl abzuheben oder den Becken-boden ständig anzuspannen

Sie brauchen ein paar Dinge, die Ihnen die Sache leichter machen:

1. Ein *Werkzeug,* das Sie für die Behandlung der Triggerpunkte benutzen, um Ihre Finger zu entlasten. Das kann ein dafür hergestelltes Stäbchen aus Holz, Metall oder Kunststoff sein. So etwas bekommen Sie übers Internet. Es geht aber auch mit dem runden Ende eines Bleistifts oder dem Stiel eines Kochlöffels und einem Tennis- oder einen Massageball für Faszien (gibt es aus Plastik oder aus Kork). Sie sehen in der Abbildung folgende Behandlungs-Tools: Vierzack für äußere Triggerpunkte, Therawand® für innere, Bella Bambi® für Bindegewebsbehandlung und einen Tennisball.

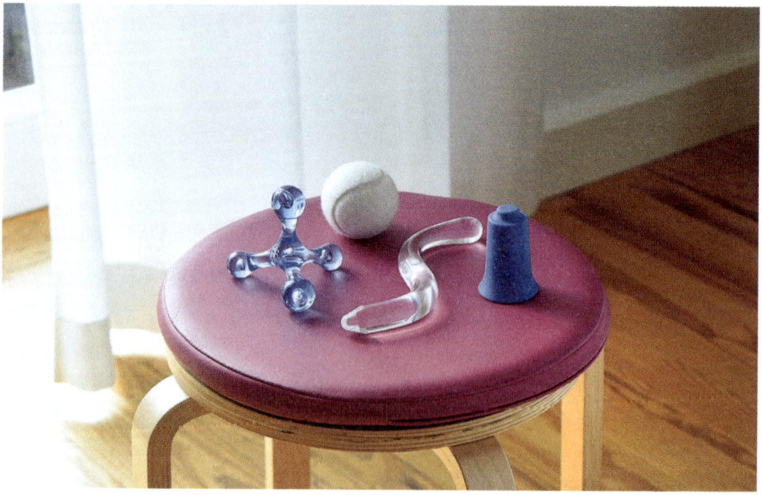

Abbildung 76: Behandlungswerkzeuge

2. *Heft und Stift:* Sie notieren im Heft Ihre Behandlung und deren Effekte. Das hilft, die Übersicht zu behalten. Auch wenn Sie der Typ sind, der eher intuitiv statt systematisch vorgehen möchte, was genauso gut funktionieren kann, sollten Sie die Behandlung dokumentieren, denn wenn Sie nach einer Behandlung erleben, dass sie super gewirkt hat, können Sie nachlesen, was Sie gemacht haben, damit Sie es wiederholen können. Außerdem sind solche Aufzeichnungen hilfreich, falls Sie zusätzlich noch eine Therapeutin oder einen Therapeuten einschalten. Das Ganze kann etwa so aussehen:

Datum

01.01.	Harndrang: mäßig bis stark. Behandlung: Unterbauch am Schambein, Bindegewebe, danach warmes Gefühl, freier.
02.01.	Harndrang etwas besser, keine Behandlung, Grundprogramm geübt.
03.01.	Immer noch besser, Triggerpunkte rund um Nabel behandelt, rechts mehr als links gefunden, danach Atmung leichter, beim Gehen gespürt, wie ich den Bauch anspanne.

Erste Behandlungsschritte

Damit Sie sich an Ihrem Becken orientieren können, sehen Sie sich die Abbildung an und ertasten, was Sie sehen.

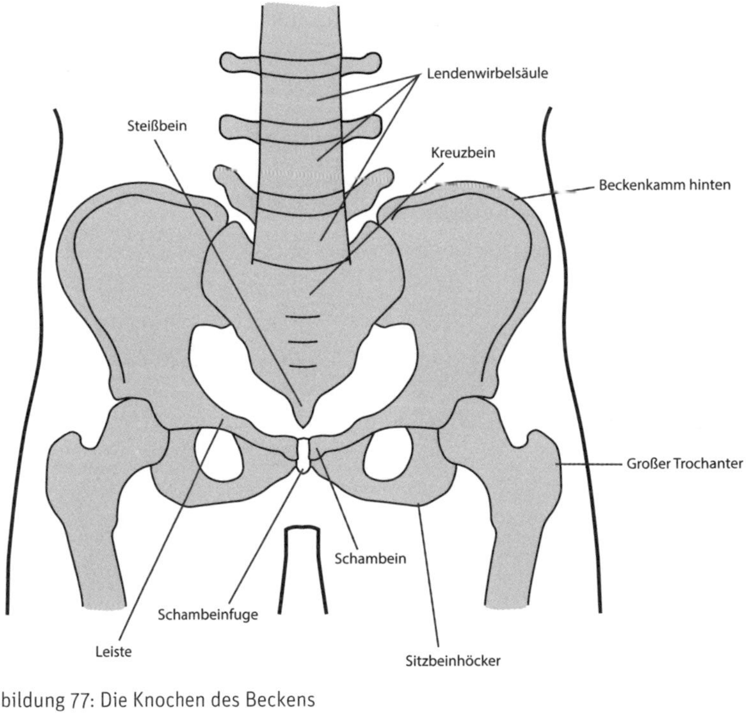

Abbildung 77: Die Knochen des Beckens

Das Becken beginnt etwa auf der Höhe des Nabels. Es hat Knochen und Muskeln, Organe und Nerven sowie Gefäße. Wir untersuchen hier die Knochen:

- Tasten Sie rechts und links Ihrer Taille die knöchernen Begrenzungen. Das sind Ihre *Beckenkämme,* die zum Darmbein gehören. Sie bilden das obere Ende Ihres Beckens.
- Im Sitzen nehmen Sie Ihre Hände und setzen sich auf die Handflächen, Sie spüren dann rechts und links in Ihren Pobacken die beiden *Sitzbeinhöcker als harte runde Knochen.* Die Sitzbeinhöcker sind das untere Ende Ihres Beckens.
- Vorn unten hat Ihr Becken einen kleineren Knochen, das *Schambein,* es liegt zwischen dem Anfang Ihrer Oberschenkel.
- Wenn Sie von dort aus nach hinten entlangtasten, fühlen Sie auf jeder Seite einen Knochen, den man *Schambeinast* nennt, er endet bei den Sitzbeinhöckern.
- Hinten finden Sie Ihr *Kreuzbein,* den flachen Knochen zwischen Po und Rücken. Von dort geht es zwischen den Pobacken zum Steißbein, das sich nach innen krümmt.
- In der Mitte Ihrer Leisten befindet sich rechts und links je ein *Hüftgelenk,* es ist die Verbindung des Beckens zu den Beinen.
- Am Ende Ihrer Oberschenkel außen ist seitlich ein dicker Knochenknubbel, von dem die meisten denken, es sei ihr Hüftgelenk, in Wirklichkeit heißt der Knochen *»großer Trochanter«.* Dort setzen die Pomuskeln an.

Nun haben Sie alles parat, Heft und Stift und Ihren Finger oder ein kleines Behandlungswerkzeug, und beginnen damit, erste Behandlungsschritte zu machen.

Schmerzpunkte (Triggerpunkte) auf den Muskeln finden und behandeln

Wenn ein Muskel locker ist, kann man ziemlich fest darauf drücken, ohne dass es wehtut. Nicht so, wenn er verspannt ist – dann findet man dabei Trigger- oder Schmerzpunkte. Zum Drücken benutzen Sie Ihren Daumen, den Sie mit der locker geballten Hand unterstützen.

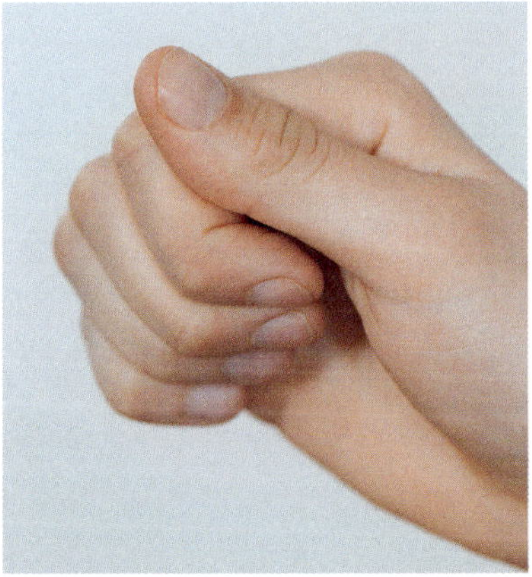

Abbildung 78: Handhaltung für die Triggerpunktbehandlung

Ihre Aufgabe ist es nun, an Ihrem Bauch solche Stellen zu finden. Ihr Druck kann so stark sein wie das gesamte Gewicht Ihres Arms, wenn Sie auf dem Rücken liegen. Im Sitzen legen Sie die andere Hand noch auf die behandelnde, das ist etwa der richtige Druck. Wenn Sie eine Stelle gefunden haben, drücken Sie dort so lange, bis der Schmerz nachlässt.

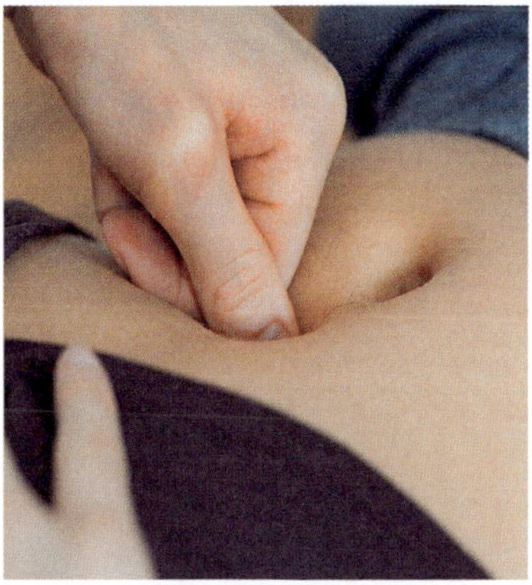

Abbildung 79: Triggerpunkte am Bauch mit dem Daumen behandeln

Während Sie drücken, bewegen Sie die Stelle: Einatmend kommt sie heraus, ausatmend sinkt sie ein. Das macht die Sache effektiver und fühlt sich besser an. Wenn Sie mit dem Punkt fertig sind, machen Sie eine kurze Pause. Probieren Sie das am besten liegend oder sitzend an mehreren Stellen des Bauchs aus. Danach atmen Sie ein paarmal und spüren, ob sich Ihr Bauch leichter anfühlt, ob Sie besser atmen können.

Sie können dabei nichts »kaputt machen«. Er muss nicht ganz weggehen, es reicht, wenn es nur noch halb so wehtut, den Rest macht Ihr Körper allein.

Das Bindegewebe behandeln

Fassen Sie eine Hautrolle Ihres Bauchs zwischen Daumen und Zeigefinger, und beginnen Sie damit, diese zwischen Ihren Fingern hin- und herzurollen, als wäre die Hautrolle ein dicker Stift. Wenn das Gewebe verspannt ist und Sie genug Druck haben, löst das einen scharfen, schneidenden Schmerz aus, ähnlich wie ein Kneifen. Machen Sie das so lange, bis das Rollen weniger schmerzhaft wird, und atmen Sie ruhig dabei. Sie können dabei auch die Richtungen wechseln, also diagonal oder längs und quer rollen; und es kann sein, dass sich das ziemlich verschieden anfühlt.

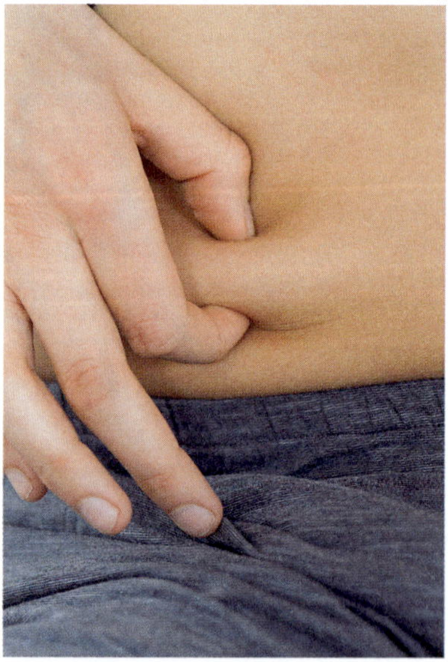

Abbildung 80: Behandlung des Bindegewebes mit der Hand

Wie dick die Rolle ist, die Sie zu fassen bekommen, hängt einmal davon ab, wie gut gepolstert Sie sind, und davon, welche Schicht Sie zu fassen bekommen. Für die Selbstbehandlung ist es ausreichend, wenn Sie das, was Sie fassen können, rollen und das Schneidegefühl entsteht.
Danach rötet sich die Haut etwas, und Sie spüren, dass es warm wird. Machen Sie die Bewegung ganz langsam, sodass Sie es gut ertragen können, und atmen Sie ruhig und langsam dabei.

Kleine Fehler beim Behandeln, die Sie vermeiden können

Sie schreiben nicht auf, was Sie gemacht haben. Und dann fühlt es sich ein paar Tage lang so gut an wie nie, und Sie wissen nicht mehr, wie Sie das erreicht haben. Deshalb sollten Sie alles immer kurz notieren.
Sie behandeln die gleiche Region zu schnell wieder. Dann tut es weh, und Sie wissen nicht, ob da wirklich noch Schmerzpunkte sind oder einfach die Region noch zu empfindlich ist. Deshalb sollten Sie immer eine Woche Pause vor der erneuten Behandlung der gleichen Stelle machen.
Sie drücken zu sachte oder zu fest auf einen Triggerpunkt, im ersten Fall reicht der Druck nicht aus, ihn zu lösen. Im zweiten verursachen Sie zu starken Druckschmerz (alles, was Sie am ruhigen Weiteratmen hindert, ist zu viel). Wenn man vor Schmerz die Luft anhält und verkrampft, lösen sich Verspannungen leider auch nicht. Dann hat's außer »Autsch!« nichts gebracht.

Narben behandeln

Haben Sie eine Narbe an der Leiste oder dem Bauch, untersuchen Sie, ob Sie die Haut an der Stelle zwischen Ihren Fingern rollen können, ohne dass es wehtut. Probieren Sie die Bindegewebsbehandlung hier in verschiedenen Richtungen. Wenn die Narbe in Ordnung ist, schmerzt sie dabei nicht, und Sie müssen sich nicht darum kümmern. Wenn sie schmerzt, sollte sie behandelt werden, also gerollt werden. Nehmen Sie dickere Falten und dünnere, und fassen Sie in verschiedene Richtungen.
Narben kann man auf diese Art behandeln, sobald sie etwa drei Monate alt sind. Vorher sind sie zu frisch, und man sollte sie in Ruhe lassen. Wenn Sie sehr schmerzhaftes Narbengewebe haben, lassen Sie sich Zeit, und arbeiten Sie ganz langsam. Vergessen Sie nicht, ruhig zu atmen, und vertiefen Sie besonders die Ausatmung. Es wird besser werden! Nach der Behandlung spüren Sie im Liegen nach. Ist es jetzt wärmer? Lebendiger?

FAQs für die Selbstbehandlung

Kann ich beim Behandeln etwas falsch machen?

Ja, kleine Fehler können Sie machen, es kann aber nichts Gravierendes dabei passieren. Das Schlimmste, was geschehen kann, ist, dass Ihre Behandlung nichts gebracht hat. Oder dass Sie einen blauen Fleck bekommen. Das Risiko ist also kalkulierbar.

Ich tue mich schwer, mich bei der Selbstbehandlung anzufassen. Woran liegt das?

Manche haben eine gewisse Scheu, sich an den fraglichen Stellen zu untersuchen, sich anzufassen. Wir kennen diese Scheu auch bei anderen Körperbereichen, und sie hat weniger etwas damit zu tun, dass der Intimbereich betroffen ist, sondern damit, dass man die verspannten Gebiete grundsätzlich gern meidet, sowohl in Gedanken wie auch in Taten, wenn man so will. Man möchte lieber nicht dran denken, hinspüren oder -fassen. Diese Vermeidungshaltung ist natürlich auch Teil des Problems und leistet der sensomotorischen Amnesie Beihilfe. Es nutzt aber nichts, ohne veränderte Wahrnehmung und ohne manuelle Behandlung kann sich nichts ändern. Also trauen Sie sich, machen Sie kleine Schritte, probieren Sie den ersten aus und wiederholen ihn so lange, bis Sie sich darin sicher fühlen, dann erst gehen Sie zum nächsten. Wenn es gar nicht geht, suchen Sie sich am besten einen Therapeuten oder eine Therapeutin.

Ich habe so viele Beschwerden, dass ich nicht weiß, wie ich vorgehen soll.

Es ist immer gut, mit dem Bauch anzufangen. Erstens ist es einfach, zweitens haben die meisten dort lohnende Stellen. Danach nehmen Sie die Tabelle mit den Beschwerden zur Hand und fangen bei den Beschwerden an, die Sie am meisten stören. Es ist nicht so wichtig, dass Sie eine Reihenfolge einhalten, viel wichtiger ist es, überhaupt mal zu beginnen!

Ich habe nach der Selbstbehandlung zusätzliche Schmerzen bekommen, was ist das?

Nach der Behandlung können Reaktionsschmerzen auftreten, diese fühlen sich meist etwas anders an als die ursprünglichen Beschwerden. Ob sie überhaupt auftreten und wie stark sie sind, ist individuell verschieden. Manchmal bleiben sie nur ein paar Stunden lang, manchmal ein paar Tage. Manche haben sie gar nicht, es lässt sich also nicht vorhersagen. Auf jeden Fall sind diese Reaktionen normal und werden nach mehreren Behandlungen schwächer oder verschwinden ganz. Sie treten nicht nur bei der Selbstbehandlung auf, sondern auch, wenn man sich behandeln lässt. Auch ein blauer kleiner Fleck kann entstehen. Also keine Sorge, das ist normal und vergeht wieder.

Woher weiß ich, dass der Druck, den ich ausübe, richtig ist?
Ihr Körper sagt es Ihnen: Wenn der Druckschmerz auf der Skala von 0 (»Tut gar nicht weh«) bis 10 (»Kann ich kaum aushalten«) auf 6 bis 7 liegt, machen Sie es richtig. Sie merken nach ungefähr einer Minute, manchmal schneller, dass der Druckschmerz nachlässt. Dann hören Sie auf, diesen Punkt zu behandeln.

Wie lange drücke ich auf einen einzelnen Schmerzpunkt?
Wenn der verursachte Druckschmerz von der 7 auf 3 bis 4 herunterkommt, lassen Sie langsam los. Das reicht, den Rest macht der Körper von allein.

Wie lange sollte eine Sitzung dauern?
Das hängt davon ab, wie ausdauernd Sie sind und wie viel Lust Sie haben. In der Praxis behandeln wir eine bis eineinhalb Stunden am Stück und machen dann eine Woche Pause. Zur Selbstbehandlung sind kürzere Sessions besser, vielleicht dafür zwei-, dreimal die Woche. Nehmen Sie dann jeweils eine andere Region ins Visier.

Der Druckschmerz der Muskelbehandlung lässt nicht nach, woran kann das liegen?
Wird es nicht weniger, kann es daran liegen, dass Sie zu fest gedrückt haben. Schwächen Sie Ihren Druck ab, und warten Sie noch etwas, halten Sie den Punkt maximal eine Minute, dann lassen Sie los. Oder es liegt daran, dass das Problem mehr im Bindegewebe als im Muskel liegt. Probieren Sie, wie schmerzhaft es an der Stelle ist, die Hautrolle zwischen die Finger zu nehmen und hin und her zu rollen. Wenn es wehtut, rollen Sie ***ganz langsam*** hin und her, bis es besser wird.

Wie schnell soll ich die Rollbewegung bei der Bindegewebsbehandlung machen?
Wenn Sie denken, so ist es langsam genug, machen Sie noch ein bisschen langsamer. Atmen Sie ruhig dabei ein und aus, dann haben Sie das richtige Tempo.

Das Bindegewebe zu behandeln ist sehr anstrengend für meine Finger, kann man dazu Hilfsmittel nehmen?
Wenn Sie merken, dass Sie dabei leicht ermüden, können Sie über die Anschaffung eines kleinen Hilfsmittels nachdenken. Es handelt sich dabei um kleine »Sauggeräte«, die über das Bindegewebe geführt werden. Es ist ein bisschen wie schröpfen, nur unblutig. Am besten ist es, sich dabei mit ganz wenig Öl einzureiben, dann hält das Schröpfgerät besser.
Die Geräte kann man im Internet bestellen. Wir arbeiten in der Praxis mit dem Produkt Bella Bambi® in der Variante »strong«. Das geht am Bauch und an den Beininnenseiten recht gut, man kann damit zwar nicht alle Schichten erreichen, aber es hilft einem wieder ein Stück weiter.
Ansonsten haben Sie ja die Möglichkeit, sich behandeln zu lassen. Pohltherapeuten sind darin ausgebildet und routiniert.

Bauchbehandlung

Mit dem Bauch haben wir schon weiter oben geübt. Den Bauch zu behandeln ist eine gute Grundlage für alles Weitere. Es kann sein, dass das Ihre Beschwerden schon deutlich verbessert. Er wird davon auch nicht schlapp, sondern flexibel und funktionstüchtig: Atmung, Verdauung, Ausscheidung und Schmerzfreiheit benötigen einen flexiblen Bauch. Ein harter Bauch ist kein guter Platz für die Organe darin, sie haben zu wenig Freiraum und können sich nicht bewegen. Man kann den Bauch unterteilen in Oberbauch und Unterbauch, dann ist es leichter, sich zu orientieren.

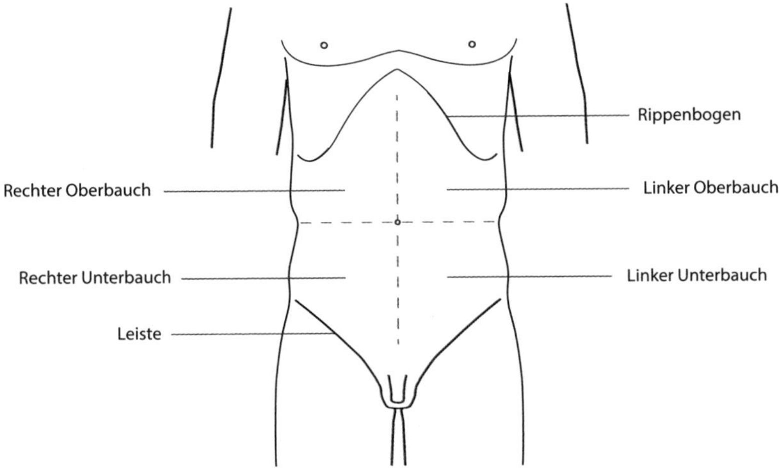

Abbildung 81: Einteilung des Bauchs zur besseren Orientierung

Am besten ist, Sie beginnen mit Ihrem Unterbauch. Er ist bei den allermeisten Patienten mit urogenitalen Beschwerden verspannt.

Den Unterbauch behandeln

Legen Sie sich aufs Bett oder auf Ihre Matte, stellen Sie die Beine bequem an, und ertasten Sie die Fläche Ihres Bauchs vom Nabel an abwärts bis zu Ihrem Schambein und seitlich bis in die Leisten. Lassen Sie sich Zeit für das Kennenlernen und Ertasten Ihres Bauchs. Wie fühlt sich das Gewebe dort an? Ist es überall gleich? Gibt es festere und weichere Stellen? Fühlen Sie, ob sich eine Seite anders anfühlt als die andere. Drücken Sie etwas fester (mit dem ganzen Gewicht Ihres lockeren Arms), und überprüfen Sie dadurch, ob Sie Triggerpunkte haben. Wenn ja, drücken Sie atmend, bis es langsam besser wird.

Erfühlen Sie auch den oberen Rand Ihres Schambeins. Die Ansätze des geraden Bauchmuskels dort können Sie tasten, wenn Sie aus der Rückenlage den Kopf leicht anheben, dann spannt er sich an, und Sie fühlen, wie es unter Ihrem Finger hart wird. Wenn Sie dort druckschmerzhafte Stellen haben, drücken Sie so lange darauf, bis es besser wird. Sie können dazu ein Werkzeug verwenden, so wie auf dem Foto.

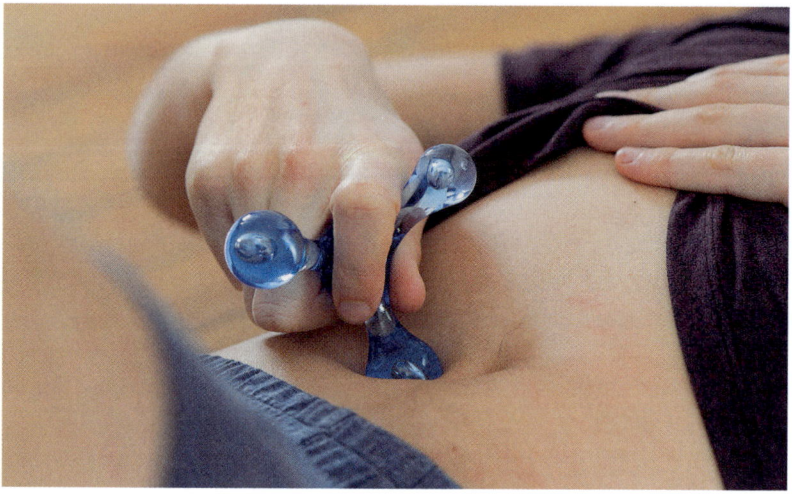

Abbildung 82: Triggerpunkte am Unterbauch behandeln mit Werkzeug

Wenn Sie auf der linken Seite neben dem Nabel einen starken Puls oder ein Pochen fühlen, dann sind Sie in der Nähe Ihrer Bauchaorta. Das ist ein dickes Blutgefäß tief drinnen. Es ist nicht weiter schlimm, mit dem Finger auf die Stelle zu drücken, die Aorta liegt auch nicht direkt unter der Haut, sondern viel tiefer, auch wenn ihr Pulsieren bis in die Bauchdecke spürbar ist. Weil Sie aber auf Schmerzpunkte aus sind, gehen Sie ein paar Millimeter zur Seite, wo das Pulsieren etwas schwächer ist, und machen dort weiter.

Es kann sein, dass Sie an Ihrem Bauch sehr viele Punkte finden, wenn ja, nehmen Sie sich fürs Erste nur eine Seite vor und schreiben in Ihr Heft, wo Sie gearbeitet haben, damit Sie wissen, wo Sie noch nicht waren.

Nach der Behandlungssitzung spüren Sie nach: Wie geht jetzt die Atmung, welches Gefühl haben Sie in Ihrem Bauch?

Die Muskeln, die Sie in der Bauchdecke am Unterbauch behandeln, sind die geraden und die schrägen Bauchmuskeln (M. rectus abdominus und obliquus).

Den Oberbauch behandeln

Die Behandlung des oberen Bauchs ist besonders angezeigt bei Sodbrennen, Übelkeit, Angstgefühle im Oberbauch, Magenschmerzen sowie Atemeinschränkungen.

Suchen Sie nach Triggerpunkten in der Bauchdecke oberhalb des Nabels bis zu den Rippenbögen, und drücken Sie diese etwa eine Minute lang, bis der Druckschmerz nachlässt. Teilen Sie die Fläche ein, wenn Sie denken, dass es viele Punkte gibt, zum Beispiel in linke und rechte Seite.

Als nächsten Schritt, vielleicht an einem anderen Tag, behandeln Sie die Rippenbögen. Dazu drücken Sie von unten her kommend direkt gegen die Kante des Rippenbogens. Wenn Sie dort viele Punkte finden, wandern Sie gleich auf die Rippe und suchen dort weiter. Sie merken, dass Sie auf den Rippen weniger Druck ausüben müssen als in der Bauchdecke. Sie werden außerdem feststellen, dass es Stellen gibt, an denen auch ein fester Druck keine Beschwerden auslöst, während woanders schon leichter Druck schmerzhaft ist. Das ist normal und liegt daran, dass es unter den schmerzhaften Stellen mehr Triggerpunkte bei Ihnen gibt. Bei jemand anderem könnte es anders sein.

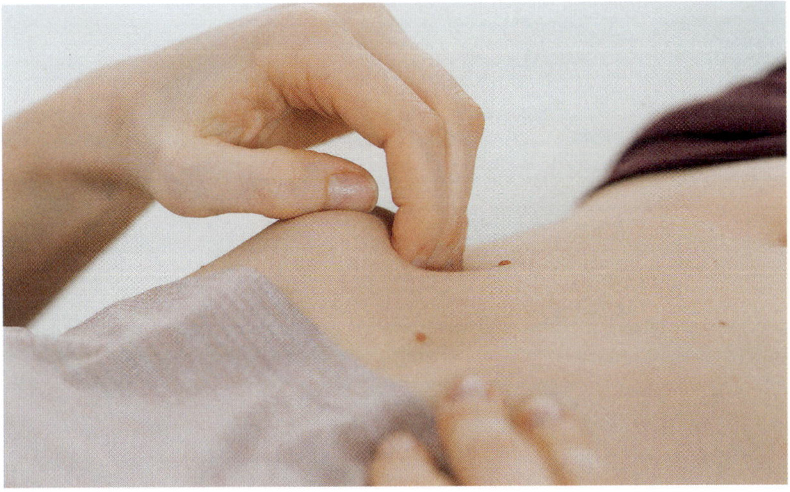

Abbildung 83: Triggerpunkte am Rippenbogen behandeln für bessere Atmung und Verdauung

Suchen Sie dann die Mitte zwischen den beiden Rippenbögen auf, Sie können dort die Spitze des Brustbeins ertasten; und eventuell finden Sie darauf ebenfalls noch Triggerpunkte, deren Beseitigung Ihre Atmung erleichtern kann. Keine Angst, das Brustbein ist ein stabiler Knochen, und Sie können nichts kaputt machen, wenn Sie darauf drücken.

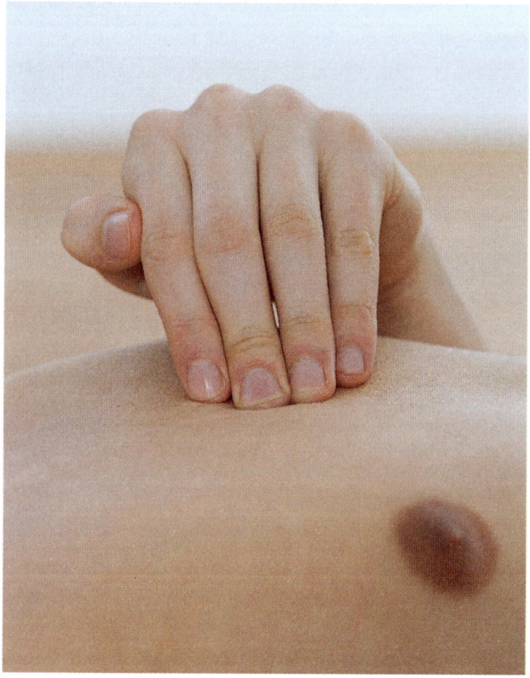

Abbildung 84: Brustbein behandeln – dort finden sich Triggerpunkte auf den Ansätzen der Brust- und Bauchmuskeln

Das Bindegewebe des Bauchs behandeln

Behandeln Sie auch in dieser oder einer der nächsten Sitzungen das Bindegewebe an Ihrem Bauch wie oben auf Seite 232 beschrieben, indem Sie eine Hautrolle fassen und diese zwischen Ihren Fingern hin und her rollen. Oder nehmen Sie Ihr »Sauggerät« dazu.

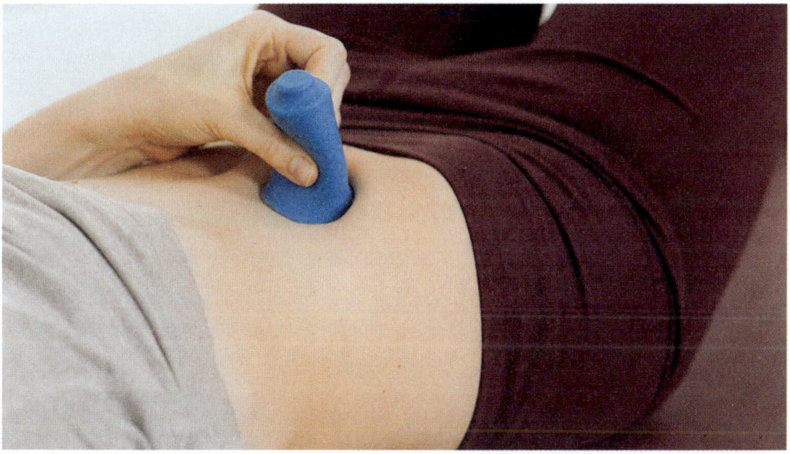

Abbildung 85: Das Bindegewebe am Bauch mit dem Bella Bambi® lockern, damit der Bauch beweglicher wird

Hyperventilation

Wir können ziemlich lange nicht essen oder ein paar Tage nicht trinken, ohne daran zu sterben. Aber ohne zu atmen können wir nur ein paar Minuten überleben. Weil das Atmen so wichtig ist, müssen wir nie daran denken, genau wie beim Herzschlag, es passiert an die 20 000 Mal am Tag von allein, das kommt durch unser vegetatives Nervensystem. Der Teil des Hirns, der Atmung und Herz steuert, heißt »Medulla oblongata«. Das ist ein 3 Zentimeter großes Stück Gehirn, das gut geschützt ganz tief hinten unten im Schädel liegt. Es kümmert sich von Anfang an um unser Überleben. Kaum haben wir die Gebärmutter verlassen, lässt es uns den ersten Atemzug tun; und wenn es dabei merkt, dass irgendwo noch ein bisschen Schleim steckt, lässt es uns niesen. Auch dass wir von Anfang an wissen, wie Saugen und Schlucken funktionieren, verdanken wir der Medulla oblongata. Wir können uns also darauf verlassen, dass der Körper immer von allein atmet.

Trotzdem kann es geschehen, dass bei Aufregung und Anspannung die Atmung erschwert ist. Dann funktioniert das Zusammenspiel der Muskeln in Brustkorb und Bauch nicht mehr so geschmeidig, und wir atmen flacher. Manchmal merkt man das, manchmal nicht. Darauf reagiert der Körper mit einer gesteigerten Atemfrequenz und erhöhtem Puls, und manchmal steigert sich das Ganze bis zur Hyperventilation, bei der panikartige Zustände mit Herzrasen und Kribbeln auftreten können. Wenn man solch einen Zustand kommen spürt, ist es wichtig, ganz langsam auszuatmen, sich zu bewegen, notfalls kann man die Hände wie einen Korb um den Mund legen (oder ein anderes Gefäß) und hineinatmen. Das bremst die Hyperventilation aus. Hat man eine Neigung dazu, sollte man Bauch und Zwerchfell behandeln. Ist die Bauchdecke flexibel und reaktionsbereit, ist die Atmung es auch.

Als Test und zur Behandlung setzen Sie sich auf einen Stuhl und legen Ihre Hände vorn mit den Fingerspitzen auf die Rippenbögen. Dann lehnen Sie sich mit rundem Rücken nach vorn, sodass Ihre Finger sich um die Rippenbögen krümmen. Drücken Sie ruhig beherzt hinein, und stellen Sie fest, ob Sie an der Innenseite Ihrer Rippen, die Sie von hier aus erreichen, schmerzhafte Stellen finden. Diese fühlen sich manchmal wie Reiskörner an. Wenn ja, bleiben Sie darauf und warten ab, bis die Verspannung sich gelöst hat, was Sie an einem nachlassenden Schmerz merken.

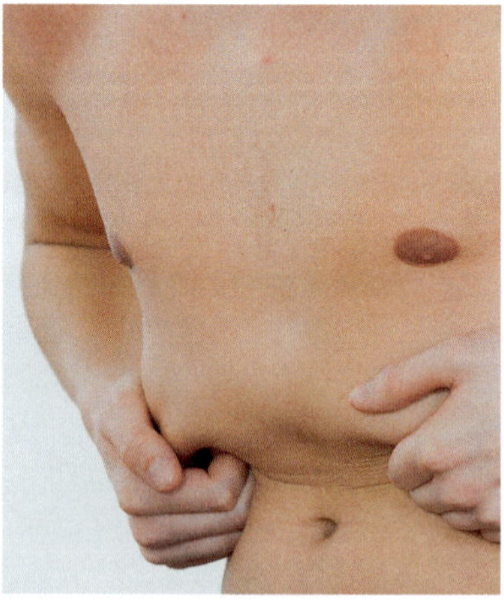

Abbildung 86: Den wichtigsten Atemmuskel behandeln: das Zwerchfell

Wenn Ihr Zwerchfell verspannt ist, ist die Extraübung »Zwerchfellpumpe« (Seite 208) für Sie wichtig. Außerdem kann es sehr effektiv sein, das Bindegewebe auf dem Rippenbogen zu behandeln, auch wenn es nicht so leicht zu greifen ist. Am besten geht's in Seitlage. Legen Sie sich also bequem auf Ihre Matte oder ins Bett, und schauen Sie, was Sie erwischen können, rollen Sie die Hautfalte so lange, bis der Schmerz nachlässt, dann greifen Sie die nächste.

Den Iliopsoas behandeln

Der Iliopsoas-Muskel verläuft von der Wirbelsäule aus quer nach unten durch das ganze Becken, über die Leiste in den Oberschenkel und ist der stärkste Hüftbeuger. Man behandelt ihn bei Atem- und bei fast allen Beckenbodenproblemen, außerdem bei der Hohlkreuzhaltung im Sitzen und dem »Entenpo«. Auch bei Rückenschmerzen (vor allem beim Aufstehen vom Stuhl) und Leistenschmerzen, die bis in den Oberschenkel vorn ziehen, ist er beteiligt. Er ist nicht ganz einfach zu ertasten, weil man ziemlich tief in den Bauch dafür muss, aber wenn man sich getraut hat, bringt es wirklich viel!

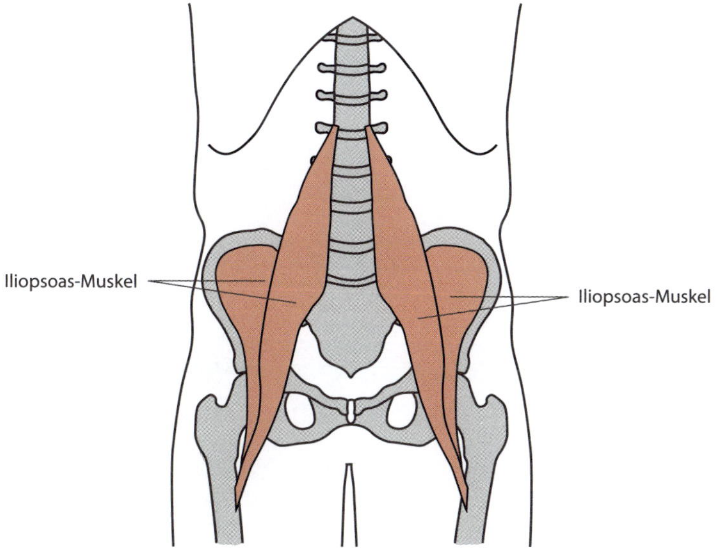

Abbildung 87: So liegt der Iliopsoas im Bauch

Tests

Legen Sie sich auf Ihr Bett, eine Liege oder etwas Ähnliches, sodass ein Bein ab der Hüfte tiefer herunterhängt. Spüren Sie dort ein Spannungsgefühl? Oder in der Mitte Ihres unteren Rückens? Liegen Ihre Oberschenkel oder Knie gut auf, wenn Sie flach auf dem Boden liegen, oder haben Sie das Gefühl, mit ausgestreckten Beinen ins Hohlkreuz gezogen zu werden? Das ist der verspannte Iliopsoas. Nehmen Sie ein paar Atemzüge, und merken Sie sich, wie tief die Atembewegung in den Unterbauch geht.

Wenn Sie wenig Bauch haben

Wenn Sie schlank sind, legen Sie sich auf den Rücken, die Beine angestellt, dann drücken Sie mit drei Fingern (Zeige- bis Ringfinger) und relativ gestreckten Fingern ungefähr 5 Zentimeter rechts neben dem Nabel in den Bauch und ziehen dabei das Knie zum Körper. Wenn Sie die Stelle gefunden haben, spüren Sie beim Bewegen, wie der Muskel sich anspannt, und eventuelle Schmerzpunkte. Drücken Sie dort, und bewegen Sie weiter Ihr Bein, indem Sie es mit gebeugtem Knie heranziehen, aufsetzen und wieder locker ausstrecken. Manchmal zieht auch ein Schmerz auf die andere Bauchseite, das ist normal und braucht Sie nicht zu beunruhigen. Atmen Sie ruhig ein und aus. Machen Sie eine Pause, und vergleichen Sie, wie Ihr Bein aufliegen kann und der untere Rücken. Dann suchen Sie die nächste Stelle weiter in Richtung auf Ihre Leiste.

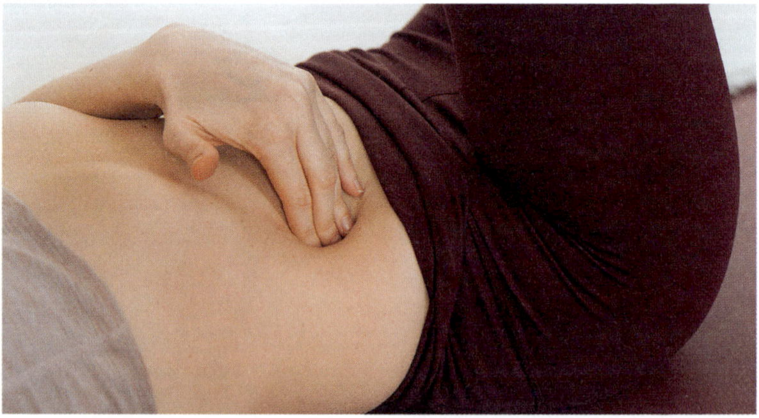

Abbildung 88: Behandlung des Iliopsoas für einen freien Bauch

Strecken Sie sich wieder aus, und überprüfen Sie, wie der Rücken und das Bein aufliegen und wie die Atmung geht.

Wenn Sie mehr Bauch haben

Legen Sie sich auf die rechte Seite, und ziehen Sie die Knie an. Tasten Sie mit einer Hand und drei gestreckten Fingern (Zeige- bis Ringfinger) 10 Zentimeter links neben Ihrem Nabel tief in den Bauch. Atmen Sie dabei ruhig, und versuchen Sie, den Bauch loszulassen, so gut es geht. Dann ziehen Sie Ihr linkes Knie näher zum Körper und strecken es lang nach unten. Manchmal zieht auch ein Schmerz auf die andere Bauchseite, das ist normal. Suchen Sie weiter, ob Sie noch mehr Punkte finden. Drehen Sie sich zurück auf den Rücken, und vergleichen Sie, wie Ihr Bein und der untere Rücken nun aufliegen können.

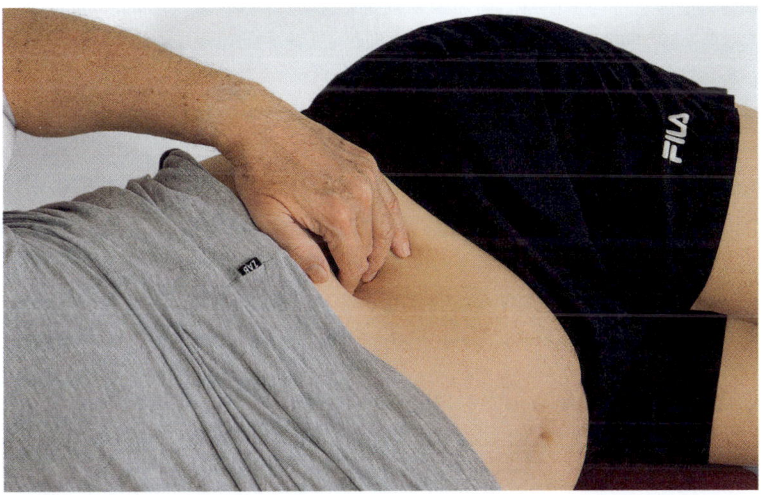

Abbildung 89: Iliopsoas-Behandlung bei mehr Bauch

Trauen Sie sich ruhig, mit festem Druck in Ihren Bauch zu drücken. Der Darm, den Sie dabei vielleicht mitdrücken, hat nichts dagegen!

Ihren spannenden Bauch-Gewohnheiten auf die Spur kommen

Ihre Verspannungen im Bauch, im Iliopsoas und im Zwerchfell können von »spannenden Gewohnheiten« kommen. Checken Sie einmal Folgendes:

- Ich sitze gern mit rundem Rücken.
- Ich sitze gern auf dem Sofa oder dem Bett mit angestellten Beinen.
- Ich stehe gern mit vorgeschobenem Becken.
- Ich fühle mich wohler, wenn ich den Bauch einziehe oder die Bauchdecke anspanne.
- Ich spüre, dass ich, ohne es zu wollen, den Bauch fest mache, zum Beispiel bei Stress oder wenn ich mich konzentriere, wenn ich mich beeile, wenn mich jemand beobachtet und so weiter.
- Ich nehme wahr, dass ich den Bauch beim Einatmen einziehe, anstatt ihn auszudehnen.
- Ich trage Miederhosen oder Shapewear und enge Gürtel.
- Ich mache viele Sit-ups und andere Kraftübungen für den Bauch oder Powerhouse-Übungen aus dem Pilates.
- Ich sitze verdreht vor dem Fernseher, dem Computer, dem Schreibtisch, der Werkbank, den Kunden.
- Ich schlage gern ein Bein über das andere.
- Wenn ich Stress habe, halte ich oft die Luft an und atme nicht mehr in den Bauch.
- Ich habe einen Autositz, der hinten wesentlich tiefer ist als vorn (oder ein Sofa, einen Sessel).
- Beim Wasserlassen drücke ich aktiv mit dem Bauch.

Den gesamten Bauch zu behandeln ist die Grundlage für alles Weitere. Es kann sein, dass das Lösen der Bauchanspannungen Ihre Beschwerden bereits deutlich verbessert. Wenn nicht, machen Sie je nach Art der Beschwerden und spannenden Gewohnheiten (siehe die Tabelle auf Seite 225) mit einer anderen Region weiter.

Die Behandlung der Beine

Da fast alle Oberschenkel- und Hüftmuskeln am Becken andocken, können sie auch etwas mit Beckenbeschwerden zu tun haben. Denken Sie an die schiefen Pfosten für die Hängematte (den Beckenboden). Beine haben mitten im Oberschenkel einen einzigen Knochen, den Femur, der rundum von Muskeln umgeben ist. Ganz oben außen finden wir den großen Trochanter, jenen bereits erwähnten knöchernen Hügel, der den Muskeln des Beckens eine Anlaufstelle bietet, vor allem den Gesäßmuskeln. Diese können verspannt sein, genau wie die verspannten Beininnenseiten. Viele haben außerdem noch zu viel Spannung in den Rückseiten der Beine. Ich habe ein paar einfache Tests, damit Sie herausfinden können, ob Ihre Beine für Ihre Probleme mitverantwortlich sein können.

Beine innen

Die Muskeln der Beininnenseiten bedecken die Oberschenkel innen vom Knie bis zum Schambein und den Schambeinästen. Sie werden auch als »Adduktoren« bezeichnet und führen die Beine zur Körpermitte. Die Schambeinäste bilden sozusagen eine Leiste, an der entlang sie festmachen, bis nach hinten zu den Sitzbeinhöckern.

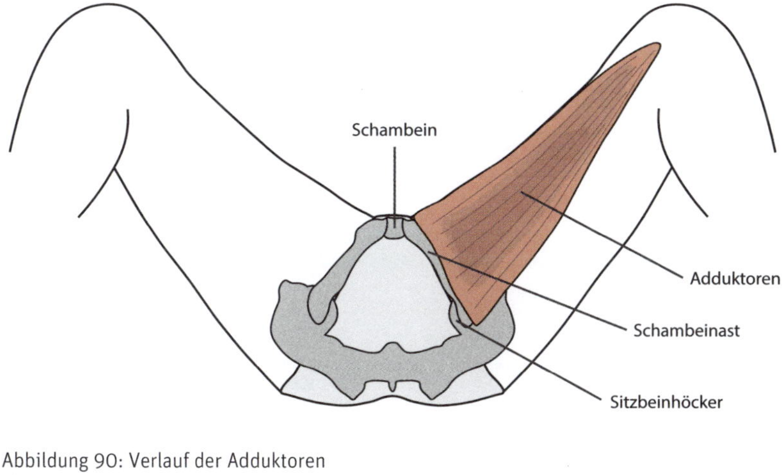

Abbildung 90: Verlauf der Adduktoren

Sind die Beine innen verspannt, entsteht ein Zug, der den Beckenboden beeinträchtigen kann, weil der Beckenboden ebenfalls an den Schambeinästen festmacht (auf der inneren Seite).
Folgende Auffälligkeiten können Sie beobachten: Die Knie sind im Sitzen und im Stehen enger als hüftbreit zusammen oder übereinandergeschlagen, in der entspannten Rückenlage bleiben die Füße senkrecht sehen, statt nach außen zu sinken. Oder die Beine fangen an zu zittern, wenn die Knie in dieser Position langsam nach innen und außen bewegt werden. Haben Sie Spannungsgefühle in den Innenseiten der Oberschenkel, wenn Sie die Beine nach außen sinken lassen? Geht ein Knie weiter nach außen als das andere? Dann ist diese Seite stärker betroffen.
Folgende Beschwerden können durch angespannte Beininnenseiten entstehen:

- Schmerzen am Schambein, die als Blasenschmerzen gefühlt werden,
- Schmerzen am Damm,
- Frauen: Schmerzen und Missempfindungen an Schamlippen und der Vagina, Schmerzen am Harnröhrenausgang,
- Männer: Beschwerden an Prostata, Damm und postkoitale Beschwerden,
- Schmerzen in den Beininnenseiten oder Leisten,
- Schmerzen, die plötzlich ins gesamte Becken einschießen.

Setzen Sie sich auf einen Stuhl, und legen Sie ein Bein mit dem Sprunggelenk aufs andere Knie. Suchen Sie auf der Beininnenseite nach Schmerzpunkten, und bewegen Sie dabei das Bein auf und ab.

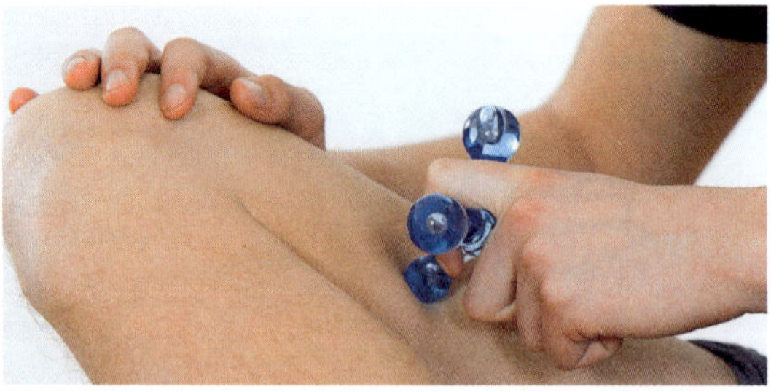

Abbildung 91: Adduktorenbehandlung mit Werkzeug

Wenn Ihre Beine noch so steif sind, dass Sie das nicht können, spreizen Sie ein Knie im Sitzen einfach so weit wie möglich zur Seite. Dabei bleibt der Fuß am Boden und das Knie gebeugt. Achten Sie darauf, wo in Ihren Oberschenkeln innen ein Zug entsteht. Dorthin gehen Sie mit Ihrem Finger oder Ihrem Werkzeug und drücken. Dabei können Sie das Bein abwechselnd nach innen und außen bewegen.

Danach stehen Sie auf, gehen ein bisschen herum und spüren, wie das behandelte Bein sich jetzt anfühlt. Nehmen Sie sich das Bindegewebe für die nächste Sitzung vor.
Wenn Sie in einer der nächsten Sitzungen das Bindegewebe und die Faszien der Beine behandeln wollen, beginnen Sie am besten ganz weit oben. Suchen Sie die Region Ihrer Schambeinäste auf, und rollen Sie die Haut darauf zwischen Ihren Fingern. Oder benutzen Sie Ihr Bella Bambi® (Seite 241). Danach wandern Sie zu den weichen Stellen innen weit oben am Oberschenkel und machen hier weiter mit dem Rollen.
Es dauert oft recht lange, hier das Bindegewebe locker zu bekommen, und es kann sein, dass große Flächen verspannt sind, nehmen Sie sich also nicht zu viel auf einmal vor. Ob Sie das Ganze lieber im Sitzen auf einem Stuhl oder gemütlich im Bett oder auf Ihrer Matte machen wollen, ist Ihrem Geschmack überlassen. Manche finden es auch gut, sich in der Badewanne selbst zu behandeln, weil sie dabei gut entspannen können.
Man kann das Bindegewebe der Oberschenkel innen auch mit einer Faszienrolle ausrollen. Wie das geht, sehen Sie auf dem Foto.

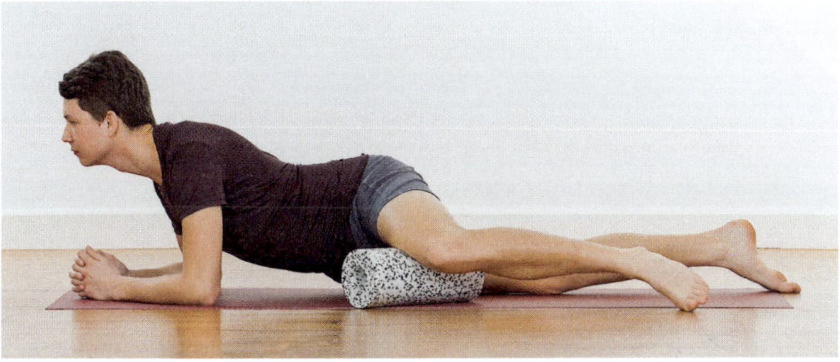

Abbildung 92: Faszienbehandlung der Adduktoren

Danach stehen Sie auf und gehen ein wenig herum. Nehmen Sie jetzt wahr, wie das Gehen sich anfühlt, wie warm es geworden ist an Ihren Beininnenseiten sowie in Ihrem Becken.

Checken Sie, ob folgende spannende Gewohnheiten dazu geführt haben könnten:

- Ich sitze gern mit übereinandergeschlagenen Beinen.
- Ich liege und sitze gern mit überkreuzten Fußgelenken.
- Ich spüre, dass ich die Beininnenseiten im Sitzen anspanne.
- Ich habe im Fitnessstudio viel »Beinpressen« geübt.
- Beim Reiten gebe ich viel Druck mit den Beininnenseiten.

Diese Gewohnheiten (oder eine davon) können die Ursache für Ihre Beschwerden sein. Das Beinpressen im Fitnessstudio zum Beispiel sorgt nicht für schöne, sondern für verspannte Beine, denn es fehlt ihnen die Entspannung. Wenn Sie Ihre Beine trainieren wollen, schwimmen oder laufen Sie, diese Bewegungen sind für Ihre Beine ergonomischer und fordern alle Beinmuskeln. Für die spannenden Gewohnheiten gilt: hinspüren, das Gefühl verstärken (extra machen), lockerlassen.

> Verspannte Beininnenseiten zu lockern kann zu einer deutlichen Minderung der Beschwerden beitragen.

Beine außen

Die Hauptgewohnheit, mit der man die Beinaußenseiten belastet, ist das ständige Strammstehen, also das Stehen mit durchgedrückten Knien und das Sitzen mit nach außen zeigenden Knien.

Sie können die Beinaußenseiten mit den Fingerknöcheln bearbeiten, indem Sie fest darüberstreichen, oder Sie nehmen Ihr Behandlungshölzchen und suchen sich schmerzhafte Punkte darauf. Um die dicke Faszie auf der Beinaußenseite zu erweichen, nehmen Sie Ihr Bella Bambi®, ölen die Haut minimal und ziehen das angesaugte Bella Bambi® langsam darüber, von oben bis zum Knie. Ganz

Mutige legen sich seitlich auf die Faszienrolle und rollen die Außenseite von Bein und Becken bis zum Knie aus, das kann sehr wehtun, macht aber die Beine lockerer und erleichtert alle Sportarten, für die man die Beine braucht. Die dicke Faszie außen hat übrigens einen eigenen Namen: »Tractus iliotibialis«.

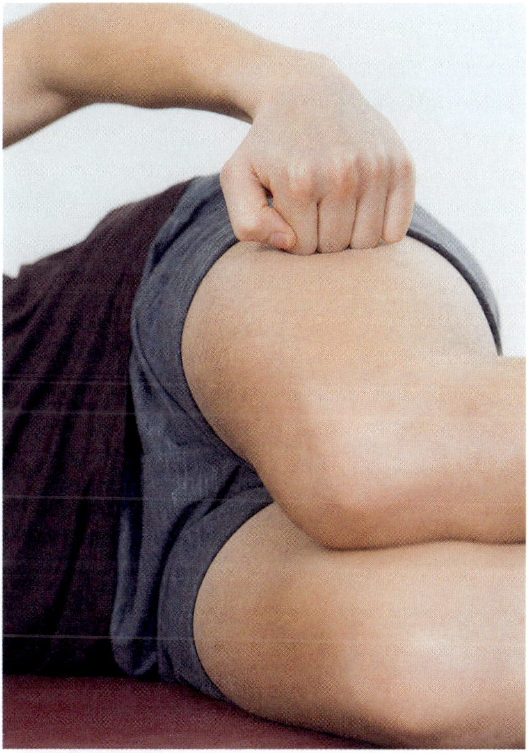

Abbildung 93: Die Beine von außen behandeln – hilfreich für Läufer, Radfahrer und Sportmuffel

Verspannte Beinaußenseiten machen dem Becken weniger zu schaffen als Dauerkontraktionen an den Beininnenseiten, sie erschweren aber das lockere Gehen mit beweglichem Becken. Deshalb sollten sie behandelt werden.

Beine vorn

An der Vorderseite des Beins ist ein Hauptmuskel zu finden, er heißt M. quadriceps. Man verspannt ihn sich hauptsächlich durch Überbelastungen im Sport, zu wenig Sport und durch das schon erwähnte Strammstehen mit durchgedrückten Knien.
Machen Sie den Test: Können Sie im Fersensitz sitzen oder Kniebeugen bis unten hin machen? Wenn nicht (und vorausgesetzt, Ihre Kniegelenke sind so weit in Ordnung), haben Sie wahrscheinlich verspannte Muskeln in der Vorderseite Ihrer Oberschenkel.

Triggerpunkte lassen sich im Sitzen mit dem Hölzchen lösen, indem Sie das Bein, das Sie behandeln, im Sitzen auf dem Stuhl strecken und beugen und dabei drücken, und zwar dort, wo es besonders wehtut.

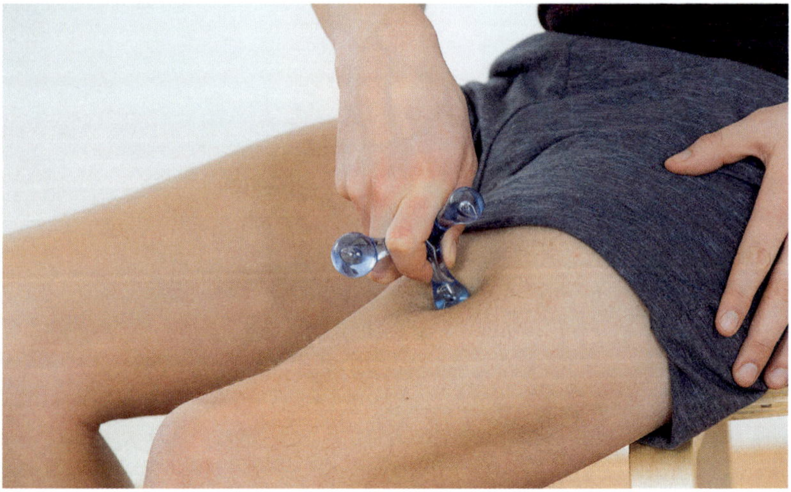

Abbildung 94: Die Oberschenkelmuskeln vorn lockern

Die Oberschenkel kann man an der Vorderseite wunderbar mit der Faszienrolle bearbeiten.

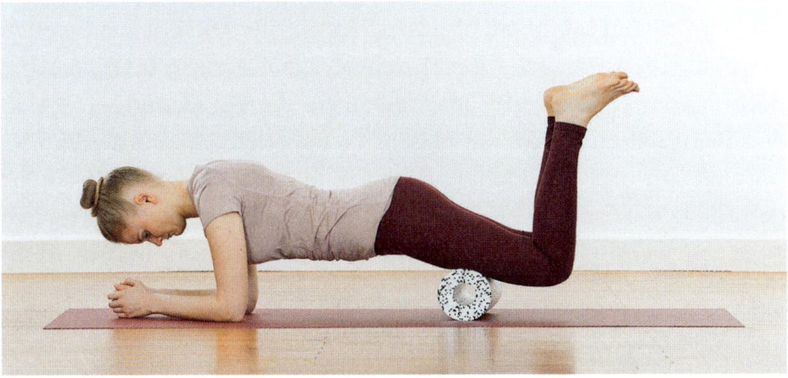

Abbildung 95: Faszienbehandlung für die Oberschenkel – macht sogar Spaß!

Beinrückseiten

Folgende Gewohnheiten können zu Problemen mit den Beinrückseiten führen:

- *Zu viel Sitzen:* Dabei werden die Knie ständig gebeugt, was die Muskeln an der Rückseite der Beine verkürzt, vor allem, wenn man dann noch so sitzt, dass das Steißbein eingezogen wird.
- *Jogging, ohne die Beine zu strecken:* Wenn man mit zu kleinen Schritten joggt, werden die Knie nie gestreckt, das kann Dauerkontraktionen der Beinrückseiten verursachen. An sich ist Joggen natürlich ein guter Ausgleich zum stundenlangen Sitzen im Büro, achten Sie aber darauf, das hintere Bein zu strecken, wenn Sie sich abdrücken.

Angespannte Beinrückseiten führen dazu, dass die sogenannten Hamstrings, also die ischiocurale Muskulatur, hinten an Ihren Sitzbeinen zieht, was Ihr Becken aus der aufrechten Position bringt. Das kann Sitzbeschwerden auslösen und den Körper zu schädlichen Gegenmaßnahmen animieren (Unterbauch und Gesäß anspannen).
Um feststellen zu können, ob Sie Ihre Beinrückseiten in Dauerspannung halten, machen Sie den einfachen Test: Wie weit können Sie sich mit gestreckten Knien nach vorn beugen?
Normalerweise sollten Sie mit gestreckten Knien mit den Fingerspit-

zen zum Boden kommen, ohne dass Ihnen dies Unbehagen bereitet. Wenn nicht, ist etwas an Ihrer Körperrückseite verkürzt. Wenn es die Beinrückseiten sind, verursacht das ein ziehendes Dehnungsgefühl in den Beinrückseiten oder im Gesäß. Wenn die Rückenmuskeln oder -faszien zu kurz sind, zieht es dagegen im Rücken, dann müssen Sie den Rücken behandeln. Die Behandlung der Beinrückseiten ist auch angezeigt bei Sitzbeschwerden, Schmerzen im Gesäß und im Rektum.

An die Triggerpunkte der Beinrückseiten zu kommen ist nicht ganz einfach. Am leichtesten geht es mit einem Werkzeug. Stellen Sie dazu ein Bein auf einen Stuhl, und drücken Sie von unten gegen die Beinrückseite, dort, wo Sie schmerzhafte Triggerpunkte finden.

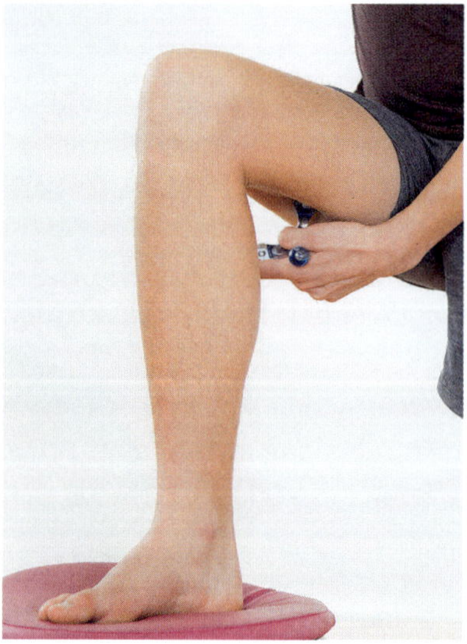

Abbildung 96: Die Hamstrings lockern – hilft besonders bei Sitzbeschwerden

Mit der großen Faszienrolle lassen sich die Faszien der Beinrückseiten sehr gut ausrollen, indem man sich auf den Boden setzt und von der Kniekehle an aufwärts ausrollt.

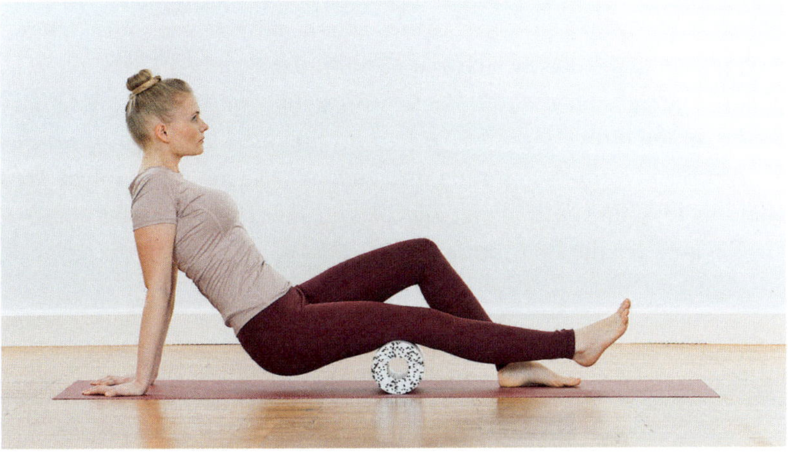

Abbildung 97: Beinrückseiten – elastische Faszien durch Ausrollen

Aus dem Grundprogramm hilft Ihnen besonders die Übung Nummer 11 (Beine, Seite 202).

Die Behandlung des äußeren Beckens und der Gesäßmuskeln

Folgende spannende Gewohnheiten führen oft zu Problemen mit den Gesäßmuskeln:

- Sitzen und Stehen mit nach außen zeigenden Knien,
- Strammstehen,
- langes oder häufiges Sitzen im Meditations-(Lotus-)Sitz oder Schneidersitz,
- übertriebenes Pomuskeltraining.

Was einem ohnehin verspannten Piriformis-Muskel (siehe unten) zusätzlichen Stress macht, sind:

- Sportarten mit häufigem Richtungswechsel wie Tennis, Fußball, Squash und so weiter sowie
- lange Autofahrten.

Durch das Abfangen von Stürzen beim Bergsteigen oder langen Treppensteigen können sich die Gesäßmuskeln ebenfalls verspannt haben. Die meisten äußeren Beckenmuskeln befinden sich am Gesäß. Sie beginnen entweder am Kreuz- und Steißbein oder am Rand der großen Beckenknochen hinten und ziehen dann bis zum großen Trochanter. Das sind wie gesagt die dicken Knochen»knubbel« außen am Becken, wo die Beine anfangen.

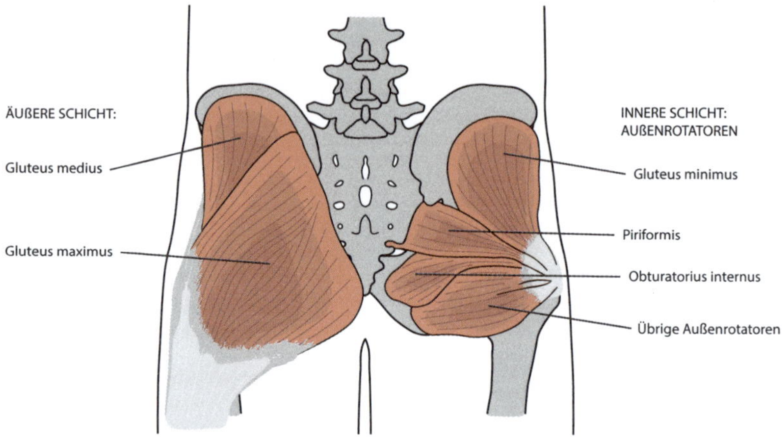

Abbildung 98: Die Muskeln am Po

Im Gesäß haben wir mehrere Muskeln, die teilweise übereinanderliegen. Hier ist es ratsam, ein Werkzeug zu benutzen, um in die Tiefe zu gelangen und alle Triggerpunkte erreichen zu können. Behandeln Sie sich hier,

- wenn Sie gern mit nach außen zeigenden Füßen oder Knien sitzen und gehen,
- wenn Sie Schmerzen im unteren Rücken oder im Gesäß haben und
- bei Sitzbeschwerden (bei Sitzbeschwerden ist es außerdem wichtig, das Steißbein mitzubehandeln) sowie
- bei Problemen beim Stuhlgang.

Im Gesäß befinden sich außerdem zwei Muskeln, die nahe an Ihrem Pudendusnerv liegen und diesen einengen könnten, wenn sie in

Dauerspannung sind. Diese beiden heißen M. obturatorius internus und M. piriformis. Letzterer kann auch heftige Schmerzen an der Rückseite des ganzen Beins auslösen, wenn er auf den Ischiasnerv drückt.

Kommen wir nun zum Test und zur Behandlung: Legen Sie sich auf den Rücken mit weit geöffneten angestellten Beinen, und schauen Sie, wie weit Sie ein Knie nach innen zum anderen Bein sinken lassen können, ohne im Po ein Ziehen zu spüren. Das eine Knie sollte fast bis zum anderen Bein sinken. Vergleichen Sie die beiden Seiten miteinander. Vielleicht stellen Sie fest, dass es auf einer Seite besser geht als auf der anderen. Wenn ja, beginnen Sie bei der schlechteren Seite mit der Behandlung.
Dann legen Sie das Sprunggelenk eines Beins über das Knie des anderen, und ziehen Sie dieses Knie mit beiden Händen zum Körper heran. Wenn Sie dabei starkes Ziehen oder Schmerzen im abgewinkelten Bein spüren, haben Sie ebenfalls Verspannungen in den Muskeln dort.

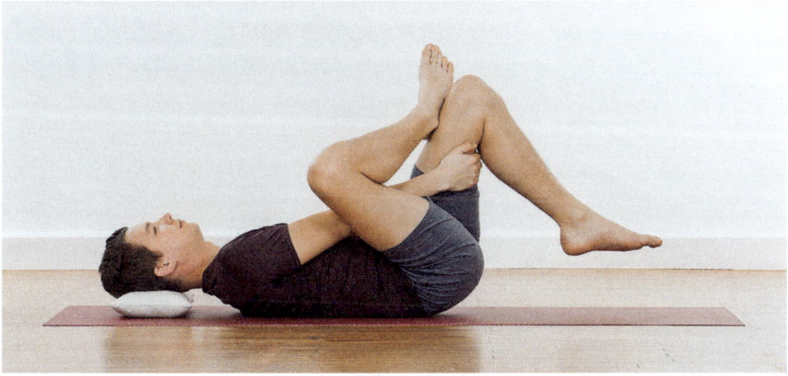

Abbildung 99: Wenn das zieht oder schmerzt, haben Sie verspannte Gesäßmuskeln

Legen Sie sich auf die Seite, und suchen Sie mit dem Daumen auf Ihrer Pobacke bis nach oben Richtung Rücken und auf der Seite des Beckens außen nach druckschmerzhaften Punkten. Wenn Sie welche gefunden haben, halten Sie sie so lange gedrückt (mit dem Hölzchen), bis es besser wird. An der Außenseite des Beckens finden Sie einen relativ großen flachen Knochen, das ist Ihr großer Trochanter. Suchen Sie ihn sorgfältig nach Triggerpunkten ab, und behandeln Sie diese.

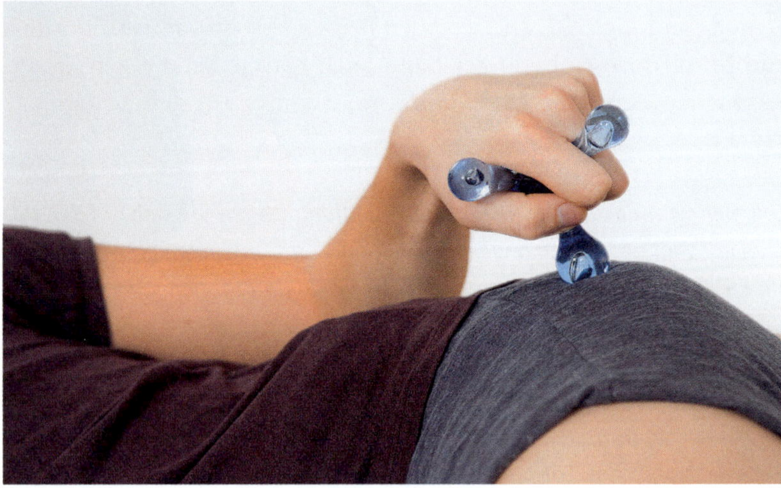

Abbildung 100: Behandlung am großen Trochanter – dem Ansatz der Gesäßmuskeln

Sie können insbesondere den oberen Teil Ihres Allerwertesten auch mit dem Faszienball oder einem Tennisball behandeln. Legen Sie sich mit angestellten Beinen darauf, und rollen Sie Ihr Becken von der Mitte des Kreuzbeins aus bis nach außen. Wenn Sie den unteren Teil des Muskels ausrollen wollen, müssen Sie das Bein ausstrecken, sonst rollt der Ball immer wieder davon.

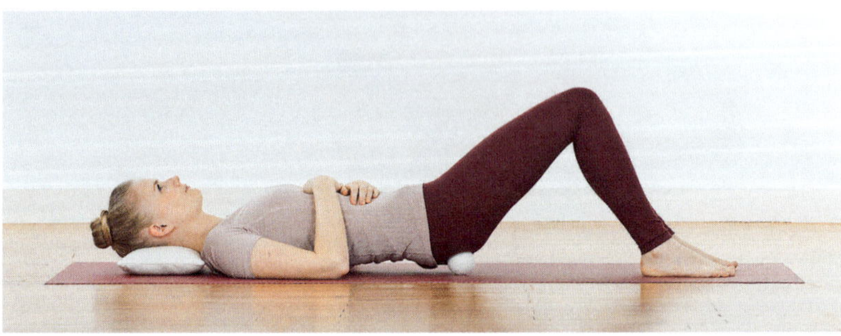

Abbildung 101: Po ausrollen mit dem Tennis- oder Faszienball

Die wichtigsten Muskeln, die Sie am Gesäß behandeln

- ***M. gluteus maximus:*** Er spielt bei Sitzbeschwerden oft eine Rolle, denn er schiebt sich beim Sitzen nach oben, dabei kann es an seinen Ansätzen am Steißbein zu vermehrtem Zug kommen, was wiederum die Beckenbodenmuskeln in Zugspannung bringt.
- ***M. obturatorius internus:*** Er verläuft vom großen Trochanter bis in die innere Beckenwand. An ihm setzt ein Teil des Beckenbodens an. Unter seiner Faszie verläuft außerdem der Pudendusnerv, der Ihren genitalen Bereich und Ihre Schließmuskeln versorgt.
- ***M. piriformis:*** Er verläuft von der Innenseite des Kreuzbeins aus bis zum großen Trochanter. Es ist ebenfalls ein wichtiger Muskel, da er vermutlich den Pudendusnerv in Bedrängnis bringen kann, indem er ihn einengt (Travell und Simons 1992).

Aus dem Grundprogramm sind die Nummern 6 (Beckenrolle, Seite 194) und die 7 (Pomuskeln, Seite 195) besonders wichtig, um die Pomuskulatur wieder zu entspannen.

Die Behandlung des Steißbeins

Das Steißbein zu behandeln ist bei allen Beckenbodenbeschwerden eine gute Idee, besonders jedoch bei Steißbeinschmerzen und Sitzbeschwerden. Überlegen Sie, ob Sie schon einmal darauf gefallen sind, das kann dort auch noch Jahre später eine Dauerspannung erzeugen!

In Seitlage mit angezogenen Knien erfühlen Sie von außen die Kontur Ihres Steißbeins – das ist der spitze Knochen, der zwischen Ihren Pobacken verläuft – und suchen darauf und an seinen seitlichen Rändern nach Schmerzpunkten. Danach nehmen Sie sich die Strecke zwischen Steißbein und Anus vor. Dafür müssen Sie etwas tiefer ins Gewebe drücken.

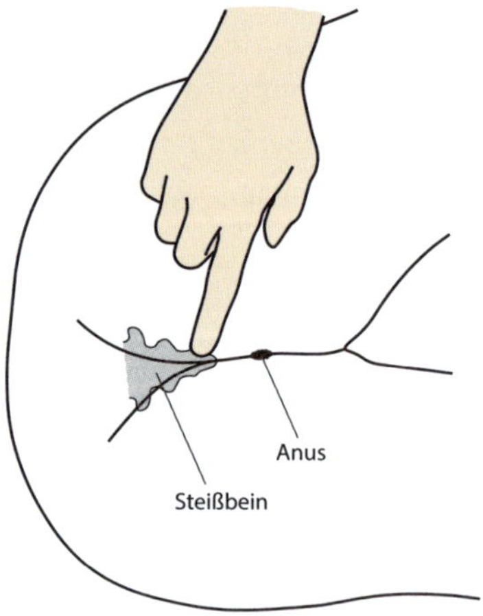

Abbildung 102: Behandlung am Steißbein

Die Muskeln, die Sie dabei erwischen, sind die Ansätze des Glutaeus maximus, eines großen Pomuskels (siehe oben), außerdem Ansätze der Beckenbodenmuskeln und den Coccygeus. Er läuft vom Steißbein zum Darmbein, kann den hinteren Beckenboden verengen und ist oft an Problemen mit dem Darm und dem Stuhlgang beteiligt. Die Strecke zwischen Steißbeinspitze und Anus wird gebildet vom Ligamentum anococcygeum, einem bindegewebigen Band.

Die Behandlung der Blasenregion

Die meisten Patienten mit Beschwerden am Becken klagen auch über Beschwerden im Blasenbereich und beim oder nach dem Wasserlassen.

> ***Die Harnblase***
> Die Harnblase ist ein muskulöses Hohlorgan, sie ist innen mit einer besonderen Schleimhaut ausgekleidet, die sie unempfindlich macht gegen den Urin. Sie liegt direkt hinter dem Schambein. In ihr wird der Urin aus den Nieren gesammelt, der durch die Harnleiter kommt. Wenn die Blase gefüllt ist, melden Spannungsrezeptoren dies dem Hirn, es entsteht

Harndrang. Die Wand der leeren Blase ist etwa 0,8 bis 1,5 Zentimeter dick, die gefüllte nur noch 0,2 bis 0,5 Zentimeter. Die weibliche Blase fasst etwa 500 Milliliter, die männliche 600 (Tanzberger et al. 2013). Über die Harnröhre wird der Urin ausgeschieden.

Die Blase ist verschiebbar und locker mit dem Körper verbunden, damit sie ausreichend Möglichkeit hat, sich auszudehnen, wenn sie sich füllt. Durch mehrere Bänder ist sie mit der vorderen Bauchwand verbunden (bis zum Nabel hoch!), es bestehen auch seitliche kürzere Verbindungen, wobei diese Bänder glatte Muskelzüge enthalten, den M. pubovesicalis und den M. puboprostaticus (Benninghoff und Drenckhahn 2014).

Bei Frauen liegt die Gebärmutter über der Blase und hebt sich, wenn die Blase sich füllt. Deshalb müssen Schwangere häufiger Wasser lassen. Harnröhre und Blase sind bei der Frau an der Vorderwand der Scheide tastbar. Bei Frauen ist die Harnröhre etwa bis zu 4 Zentimeter lang.

Die Harnröhre (Urethra) des Mannes ist circa 17 bis 20 Zentimeter lang. Ein kleiner Teil davon verläuft durch die Prostata. Sie lässt auch bei der Ejakulation die Spermien nach außen. Deswegen enthält sie Mündungen für die Sekrete der Bläschendrüse und der Prostata sowie der Spermien (Benninghoff und Drenckhahn 2014). Beim Mann ist die Unterfläche der Blase mit der Prostata verwachsen.

Frauen bekommen viel leichter eine Blasenentzündung, weil die Bakterien es durch die Harnröhre viel näher haben zur Blase! Die Harnröhre durchtritt die Muskelplatte des Beckenbodens.

Die willkürliche Blasenkontrolle ist nicht angeboren, sondern erlernt. Das Gefühl des Harndrangs entwickelt das Kind mit der zunehmenden Fähigkeit, die Entleerung aufzuschieben; und es ist unterschiedlich, in welchem Alter ein Kind nicht mehr einnässt. In einem gesunden System kann (beim Erwachsenen) ein Harndrang willentlich unterdrückt werden, bis Gelegenheit gefunden ist. Täglich sechs- bis siebenmal Wasser zu lassen, also etwa alle zwei bis drei Stunden, gilt als normal. Dass die Blase voll ist, wird erst ab einer bestimmten Füllmenge bemerkt. Die zunehmende Dehnung der Blasenwand durch die ansteigende Urinmenge wird in der Blasenwand von Dehnungsrezeptoren gemessen und über Nervenfasern dem Gehirn gemeldet (Tanzberger et al. 2013).

Beim Wasserlassen (Miktion) entspannt sich zunächst der Beckenboden, sodass die Blase geringfügig abgesenkt wird, die muskulöse Blasenwand (Detrusor) spannt sich an, und der äußere Schließmuskel öffnet sich, »es läuft«. Schließlich spannt sich der Beckenboden an, die Blase wird wieder hochgezogen, der Vorgang ist beendet.
Wenn der Beckenboden chronisch angespannt wird, erschwert dies das Wasserlassen, weil sich durch den Zug nach oben die Harnröhre verengt und ein geringerer Durchfluss möglich ist.
Ist der Beckenboden in Dauerspannung, ist das Zusammenspiel der Muskulatur beim Wasserlassen gestört. Das kann Startschwierigkeiten, unvollständige Entleerung, Paruresis (das Problem, nicht Wasser lassen zu können) und ständigen Harndrang erzeugen.

Wenn Sie unter vermehrtem Harndrang leiden oder Beschwerden beim oder nach dem Wasserlassen haben, sollten Sie Ihre Blasenregion behandeln. Die Muskelansätze der Bauchmuskeln, vor allem des geraden Bauchmuskels (M. rectus abdominis), liegen direkt über der Blase und können schmerzen, außerdem kann das Bindegewebe darauf verspannt sein. Harndrang, Harnverhalt und Blasenschmerzen können die Folge sein.

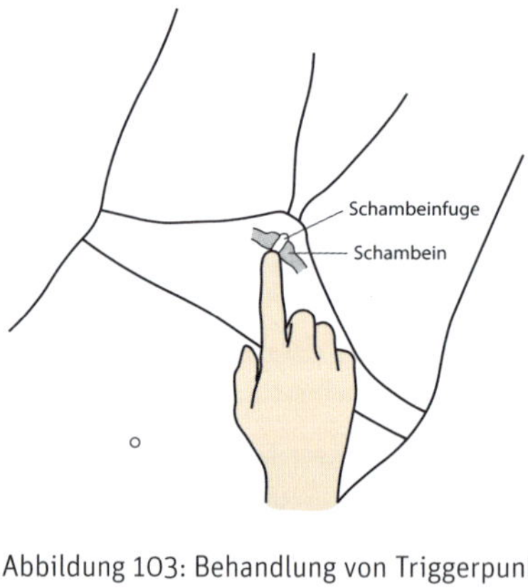

Abbildung 103: Behandlung von Triggerpunkten am Schambein

Nehmen Sie das Bindegewebe direkt auf dem Schambein zwischen Ihre Finger, und rollen Sie es hin und her. Fahren Sie damit fort, bis der Schmerz nachlässt. Frauen behandeln auch, wenn vorhanden, Kaiserschnittnarben in der gleichen Weise mit, diese sind häufig für Blasenbeschwerden (Inkon-

tinenz und Harndrang) verantwortlich. Rollen Sie in diesem Fall die Narbe einmal quer und einmal gerade zur Verlaufsrichtung wie bei der Narbenbehandlung beschrieben (siehe Seite 233).

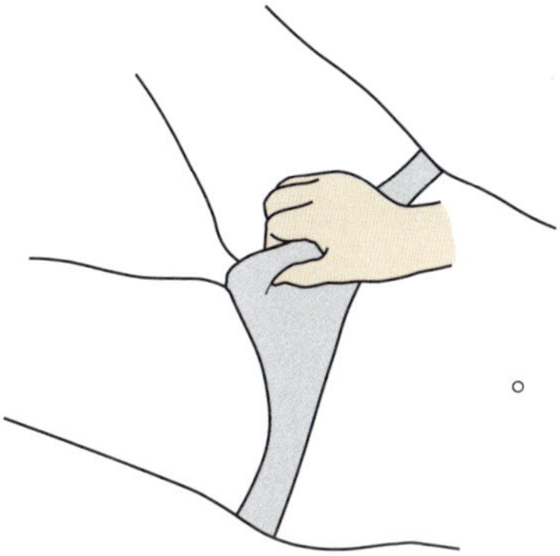

Abbildung 104: Bindegewebe auf dem Schambein behandeln – weniger Beschwerden beim Wasserlassen

Wenn es danach noch nicht besser ist, behandeln Sie außerdem den äußeren Genitalbereich sowie den inneren Beckenboden.

Behandlung am Genital und an den Sitzbeinen

Vielleicht ist Ihnen die Vorstellung, sich am Genital zu behandeln, etwas suspekt. Eventuell meinen Sie, dass Sie das nicht können. Und es kommt Ihnen ungewöhnlich vor, das zu tun. Dabei fassen Sie sich dort mehrfach täglich an, ohne dass Ihnen das merkwürdig erscheint, nämlich immer wenn Sie sich waschen oder auf der Toilette abwischen.

Überwinden Sie Ihre Scheu, und erkunden Sie, wo verspannte Stellen sind, um sich auch dort zu behandeln und endlich weniger Beschwerden zu haben.

Für Frauen: Behandlung im Genitalbereich außen und an den Sitzbeinen

Wenn Sie Beschwerden und Diagnosen wie »Vulvodynie«, »Pudendusneuralgie«, Schmerzen beim Geschlechtsverkehr oder nach dem Orgasmus, Schmerzen, Juckreiz, Brennen oder Taubheit im Bereich der großen oder kleinen Schamlippen und des Damms haben sowie Schmerzen beim Wasserlassen im Bereich des Harnröhrenausgangs, machen Sie Folgendes:

Legen Sie sich auf den Rücken, und untersuchen Sie Ihre Schamlippen, die großen äußeren und die kleinen inneren. Rollen Sie das Gewebe zwischen Ihren Fingern, und vergleichen Sie die rechte mit der linken Seite. Vielleicht haben Sie mehr Beschwerden auf einer Seite und stellen fest, dass diese Seite auch empfindlicher ist beim Rollen. Es kann sein, dass Sie dabei ganz genau Ihre Beschwerden auslösen. Das darf Sie freuen, denn Sie wissen nun, dass Sie genau an der richtigen Stelle sind. Fahren Sie langsam damit fort, bis die Schmerzreaktion schwächer wird. Atmen Sie dabei ruhig ein und aus. Wandern Sie mit dem Finger nach hinten Richtung Damm. Drücken Sie mit dem Finger von außen gegen den Damm, und atmen Sie von innen dagegen.

Atmen Sie die ganze Zeit ruhig und langsam, und arbeiten Sie nur mit so viel Druck und Geschwindigkeit, wie Sie vertragen, ohne mit Luftanhalten oder Muskelanspannung zu reagieren. Machen Sie immer wieder Pausen. Am Schluss spüren Sie, wie warm es jetzt in Ihrem Becken ist. Wie lebendig fühlt sich Ihr Genitalbereich an? Probieren Sie aus, wie es ist, mit lockerem Bindegewebe zu gehen, zu atmen. Wie funktioniert jetzt das Wasserlassen? Der Stuhlgang? Welche Empfindungen haben Sie in Ihrem Becken?

Wenn Sie Beschwerden am Damm oder After haben, arbeiten Sie auch in diese Richtung, also nach hinten. Sie können das Bindegewebe des Damms ebenfalls zwischen Ihre Finger nehmen. Probieren Sie aus, wie es am besten bei Ihnen funktioniert, Seitlage oder Rückenlage, es hängt von Ihrer Physiognomie ab. Seitlage mit angezogenen Knien kann sich bequem anfühlen. Dabei ist kein Zug und Druck auf dem Damm und das Gewebe lässt sich leichter fassen. In Rückenlage lehnen Sie sich mit dem Rücken an, damit Sie den Bauch entspannen können. Wenn Sie einen Dammschnitt hatten oder eine Fisteloperation, suchen Sie diese Narben ebenfalls auf. Nehmen Sie einen Handspiegel, um besser sehen zu können. Auch das Bindegewebe der Analhaut ist interessant, wenn Sie unter Schmerzen oder Juckreiz am Anus, Analfissuren, Verstopfung oder Stuhlverhalt leiden. Der Bereich ist klein und lässt sich bequem in Seitlage behandeln. Wenn Sie Juckreiz haben, kann es sein, dass während der Behandlung stärkerer Juckreiz auftritt. Das ist gut, denn jetzt wissen Sie, dass das Bindegewebe der Auslöser für Ihre Qual ist. Bleiben Sie dran, und machen Sie so lange weiter, bis der Juckreiz an der Stelle nachlässt.

Bei der Behandlung des genitalen Bereichs kann es hilfreich sein, ein Papiertaschentuch (oder nur eine Lage davon) zwischen die Finger zu nehmen, weil man dann das Gewebe besser greifen kann.

Wenn Sie Schmerzen beim Sex haben oder Schwierigkeiten, einen Tampon einzuführen, sollten Sie auch die Muskeln behandeln, die innen an den Schambeinästen entlanglaufen. Die Muskeln können den Scheideneingang enger stellen und sind beim Sex als Schwellkörpermuskeln aktiv. Man kann sie von außen an den Schambeinästen entlang erreichen. Behandeln Sie in diesem Fall auch die Vagina und den Damm.

Wenn Sie die Diagnose »Pudendusneuralgie« haben, sollten Sie ebenfalls die Innenseiten der Schambeinäste drücken und bis nach hinten zu den Sitzbeinhöckern wandern. Drücken Sie so lange darauf, oder streichen Sie mit festem Druck darüber, bis der Schmerz nachlässt. Das ist besonders wichtig bei Sitzbeschwerden!

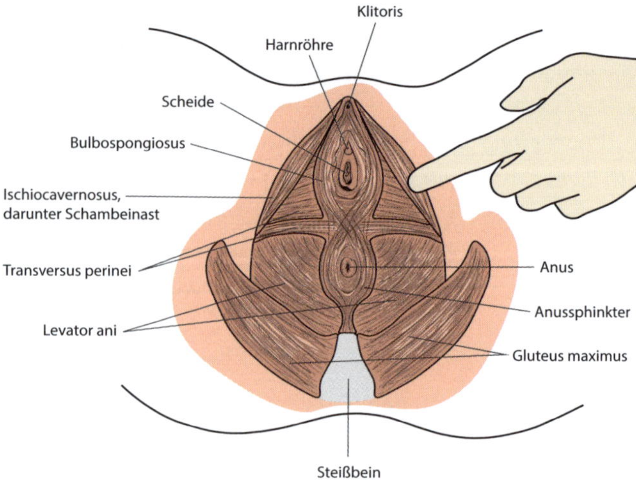

Abbildung 105: Muskeln an den inneren Schambeinästen behandeln

> Wenn es Sie interessiert, können Sie auf Seite 273 nachlesen, wie die Muskeln innen im Becken heißen und welche Funktion sie haben. Zum erfolgreichen Behandeln ist das aber nicht notwendig, hier ist es wichtiger, sich zu trauen, sich anzufassen und zu untersuchen.

Frauen können sich durch die Vagina behandeln, das ist insbesondere bei Schmerzen beim Geschlechtsverkehr oder im Blasen- und Harnröhrenbereich empfehlenswert. Waschen Sie Ihre Hände. Sie können bei Trockenheit der Scheide auch ein Gleitmittel, Vaseline oder ein wasserbasiertes steriles Ultraschallgel nehmen, das Sie aus dem Medizinbedarf im Internet oder in der Apotheke bekommen können. Wenn Sie durch hormonelle Probleme sehr trockene Schleimhaut in der Scheide haben, sollten Sie das angehen (siehe Seite 283).
Ertasten Sie langsam den Scheideneingang, und gehen Sie mit dem Finger den ringförmigen Eingangsbereich ab. Verweilen Sie sanft, wo es wehtut, und machen Sie weiter, wenn die Stelle besser geworden ist. Behandeln Sie auch die Region nach hinten zum Damm, vor allem, wenn Sie Dammrisse oder -schnitte haben. Dann führen Sie Ihren Finger tiefer ein und suchen die Scheidenwände nach Schmerzpunkten ab. Dabei spannen Sie die Scheide an und lassen wieder locker. Bleiben Sie geduldig, und atmen Sie ruhig weiter.

Dann legen Sie sich auf den Rücken und stellen ein Bein auf, sodass Sie das rechte Knie nach außen sinken lassen, und dabei behandeln Sie die rechte Seite der Scheide. Bewegen Sie Ihr Knie hin und her, danach wechseln Sie zur anderen Seite. Sie können dabei spüren, wie an der Scheidenwand ein Muskel aktiv wird, wenn Sie das Bein bewegen, das ist der Muskel Obturatorius internus.

Wenn Sie unter Vaginismus leiden, funktioniert die Behandlung auch, Sie müssen sich dann nur viel mehr Zeit dafür lassen, vielleicht reicht es in der ersten Sitzung, nur den äußeren Scheidenbereich zu behandeln und jedes Mal ein Stückchen weiter zu gehen. Wenn Sie den Finger leicht und schmerzfrei einführen können, machen Sie vielleicht mit medizinischen Dilatoren weiter. Es gibt entsprechende Sets zur Behandlung von Vaginismus.

Für Männer: Behandlung im äußeren Genitalbereich und an den Sitzbeinen

Der äußere genitale Bereich sollte behandelt werden bei Schmerzen und Missempfindungen im Penis, am Damm, an der Harnröhre und bei Erektionsstörungen. Die häufig in der Harnröhre gespürten Missempfindungen und Schmerzen kann man durch Behandlung von Schambein, Blasenregion, Unterbauch und rektale Behandlung des Beckenbodens angehen. Am Penis selbst ist es selten notwendig zu behandeln, es sei denn bei Narben.

Bei Sitzbeschwerden sollten die Sitzbeine behandelt werden und außerdem die Beinrückseiten und die Beine von innen.

Beginnen Sie zunächst am Schambein, mit dem Bindegewebe, indem Sie eine Hautfalte direkt darauf greifen und sie langsam zwischen den Fingern rollen (siehe Abbildung 104). Das sollte normalerweise nicht wehtun, wenn doch, lohnt es sich, hier weiterzumachen. Atmen Sie ruhig dabei in den Unterbauch, und arbeiten Sie nur mit so viel Druck und Geschwindigkeit, wie Sie vertragen, ohne mit Luftanhalten oder Muskelanspannung zu reagieren. Machen Sie immer wieder Pausen. Suchen Sie auch nach Triggerpunkten auf dem Schambein, und halten Sie sie gedrückt, bis der Schmerz nachlässt

(das passiert normalerweise innerhalb von sechzig bis neunzig Sekunden). Gehen Sie so (siehe Abbildung 103) das ganze Schambein ab bis zum Penis herunter und seitlich bis in die Leisten.
Entspannen Sie sich, und atmen Sie einige Male tief durch. Spüren Sie, wie der Bereich sich jetzt anfühlt. Behandeln Sie auch die Innenseiten Ihrer Schambeinäste, also die Stellen, an denen die Oberschenkel aufhören. Dies ist bei Problemen im Penis und im Damm sowie bei Erektionsstörungen empfehlenswert. Wandern Sie dabei bis ganz nach hinten zu Ihren Sitzbeinhöckern.

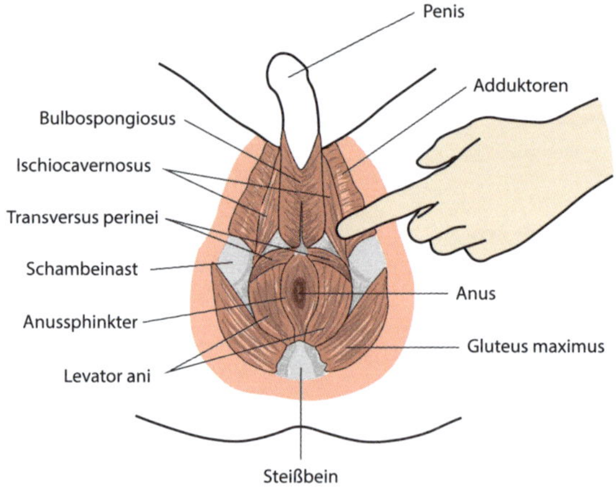

Abbildung 106: Muskeln an den inneren Schambeinästen behandeln

Die Muskeln, die Sie auf der Innenseite der Schambeinäste finden, sind der M. bulbospongiosus und der M. ischioicavernosus. Es handelt sich um Schwellkörpermuskel, die für die Erektion wichtig sind. Der Bulbospongiosus umschließt die Peniswurzel, während der Ischiocavernosus nur an den Innenseiten der Schambeinäste gefunden wird. Spannen Sie dabei den Beckenboden an, und lassen Sie ihn wieder locker: beim Einatmen lockerlassen, beim Ausatmen anspannen.

Weiter hinten an den Sitzbeinen sitzen Hamstrings (ischiocrurale Muskulatur), außerdem erwischt man ein kleines Stück vom großen Pomuskel und vom großen Adduktor.
Beschwerden an diesen Muskeln werden durch das chronische An-

spannen des Beckenbodens ausgelöst und selten auch von sehr häufiger Masturbation (viele Male pro Tag). Das machen manche Patienten zum Beispiel, wenn sie keine andere Möglichkeit der Entspannung kennen. Falls Sie davon betroffen sind, kümmern Sie sich besser um andere Möglichkeiten der Stressbewältigung und der Entspannung, und starten Sie ein maßvolles Sportprogramm.

Haben Sie Beschwerden wie Schmerzen, Missempfindungen oder Taubheit im Dammbereich, behandeln Sie sich dort, indem Sie mit einem Finger dagegendrücken, während Sie bei jeder Einatmung mit dem Beckenboden gegen Ihren Finger drücken.

Gelegentlich stellen sich Patienten vor, meist junge Männer, die bestimmte Techniken angewandt haben, um ihren Penis zu verlängern (heftig ziehende Massage oder Gewichte, die am Penis befestigt werden). Die dadurch ausgelösten Beschwerden werden meist an der Peniswurzel oder vorn am Unterbauch gespürt und resultieren aus dem starken Zug, vergleichbar mit einer Zerrung. Man behandelt dann das Bindegewebe von außen am Ort der Beschwerden.
Bei Hodenschmerzen sollten Sie unbedingt Ihre schrägen Bauchmuskeln behandeln und das Bindegewebe der Leisten. Die schrägen Bauchmuskeln verlaufen vorn und seitlich am Bauch etwa wie ein Scherengitter und ziehen über die gesamte Rumpfhöhle, auch seitlich und rechts und links im Rücken. Die meisten Triggerpunkte mit Bezug zu Hodenschmerzen liegen im vorderen Bereich und seitlich nahe der Beckenknochen.

Sie gehen am besten so vor: Legen Sie sich auf die Seite, und beugen Sie das untere Bein gemütlich an. Das obere strecken Sie lang aus.

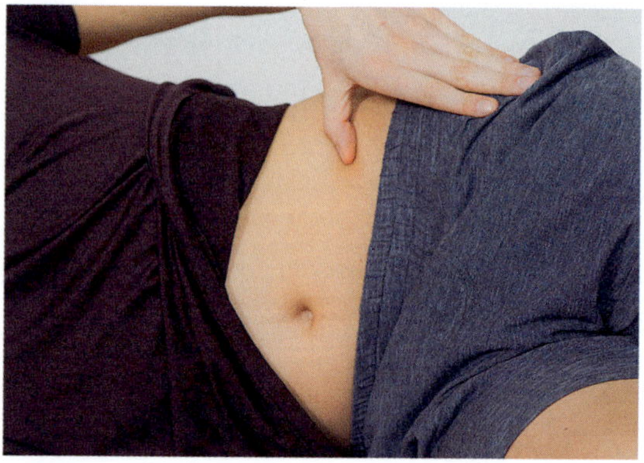

Abbildung 107: Ansätze der schrägen Bauchmuskeln am Beckenknochen behandeln

Drücken Sie dann mit Ihren Fingern auf der oben liegenden Seite am Rand Ihres Beckenknochens entlang seitlich und von vorn, und ändern Sie Ihre Position: Legen Sie beide Beine aufeinander, dabei sind die Knie und Leisten gebeugt. Bewegen Sie das Becken nach vorn, indem Sie Ihr oberes Knie über das untere nach vorn schieben, und ziehen Sie es wieder zurück. Vorn direkt neben dem Beckenknochen finden sich oft Triggerpunkte, die außergewöhnlich schmerzhaft sind, je nachdem, in welchem Winkel Sie den Finger hineindrücken. Falls hier viel zu tun ist, nehmen Sie ein Behandlungshölzchen dazu, das entlastet Ihre Finger.
Wenn Sie vom Becken langsam in Richtung Leisten wandern, treffen Sie dort auch auf den Cremaster-Muskel, der eine Abspaltung der schrägen Bauchmuskeln ist. Auch dort können Sie behandeln, indem Sie drücken. Vergessen Sie nicht, auch das Bindegewebe darauf und die Leisten zu behandeln.

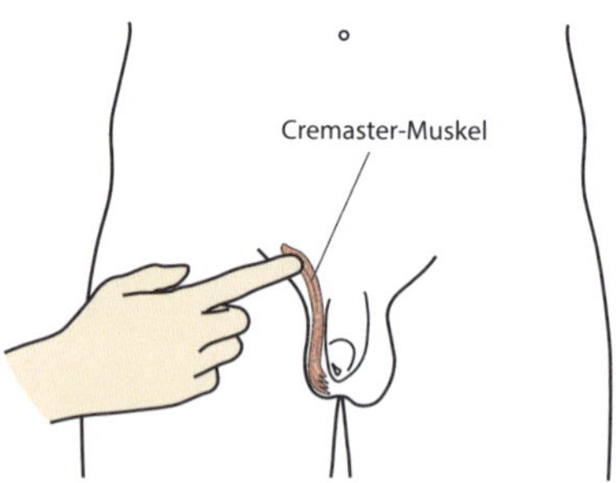

Abbildung 108: Der Cremaster-Muskel und seine Behandlung

Behandlung des Anus von außen

Viele Patienten haben einen verspannten analen Schließmuskel. Das kann Schmerzen beim Stuhlgang, Fissuren, Hämorrhoiden, Verstopfung, Afterkrämpfe oder Missempfindungen erzeugen, zum Beispiel Juckreiz, Fremdkörper- und Druckgefühle.
Der äußere Schließmuskel ist von einer dünnen Haut bedeckt, sie ist sehr dünn, stark mit Nerven durchzogen, während innen das Rektum mit Schleimhaut ausgekleidet ist. Der Anus ist mit dem Steißbein über eine Struktur aus Muskelfasern und Bindegewebe verbunden, außerdem wahrscheinlich mit dem großen Gesäßmuskel. Das kann Schmerzen im Rektum und am Anus erklären, die auftreten, wenn sich der Muskel im Sitzen nach oben schiebt und dann am Anus zieht.

Von außen können Sie Folgendes machen: mit dem Finger gegen die Haut des Anus drücken, ohne einzudringen, und den ganzen Ring abgehen, immer wieder drückend, um dabei nach druckschmerzhaften Stellen zu fahnden. Wenn Sie welche finden, drücken Sie dort so lange, bis der Schmerz nachlässt, und gehen Sie zum nächsten Punkt. Dabei atmen Sie ruhig aus und ein und spannen den Schließmuskel kurz an, um ihn loszulassen.

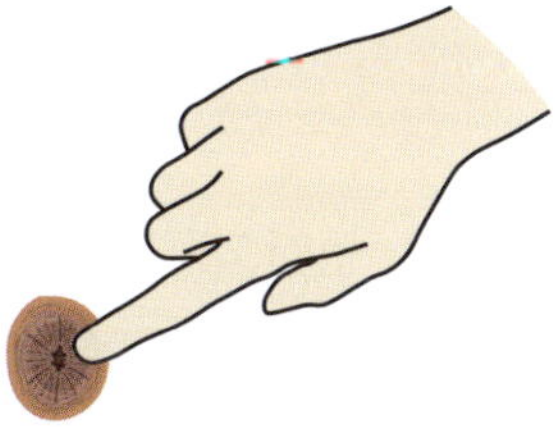

Abbildung 109: Behandlung am Anusring von außen

Ruhen Sie sich aus, und spüren Sie nach, wie sich die Region anfühlt. Wandern Sie dann etwas weg vom Anus in Richtung Steißbein, und drücken Sie in das Gewebe zwischen Anus und Steißbein. Wenn Sie feststellen, dass Sie hier Druckschmerzen empfinden, behandeln Sie auch diese Stellen bis zu den knöchernen Rändern des Steißbeins.
Sie können das Ganze bequem auf der Matte oder im Bett machen. Eine weitere Möglichkeit ist es, sich auf die Toilette zu setzen.

Der Muskel am Anus: Sphincter ani externus

Das ist der Teil des Afterschließmuskels, den wir willkürlich steuern können. Der andere Teil ist der Sphincter ani internus. Er unterliegt dem autonomen Nervensystem und kann nicht willkürlich beeinflusst werden. Dazwischen liegen noch mit Blut gefüllte kleine Schwellkörper, die zum Abdichten des Anus ebenfalls gebraucht werden.

Wenn die Druckverhältnisse durch Überspannung gestört werden, kann es zu Aussackungen der Schwellkörper kommen. Das sind Hämorrhoiden. Sie können jucken, schmerzen und bluten. Oft kommt es auch nach Geburten dazu.

Ein zu fester Schließmuskel kann Schmerzen beim Stuhlgang verursachen und den Stuhl bleistiftförmig formen. Reißt die Haut durch den Druck, entsteht eine Analfissur. Das ist ein kleiner Riss, der zustande kommt, wenn die feste Stuhlwurst vom inneren Schließmuskel gegen den Widerstand des nicht lockerlassenden äußeren Schließmuskels durchgepresst wird.

Zur weiteren Sicherung der Kontinenz gibt es noch den Muskel Puborectalis, der zur inneren Schicht des Beckenbodens gehört. Er schlingt sich von der Innenseite des Schambeins nach hinten um das Rektum.

Die rektale Behandlung des inneren Beckenbodens

Ihr Therapeut oder Ihre Therapeutin werden Sie auch rektal, also von innen, untersuchen und behandeln. Sie können das auch selbst tun. Dabei kann man Muskeln erreichen, an die man von außen nicht herankommt. Die rektale Behandlung sollten Sie dann machen, wenn Sie den Schließmuskel von außen schon behandelt haben. Die rektale Behandlung ist für beide Geschlechter gleich.

Muskeln im Becken

- ***M. bulbospongiosus:*** Er verläuft bei der Frau ringförmig um die Öffnung von Harnröhre und Scheide. Er kann den Scheideneingang verengen und muss locker sein, um Geschlechtsverkehr und Geburt zuzulassen. Beim Mann umschließt er den Bulbus penis, also die Peniswurzel. Es ist ein Schwellkörpermuskel und ermöglicht die Erektion.
- ***M. ischiocavernosus:*** Er fängt am Schambein vorn an und schmiegt sich innen an die beiden Schambeinäste rechts und links bis zum Sitzbein. Er presst Blut in die Schwellkörper von Klitoris und Penis.
- ***M. sphincter urethrae:*** Das ist der äußere Blasenschließmuskel, der sich entspannt, wenn der innere Blasenmuskel (M. detrusor) anspannt, um Druck aufzubauen und Urin auszuscheiden.
- ***M. sphincter ani externus:*** Das ist der Teil des Afterschließmuskels, den wir willkürlich steuern können.
- ***Die mittlere Schicht:*** Die mittlere Schicht besteht aus Muskeln, die vom einen Sitzbein zum anderen verlaufen, also quer. Es sind der M. transversus perinei profundus und superficiales. Der Transversus profundus ist stark von Bindegewebe durchzogen, besonders nach Entbindungen, und verläuft wie eine elastische Fläche vom rechten zum linken Schambeinast. Die Muskeln können die Sitzbeine zueinanderziehen und so den Beckenboden enger stellen. Sie setzen in der Mitte des Beckenbodens an der Wand der Vagina und der männlichen und weiblichen Harnröhre an. Der Muskel hat eine kleine Öffnung für die Harnröhre und eine größere für die Vagina. Die innerste Schicht wird vom Levator ani gebildet, der aus drei Anteilen besteht. Er enthält zwei Öffnungen: den Hiatus urogenitalis, durch den Harnröhre und Vagina treten, und den Hiatus ani für den Anus.
- ***M. puborectalis:*** Er setzt innen am Schambein an und verläuft nach hinten zum Rektum, um das er sich herumschlingt.
- ***M. pubococcygeus:*** Er verläuft vom Schambein etwas weiter außen bis zum Steißbein. Er kann das Steißbein nach vorn innen ziehen und verengt das Becken in der Längsrichtung. Manche nennen ihn auch »PC-(Pubococcygeus-)Muskel«.
- ***M. iliococcygeus:*** Der breiteste der letztgenannten drei Muskeln ist innen am Beckenknochen (genauer an der Faszie des M. obturatorius internus) festgemacht, von wo aus er bis zum Steißbein verläuft.

Normalerweise befinden sich in der Region, die Sie mit Ihrem Finger erreichen, keine nennenswerten Stuhlmengen. Tragen Sie trotzdem einen Fingerling oder einen dünnen Handschuh, um zu verhindern, dass Keime aus dem Rektum unter Ihren Fingernagel geraten. Ein Gleitmittel hilft, die Sache angenehmer zu machen. Es gibt für diese spezielle Behandlung auch ein Werkzeug, es ist aber nicht unbedingt nötig, meist reicht der Finger aus, um sich zu behandeln. Wenn Sie sich trotzdem eines beschaffen wollen, schauen Sie unter www.herawand.com. Die Firma bietet ein sicheres und hygienisches Gerät samt Anleitung an, um alle Strukturen zu erreichen. Benutzen Sie niemals einen anderen Gegenstand, um rektale Schmerzpunkte zu behandeln, er könnte Sie verletzen oder in Ihr Rektum rutschen, sodass Sie ihn nicht mehr zu fassen bekommen. Mit dem Finger können Sie sich nicht verletzen.
Der Beckenboden ist bei Frauen und Männern fast gleich. Er ist wie drei gestapelte Schalen geformt. Nur dass darin Öffnungen sind für die Harnröhre, das Rektum und bei Frauen die Vagina. Die drei Schichten aus Muskeln und Bindegewebe verbinden Schambein, Steißbein und die beiden Sitzbeine miteinander. Fürs Behandeln ist es nicht wichtig, die Muskeln auseinanderhalten zu können!

Sie können die rektale Behandlung in Seitlage mit angezogenen Knien machen. Dazu brauchen Sie wie gesagt einen Fingerling oder dünnen Handschuh sowie ein Gleitmittel. Wenn Sie eine Allergie gegen Latex haben, nehmen Sie latexfreie Produkte. Die Fingerlinge oder Handschuhe sollten eng sitzen. Als Gleitmittel können Sie einfache Vaseline verwenden. Wenn Sie diese nicht mögen oder vertragen, können Sie sich ein anderes Gel oder Gleitmittel besorgen. Vaseline fühlt sich warm und angenehm an, wenn man nicht allergisch dagegen ist, und sie ist nicht teuer, kann aber Fettflecken in der Wäsche verursachen, wenn man sie nicht abwischt. Cremes respektive Gleitmittel bekommen Sie in Drogeriemärkten, Apotheken oder im Internet.
Zunächst verteilen Sie das Gleitmittel um den Anus. Dann nehmen Sie noch etwas mit dem Zeigefinger auf. Schieben Sie jetzt den Finger sanft 1 bis 2 Zentimeter tief in Ihren Anus. Sobald es schmerzt, halten Sie inne, atmen ruhig und tief weiter und warten ab, bis der Schmerz nachlässt.

Sie spüren die ringförmige Form Ihres Anus und suchen den ganzen Ring Punkt für Punkt ab. Dabei können Sie die Fingerspitze ein wenig krümmen, um den Ring zu umfassen. Zwischendurch spannen Sie an und lassen wieder los und vergessen nicht das Atmen tief in den Bauch.
Wenn Sie den Finger weiter vorschieben, fühlen Sie mit der Fingerspitze zur Seite, dort ertasten Sie einen Knochen, das ist Ihr Schambeinast von innen. Die Schmerzpunkte, die Sie hier finden, gehören zum M. obturatorius internus. Drücken Sie darauf, bis es weniger wehtut. Da Sie zwei Schambeinäste haben, rechts und links, untersuchen Sie auch die andere Seite und behandeln sie sanft. Sie können dabei den Finger so tief einführen, wie es seine Länge und die Empfindlichkeit Ihrer Gewebe ermöglichen.
Damit Sie eine Vorstellung bekommen, wo Sie sich befinden, betrachten Sie die Abbildungen.

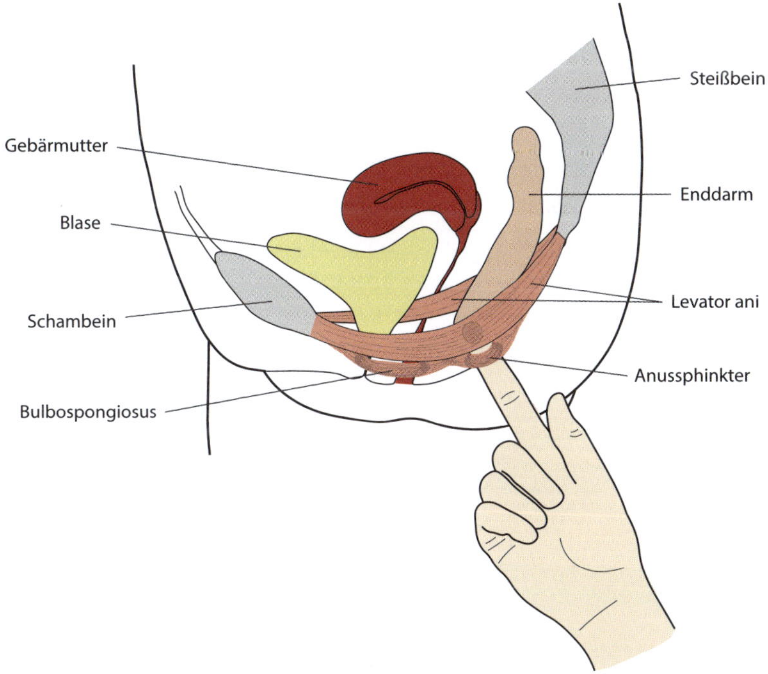

Abbildung 110: Behandlung des inneren Beckenbodens durch den Anus bei der Frau

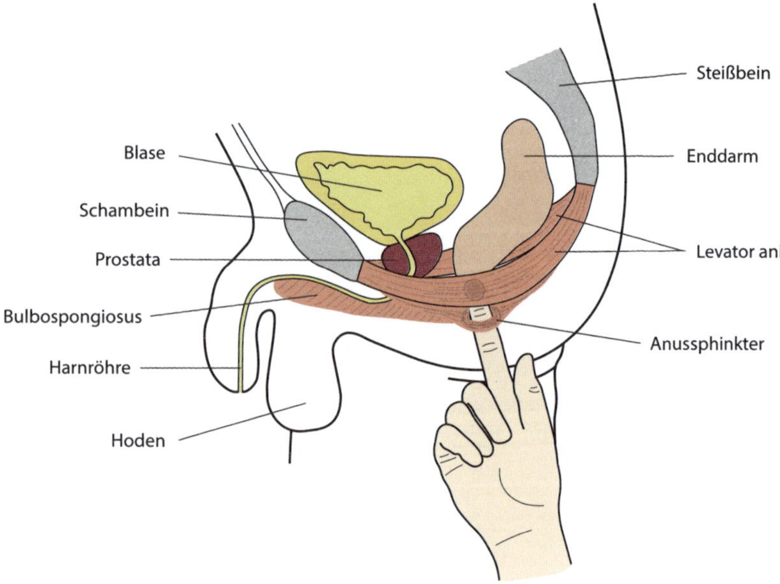

Abbildung 111: Behandlung des inneren Beckenbodens durch den Anus beim Mann

Bleiben Sie bei einer Sitzung insgesamt nicht länger als zehn Minuten im Rektum. Wenn Sie einen einfühlsamen und motivierten Partner oder eine Partnerin haben, können Sie auch versuchen, sich von ihm oder ihr behandeln zu lassen. Gehen Sie dabei genau so vor, dass Sie in Seitlage mit angezogenen Knien liegen, während Ihr Partner sich hinter Ihnen befindet. Halten Sie ein paar Papiertaschentücher bereit, um Handschuhe oder Fingerlinge nach Gebrauch darin einzupacken und überflüssiges Gleitmittel aufzunehmen.

Die Prostata behandeln

Wenn Sie den Finger tief genug (etwa 5 Zentimeter) eingeführt haben, können Sie auch nach vorn unten in Richtung Ihres Schambeins die Prostata erfühlen. Sie spüren sie als glatte kastanienförmige Struktur. Diese kann druckschmerzhaft sein, auch wenn Sie nicht an einer Entzündung leiden. Was hier schmerzen kann, ist das Bindegewebe, von dem die Prostata, wie alle Organe, umgeben ist. Man kann es mit streichenden Bewegungen sehr sanft massieren, sodass es nach einigen Behandlungen weniger empfindlich wird.

Die Prostata oder Vorsteherdrüse ist ungefähr so groß wie eine halbe Walnuss. Ihr Sekret ist zusammen mit dem Sekret der Bläschendrüse für die Befruchtungsfähigkeit der Spermien maßgeblich. Bei der Ejakulation werden die Flüssigkeiten in die Harnröhre abgegeben und vermischen sich dort mit den Spermien. Das Sekret der Prostata macht etwa 15 bis 30 Prozent des Ejakulats aus.
Die Prostata ist mit dem Rektum durch eine Faszie verbunden und etwa 4 bis 6 Zentimeter vom After aus tastbar. Nach unten sitzt sie dem Beckenboden auf, und mit dem Schambein ist sie durch ein Band verbunden. Bei älteren Männern kann sich die Prostata vergrößern, wodurch die Harnröhre beengt und das Wasserlassen erschwert wird (Benninghoff und Drenckhahn 2014).
Ein Mangel des Hormons Progesteron kann zu Prostatabeschwerden führen (Scheuernstuhl und Hild 2019). (Siehe dazu auch das Kapitel »Beckenbeschwerden und Hormone«, Seite 283.)

Die Behandlung der Rückenmuskeln

Wenn Sie Rückenschmerzen haben, kann das bedeuten, dass Sie den Rücken steif halten und dadurch auch das Becken wenig bewegen, zum Beispiel beim Gehen. Es hilft deswegen Ihrem Becken, den Rücken auch zu behandeln.

Legen Sie sich auf den Rücken, und nehmen Sie einen Tennis- oder einen Faszienball, den Sie sich ziemlich weit unten unter Ihren Rücken legen. Lassen Sie den Rücken langsam los, sodass er darauf liegt, und warten Sie einen Moment, wie sich das anfühlt. Dann beginnen Sie, mit kleinen kreisenden Bewegungen (und angestellten Beinen) über den Ball zu rollen. Sie werden merken, dass dies etwas schmerzt. Wenn nicht, brauchen Sie an der Stelle keine Behandlung. Machen Sie das höchstens fünf Minuten.

Warten Sie den eventuellen Muskelkater der nächsten Tage ab, bevor Sie es wiederholen. Dabei behandeln Sie Ihre Lumbalfaszie sowie alle Muskeln, die dort hineinlaufen.

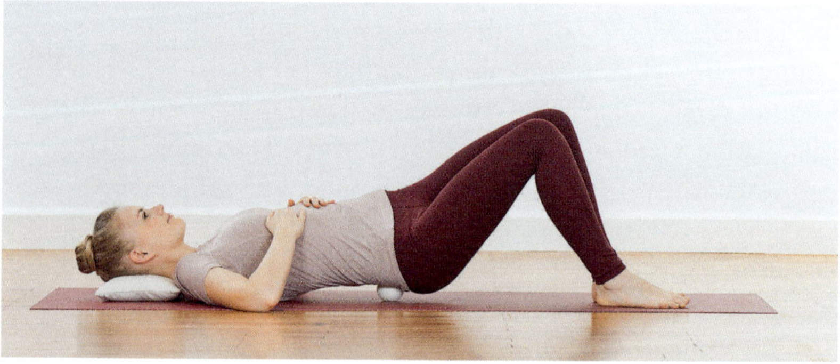

Abbildung 112: Rückenfaszie behandeln für einen schmerzfreien unteren Rücken

Behandlung bei einseitigen Beschwerden

Einige Patienten haben ihre Beschwerden hauptsächlich auf einer Seite des Körpers. Diese einseitigen Beschwerden können durch unausgewogene Körperhaltungen entstanden sein. Neben den reinen Gewohnheiten spielen hier wie gesagt die Schonhaltungen etwa nach einer Operation oder Verletzung eine Hauptrolle.

Einseitigen Gewohnheiten auf die Spur kommen

Beantworten Sie folgende Fragen, und notieren Sie sie gegebenenfalls in Ihrem Heft, um festzuhalten, welche spannenden Gewohnheiten möglicherweise dazu führen, dass bei Ihnen einseitige Beschwerden auftreten:

- Ich stehe gewohnheitsmäßig mehr auf einem Bein.
- Ich schlage im Sitzen meist ein Bein über das andere.
- Ich kreuze gern die Fußgelenke.
- Ich sitze stärker auf einer Pobacke.
- Beim Sitzen fällt mir auf, dass ein Knie weiter vorn ist als das andere.
- Ich stütze am PC oft einen Ellenbogen auf der Arbeitsplatte ab, zum Beispiel, um das Kinn darauf zu stützen.

- Ich lehne mich bei Stühlen mit Armlehne gern auf eine Seite stärker auf.
- Ich mag es, in Seitlage fernzusehen, zu lesen oder das Tablet zu bedienen.
- Mein PC ist seitlich verschoben, statt direkt vor dem Körper positioniert zu sein.
- Ich sitze dem Klienten/Kunden/Patienten/Partner meist schräg gegenüber.
- Ich trage eine große Handtasche immer auf der gleichen Seite.
- Meistens trage ich mein Baby auf einer Seite herum.
- Am Fließband/an der Maschine sitze ich immer auf der gleichen Seite.

Wenn Ihr Körperbewusstsein wächst, werden Sie merken, dass Sie diese Haltung auf viele Situationen des Alltags übertragen. Und Sie werden feststellen, dass es gar nicht leicht ist, diese Gewohnheiten aufzugeben. Davor ist auch eine Körpertherapeutin nicht sicher: So habe ich selbst festgestellt, dass ich im Gespräch mit Patienten die linke Körperseite zur Seite neige, damit ich den linken Unterarm auf der Armlehne abstützen kann. Wenn Sie das mal nachmachen, merken Sie, dass dabei mehr Druck auf das linke Sitzbein kommt, weil die linke Pobacke mehr Gewicht übernimmt als die rechte. Außerdem verkleinert sich dabei der Winkel zwischen dem linken Bein und dem Schambein.

Diese Veränderungen haben auch eine Wirkung auf die Gewebe, sie werden zusammengedrückt und gequetscht, und das kann unangenehme Folgen haben. Wenn man dann auch noch merkt, dass man zu Hause am Esstisch genau so sitzt und gar beim Fernsehen und obendrein bei der Arbeit am Computer, wird klar, dass der Körper in Dysbalance kommt, indem die Muskeln und Faszien der beiden Körperhälften mehr oder weniger ständig unsymmetrisch angespannt oder gedehnt werden.

Neben den Behandlungen, wie sie weiter oben beschrieben sind, sollten Sie bei einseitigen Beschwerden zusätzlich Folgendes machen.

Test und Behandlung: Welche Seite des Körpers ist beweglicher?

Stellen Sie sich vor einen Spiegel, und neigen Sie den Oberkörper zu einer Seite, ohne dabei nach vorn oder hinten auszuweichen. Spüren Sie, dass eine Seite nachgeben muss, wenn Sie sich zur anderen Seite neigen? Geht es nach beiden Seiten gleich weit, fühlt es sich nach beiden Seiten gleich an? Die verspanntere Seite ist diejenige, die weniger gern nachgibt. Wenn Sie sich nach links neigen und es nicht so weit geht, weil es rechts zieht oder zwickt, ist Ihre rechte Seite behandlungsbedürftig, und Sie notieren das in Ihrem Heft.

Legen Sie sich auf Ihre Matte, und zwar auf die Seite, ziehen Sie beide Knie an, sodass ein rechter Winkel in Ihren Knien und der Hüfte entsteht, beide Knie liegen exakt aufeinander. Dann drehen Sie den Oberkörper samt Kopf und Arm nach hinten und achten dabei darauf, dass Ihre Knie aufeinander liegen bleiben. Merken Sie sich, wie weit Sie sich drehen können und wo Sie einen Widerstand spüren. Machen Sie das Ganze auf der anderen Seite, und vergleichen Sie die Ergebnisse. Nach welcher Seite können Sie sich schlechter drehen? Die Seite, auf die Sie sich schlechter drehen konnten, sollten Sie behandeln. Notieren Sie die Ergebnisse in Ihr Heft.

Legen Sie sich auf die Seite, sodass die Seite, die Sie schlechter drehen können, oben liegt, beugen Sie das untere Bein, das obere strecken Sie bequem in die Länge, damit es auf dem unteren liegt. Jetzt suchen Sie mit der Hand an der oberen Seite Ihres Unterbauchs nach druckschmerzhaften Stellen und bewegen dabei das Becken nach oben zu den Rippen und nach unten in Richtung Ihrer Füße, nach vorn und hinten. Gehen Sie bis zum Beckenkamm und die Leiste entlang bis zu den Ecken des Schambeins.

Testen Sie nun, wie die andere Seite sich anfühlt.

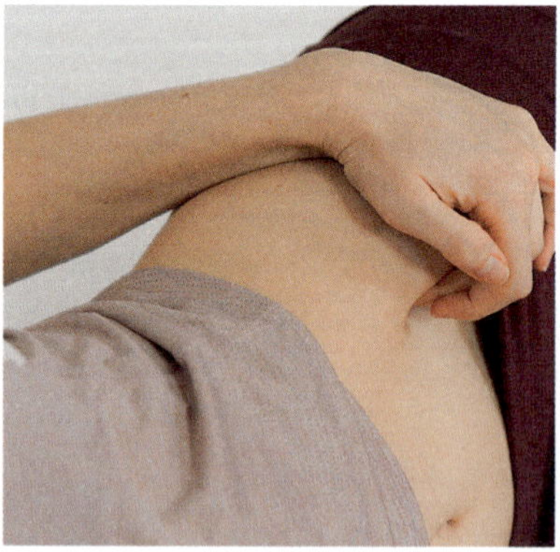

Abbildung 113: Triggerpunkte der Bauchdecke in Seitlage behandeln

Test: Welches Bein dehnt sich weniger gern nach außen, welches nach innen?

Legen Sie sich auf die Matte, die Beine angezogen, die Füße eng zusammen, und lassen Sie dann langsam die Knie nach außen sinken, sodass die Beine sich öffnen. Sie drücken dabei nicht, geben nur der Schwerkraft nach. Spüren Sie, in welchem Bein, in welcher Leiste mehr Spannung ist. Schauen Sie, welches Bein sinkt weiter nach außen?
Behandeln Sie das Bein, das mehr Spannung hat, an den Beininnenseiten (siehe Seite 247).
Sie liegen auf dem Rücken und ziehen die Beine an, dieses Mal aber weit außen auf den Mattenrand. Dann lassen Sie erst das rechte und dann das linke Bein nach innen sinken, also zum anderen Bein, und merken sich, welches Bein das weniger gern macht, sodass es entweder auf der Seite zieht oder sogar schmerzt. Sie können auch hinschauen und mit den Augen feststellen, welches Bein weniger gut beweglich ist.
Schreiben Sie es auf, und behandeln Sie später die Gesäßmuskeln auf der Seite, auf der das Bein weniger weit nach innen sinken kann. Wie das geht, steht auf Seite 255.

Test und Behandlung: Welches Bein ist Ihr Standbein?

Stehen Sie auf beiden Beinen, und verlagern Sie das Gewicht zu einer Seite. Welche Seite fühlt sich unbequemer an? Dort suchen Sie eine unbequeme Stelle außen am Becken und drücken darauf. Dazu nehmen Sie entweder Ihren Finger oder einen Gegenstand. Wenn es wehtut, sind Sie richtig.
Drücken Sie auf die Stelle, bis es weniger schmerzt – maximal eine Minute lang –, und bewegen Sie dabei ständig das Becken mit Ihrem Körpergewicht hin und her.
Erfühlen Sie, ob Sie neue Punkte und Stellen finden. Sie können dabei bis nach oben zu Ihrem Beckenkamm wandern und nach unten zu dem Knochen, den Sie schon als großen Trochanter (Rollhügel) ertastet haben.

Am Ende überprüfen Sie, ob jetzt beide Seiten gleich bequem sind. Die Muskeln, die Sie dabei behandeln, heißen »Tensor fasciae latae« und »Gluteus minimus«.

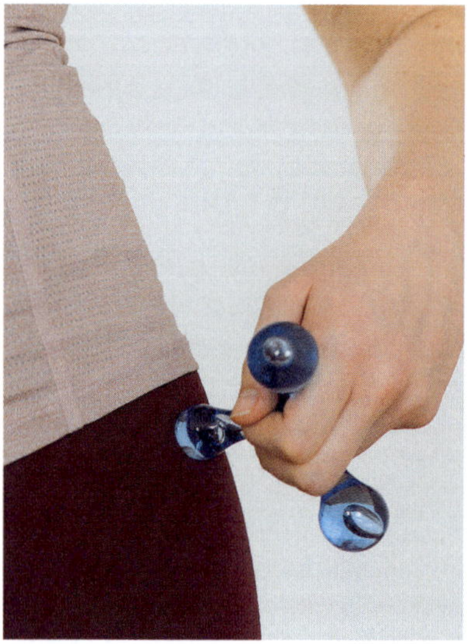

Abbildung 114: Die verkürzte Außenseite des Beckens lockern

Test und Behandlung: oberer Beckenrand

Wieder bewegen Sie das Gewicht langsam hin und her, dabei drücken Sie mit dem Daumen ganz oben auf den inneren Rand des Beckenknochens. Gehen Sie den gesamten Beckenkamm entlang nach vorn und nach hinten zum Rücken, und suchen Sie nach Triggerpunkten. Sie können das Ganze auch im Sitzen machen, wenn Sie immer eine Beckenseite anheben.
Gehen Sie so weit nach hinten, wie es möglich ist. Die Muskeln, die Sie dabei behandeln, sind die Ansätze der schrägen Bauchmuskeln und des Quadratus lumborum.

Bei einseitigen Beschwerden generell sind neben dem gesamten Grundprogramm die Extraübungen »Gehen im Sitzen« (Seite 210) und »Die Beckenuhr« (Seite 212) besonders relevant.

Was noch helfen kann

Neben Verspannungen können auch andere Ursachen eine Rolle bei unerklärlichen Beschwerden im Becken spielen. Deswegen bekommen Sie hier noch ein paar weitere Informationen zu den folgenden Maßnahmen:

- die Regulation der Hormone,
- der Ausgleich eines möglichen Mangels an Vitamin D und B_{12},
- die Überwindung der »Resistenz« gegen Antibiotika bei der immer wiederkehrenden bakteriellen Blasenentzündung,
- der Aufbau einer gesunden Vaginalflora und
- Wasseranwendungen.

Beckenbeschwerden und Hormone

Bei manchen Patienten spielen auch Dysbalancen und Mangelzustände im hormonellen Bereich eine Rolle, es ist deshalb wichtig, für ausgeglichene Hormonspiegel zu sorgen. Nach meiner Erfahrung sind es in erster Linie Schilddrüsenprobleme und Mangelzustände der Geschlechtshormone, die mit Problemen und Muskeln, Faszien und Schleimhäuten in Verbindung stehen. Ein Bluttest kann Schilddrüsenprobleme anzeigen. Ein Speicheltest kann Probleme bei den Geschlechtshormonen aufdecken. Letzteren kann man auch selbst veranlassen. Die Kosten (etwa 150 Euro) dafür werden in der Regel nur von privaten Krankenversicherungen übernommen, wenn eine Verordnung vom Heilpraktiker oder Arzt vorliegt (am besten erkundigen Sie sich vorher bei Ihrer Krankenkasse). Speicheltests sind aussagekräftiger als Bluttests, da im Speichel nur die freien, also die tatsächlich im Körper aktiven Hormone gemessen werden, während man im Blut auch die an Eiweiße gebundenen erfasst.
Hormone sind Botenstoffe, die überall im Körper wirken. Sie regeln und beeinflussen Stoffwechsel, Wasserhaushalt, Blutzuckerspiegel, Blutdruck, Herztätigkeit, Fortpflanzung und prägen unsere Libido

und unsere Stimmungslage. Die verschiedenen Hormone in unserem Körper bewegen sich in einem Gleichgewicht etwa wie ein Mobile. Die Hormonproduktion reagiert auf viele äußere Faktoren: Umwelt, Sonneneinstrahlung, soziale Faktoren, Tageszeit, Ernährung, Stress, Sport und mehr.

Männer und Frauen haben die gleichen Geschlechtshormone, nur die Mengen sind unterschiedlich. Während der geschlechtsreifen Zeit haben Frauen durch den Zyklus turnusmäßige Veränderungen in ihren Hormonen (erst recht während einer Schwangerschaft). Bei Männern ist der Spiegel konstanter.

Die Geschlechtshormone werden in den Keimdrüsen hergestellt, also den Hoden und Eierstöcken, außerdem in der Nebennierenrinde und im Körperfett. Der Körper kann manche Hormone in andere umwandeln (Buchner 2000). Ab dem vierzigsten Lebensjahr produzieren die Keimdrüsen von Mann und Frau allmählich weniger Hormone. Das kann Symptome auslösen, muss es aber nicht. Während die Wechseljahre der Frau schon lange Thema und Gegenstand von Untersuchungen und Artikeln sind, ist die Forschung bei Männern dazu noch relativ am Anfang.

In Deutschland sind Erkenntnisse über hormonelle Zusammenhänge von Beckenbeschwerden oder Muskelbeschwerden und vor allem über deren Behandlung mit naturidentischen Hormonen noch längst nicht Allgemeingut (Lee und Buchner 2005). Am ehesten werden Beschwerden bei Frauen im Zusammenhang mit den Wechseljahren thematisiert (Tanzberger 2013). Doch auch Männergesundheit hängt von Hormonen ab. Außerdem können hormonelle Störungen in vielen Phasen des Lebens auftreten, nicht nur in den Wechseljahren.

Probleme im Becken, die hormonell bedingt sein können, sind bei Männern:

- verminderte Libido,
- Unfruchtbarkeit,
- Impotenz,
- Prostata- und Blasenprobleme,
- Schmerzen in Muskulatur und Bindegewebe.

Bei Frauen:

- verminderte Libido,
- Blasenprobleme,
- Inkontinenz,
- trockene Scheide und Juckreiz im äußeren Scheidenbereich,
- Schmerzen in Muskulatur und Bindegewebe (Scheuernstuhl und Hild 2019, Tanzberger 2013).

Bei festgestellten Störungen der Geschlechtshormone sollte eine Therapie mit bioidentischen Hormonen erfolgen. Das sind Hormone mit einer identischen molekularen Struktur wie die, die unser Körper selbst herstellt. Sie passen auf die Rezeptoren in den Zellen wie ein guter Schlüssel ins Schloss. Nicht bioidentische Hormone werden in ihrer molekularen Struktur verändert, sodass sie zunächst einmal umgebaut werden müssen, bis sie einigermaßen passen, eine Aufgabe, die die Leber übernehmen muss. Das ist ein Nachteil für die Anwender und ein Vorteil für die pharmazeutische Industrie, denn nur so lassen sie sich patentieren.

Studien der Women's Health Initiative, kurz WHI, aus den Jahren 2002 und 2004, in denen die Wirkung hormoneller Ersatztherapien auf ältere Patientinnen untersucht wurden, ergaben teilweise widersprüchliche Ergebnisse und führten dazu, dass die Hormontherapie in Deutschland teilweise in Verruf kam. Dabei sollte man aber bedenken, dass sowohl das Studiendesign und die Auswahl der Probandinnen als auch die Dosierungen heute durchaus fragwürdig erscheinen. Außerdem wurde dabei mit nicht bioidentischen Präparaten gearbeitet (de Liz 2019).

Neben den genannten Beschwerden im Becken gibt es ein paar zusätzliche Indikationen, die eine Überprüfung der Geschlechtshormone nahelegen:

- Alter (ab vierzig),
- jüngere Frauen: frühere Einnahme hormoneller Verhütungsmittel (Pille, Pflaster oder Ring),
- Wechseljahrsbeschwerden (Hitzewallungen, Schlafstörungen, trockene Scheide, Gedächtnisstörungen und emotionale Probleme),
- Beschwerden, die in der Zyklusmitte oder kurz vor der Periode stärker werden,

- vorausgegangene Operationen mit Entfernung von Eierstöcken oder Hoden,
- Schilddrüsenstörungen (sie wirken sich auch auf die Geschlechtshormone aus),
- vorhandene Zysten und Myome, Fibromyalgie, Osteoporose,
- starkes Übergewicht (Adipositas) und die Schwierigkeit, trotz Diät und Sport nicht abzunehmen,
- Burn-out oder Depression,
- Schichtarbeit und
- besondere Belastungsphasen (wie schwere Erkrankungen, Schicksalsschläge, Mobbing, Gewalt, extreme Anforderungen in Beruf oder Privatleben).

Die Wirkung der Hormone

- ***Progesteron:*** Progesteron wirkt auf Gehirn, Knochen, Bindegewebe und Muskulatur sowie die Herzgefäße. Es beeinflusst unsere emotionale Stabilität und ist krampflösend. Bei Frauen schwankt der Progesteronspiegel mit dem Zyklus und erhöht sich stark in der Schwangerschaft. Trotzdem ist Progesteron ***kein*** geschlechtsprägendes Hormon – Männer produzieren es auch, und bei ihnen sinkt der Progesteronspiegel ebenfalls mit zunehmendem Alter.
- ***Östrogene:*** Estriol (oder Östriol, das ist das Gleiche) und Estradiol (Östradiol) sind geschlechtsprägende Hormone, die auch beim Mann vorhanden sind (nur viel weniger). Mangelzustände dieser Hormone sind genauso problematisch wie ein Überangebot. Zu viele Östrogene bewirken eine sogenannte Östrogendominanz, damit ist gesagt, dass das Hormonmobile ins Ungleichgewicht kommt. Diese Dominanz kann auch bei Männern entstehen, wenn sie zu wenig Testosteron oder Progesteron als Gegenspieler zu den Östrogenen haben. Eine Östrogendominanz kann zu Migräne, Depression, Gewichtszunahme, Libidoverlust bei beiden Geschlechtern führen. Bei Frauen außerdem zu heftigen Menstruationsblutungen. Sind zu wenig Östrogene vorhanden, beeinträchtigt das die Fruchtbarkeit (sogar bei Männern!). Außerdem können Schlafstörungen, Hitzewallungen und Muskelschmerzen auftreten. Eine besondere Rolle der Östrogene kommt bei Beschwerden im

Becken sicher dem Estriol zu (Scheuernstuhl und Hild 2019, Buchner 2000). Männer mit viel Körperfett haben öfter mal eine Östrogendominanz, weil ihre Fettzellen Östrogene produzieren können, vor allem das Fett am Bauch. Wenn Männer Testosteron zuführen, welches man auch als Gel oder Creme geben kann, sollten sie zusätzlich Zink nehmen, weil Zink die Umwandlung von Testosteron in noch mehr Östrogene verhindert (Scheuernstuhl und Hild 2019).

- ***Estriol:*** Estriol ist ein wichtiges Schleimhauthormon. Blase, Harnröhre (auch die männliche), Vagina und Uterus sind mit Schleimhaut ausgekleidet und reagieren auf einen Mangel mit Trockenheit und Funktionsstörungen. Das kann sich in Missempfindungen und Schmerzen wie Brennen, Jucken im urogenitalen Bereich, Trockenheit, Vulvodynie und Dyspareunie, also Schmerzen beim Geschlechtsverkehr, auswirken. Die Trockenheit der Vagina kann zwar durch ein hormonfreies Gel oder eine Creme vorübergehend gemildert werden, was den Geschlechtsverkehr angenehmer macht, jedoch wird durch hormonfreie Anwendungen die Ursache des Problems (der Mangel an Estriol) nicht behoben. Dieser Mangel kann eine regelrechte Atrophie erzeugen, also einen Verlust an Scheidengewebe (Ehmer und Herbert 2016), und sollte meiner Meinung nach ursächlich behandelt werden (de Liz 2019).
  Schulmedizinisch wird Frauen oft Estriol als Zäpfchen oder Salbe für die Scheide verordnet. Salben und Zäpfchen sind grundsätzlich eine gute Idee, um den Mangel zu behandeln, aber manche Frauen mit sehr empfindlicher Schleimhaut vertragen die Präparate nicht. Wenn das der Fall ist, kann man eine Salbe auch außerhalb der Scheide etwa auf die Innenseite der Oberschenkel auftragen, dort ist die Haut weniger empfindlich. Weil die Cremes transdermal wirken, also durch die Haut gehen, gelangen sie über das Blut auch auf diesem Weg an den Ort ihrer Bestimmung, die Schleimhäute. Bei starker Atrophie der vaginalen Schleimhaut kann auch eine Behandlung mittels Laser in Erwägung gezogen werden. Der Laser regt die Neubildung von Schleimhautzellen an. Haben sich die Schleimhäute wieder so weit erholt, kann man die Creme dann oft auch im Genitalbereich auftragen. Ein Hormonpräparat wirkt nie nur lokal, sondern im ganzen Körper. Dazu passt, dass Estriol sogar gegen trockene Augen hilft, auch wenn es genital oder am Unterarm aufgetragen wird.

- *Testosteron:* Testosteron wirkt auf Knochen, Stoffwechsel und Muskelkraft. Es ist für Libido, Leistungsfähigkeit und Herztätigkeit wichtig, und zwar bei Frauen und Männern (Gralla 2016, Buchner 2000). Zu wenig Testosteron drückt auf die Stimmung, vermindert die Libido und kann die Blasenfunktion stören. Faktoren, die einen Testosteronüberhang und damit einen relativen Mangel an Östrogenen und Progesteron entstehen lassen, sind: chronische Muskelanspannung, starkes Muskeltraining und Rauchen. Neben dem altersbedingten Hormonmangel, wenn die Eierstöcke der Frau beziehungsweise die Hoden des Mannes so langsam ihre Arbeit einstellen, führen auch zu wenig Bewegung und Sport zum Testosteronmangel.

Hormone über die Haut zu verabreichen, ist für den Körper schonender als eine orale Gabe, weil alle Präparate, die geschluckt werden, erst die Leber passieren, bevor sie ins Blut gehen. Da ist der Weg über die Haut kürzer. Transdermal wirken auch bioidentische Hormoncremes in geringer Dosierung. Man kann Hormone ebenso über Ernährung beeinflussen. Das Ganze ist ein weites Feld, und interessierten Leserinnen und Lesern empfehle ich die Website der Hormonselbsthilfe (https://hormonselbsthilfe.de) – dort arbeitet man auch mit einem Labor zusammen, das viel Erfahrung auf dem Gebiet hat – sowie das Buch von Dr. Scheuernstuhl (siehe oben).
Bevor man Hormone ergänzt oder substituiert, sollte man die Spiegel messen und unter Anwendung von Hormonen (auch den bioidentischen) Kontrollen über die Entwicklung der Hormonspiegel durchführen.

Einen Vitamin-B_{12}- oder Vitamin-D-Mangel beheben

Ein Mangel an Vitamin B_{12} ist gar nicht so selten. Er kann ernährungsbedingt sein, durch Entzündungen der Darmschleimhaut oder durch Medikamente entstanden sein. Er kann auch Nervenschmerzen und Missempfindungen hervorrufen. Normalerweise enthält die Nahrung ausreichend Vitamin B_{12}. Dies reicht allerdings nicht, wenn

Menschen ganz auf Milchprodukte, Eier, Fisch und rotes Fleisch verzichten. Das sollten streng vegan lebende Patientinnen und Patienten wissen.

Die Ernährung ist aber nur ein Faktor, häufiger entsteht der Mangel durch eine ungenügende Aufnahme des Vitamins in der Darmschleimhaut. Diese Aufnahme kann bei bestimmten Erkrankungen oder durch Medikamente gestört sein. Die Aufnahme von Vitamin B_{12} wird gehemmt durch Säureblocker, wie sie bei Gastritis gegeben werden, und das Diabetesmedikament Metformin (Deutsche Apotheker-Zeitung 2010, Stein 2009). Außerdem kommen noch Psychopharmaka oder Schmerzmittel in Betracht. Erkrankungen der Bauchspeicheldrüse und Alkoholmissbrauch sind ebenfalls Risikofaktoren für einen Mangel.

Das fehlende Vitamin B_{12} lässt sich leicht zuführen durch Lutschtabletten oder Tropfen. Dann wird es bereits in der Mundschleimhaut aufgenommen.

Viele Menschen verfügen vor allem während der dunklen Monate auch über zu wenig Vitamin D, denn es wird in der Haut durch Sonneneinstrahlung gebildet. Wie hoch ein idealer Wert sein soll, wird durchaus kontrovers diskutiert. Für Beckenbeschwerden ist die Wirkung des Vitamins auf die Muskulatur interessant. Ein Mangel hat aber noch viele weitere Auswirkungen.

Laut Robert Koch-Institut haben 56 Prozent aller erwachsenen Deutschen einen Mangel mit einem Wert von unter 20 Nanogramm pro Milliliter (ng/ml). Einen Wert von 30 ng/ml halten viele Autoren für das Mindeste, um gesund zu bleiben. Der Spiegel wird im Blut gemessen. Besonders belastete Menschen brauchen mehr Vitamin D.

Ein Mangel kann über orale Einnahme ausgeglichen werden. Oder man setzt sich jede Mittagspause für zwanzig Minuten in die Sonne. Aber wer kann das schon, und wo scheint sie denn fast jeden Tag?

Ich habe noch nie erlebt, dass massive muskuläre Beschwerden nur durch die Behebung eines Mangels an Vitaminen verschwinden, aber sehr wohl, dass es die Behandlung unterstützt, wenn man einen Mangel ausgleicht.

Chronische Blasenentzündungen: »Resistenz« gegen Antibiotika in den Griff bekommen

Es gibt chronisch rezidivierende Blasenentzündungen, das sind Entzündungen, die durch Bakterien (meist Escherichia Coli [E. Coli]) verursacht werden und die trotz antibiotischer Behandlung nachweislich immer wieder kommen. Es kann dann jeweils auch ein bakterieller Befund im Urin festgestellt werden. Grund dafür ist, dass die Bakterien in Bläschenkolonien von der Oberfläche der Blasenschleimhaut abtauchen und sich ins Zellinnere zurückziehen, wo sie sicher sind vor dem Angriff der Antibiotika. Ist keine Gefahr mehr im Verzug, tauchen sie wieder auf und verursachen die nächste Entzündung.

Dagegen hilft das Präparat Forskolin. Es handelt sich dabei um Extrakte einer indischen Heilpflanze, die die Hülle der Bläschen mit der Oberfläche der Blasenschleimhaut verbindet, sodass die Keime am Abtauchen gehindert werden und das Antibiotikum wirken kann. Die Dosierungsempfehlung lautet 125 Milligramm jeweils morgens und abends (Gralla 2016). Man kann das Präparat in der Apotheke bestellen.

Eine andere Möglichkeit ist die Einnahme von D-Mannose, einem Zucker, der die Bakterien bindet und hilft, sie auszuscheiden. Davon sollte man am Tag 2 Gramm nehmen.

Ergänzt man die beiden Präparate um Goldrutenextrakt und 2 bis 3 Liter Flüssigkeit am Tag, werden die Entzündungen sehr wahrscheinlich abklingen, wie ich es mehrfach erlebt habe.

Die Vaginalflora aufbauen

Einer Studie zufolge, die 2013 auf dem Deutschen Urologenkongress vorgestellt wurde, kam es unter intravaginal verabreichten Milchsäurebakterien der Sorte Lactobacillus crispatus zu einer Halbierung der Wiederansteckungsrate. Dass Laktobazillen, auch oral verabreicht, im Vergleich den Antibiotika nicht unterlegen waren, ergab

eine andere Studie an 250 Frauen. Sowohl die Antibiotika als auch die Laktobazillen halbierten die Infektrate.
Hinsichtlich Nebenwirkungen und Resistenzbildung sind die Bakterien natürlich besser als Antibiotika. Das ist allemal einen Versuch wert. Mittlerweile gibt es Präparate zur oralen Einnahme, sodass Frauen mit empfindlicher vaginaler Schleimhaut nicht befürchten müssen, die Präparate nicht zu vertragen.

Wasseranwendungen

Die meisten Patientinnen und Patienten stellen fest, dass Wärme ihnen guttut, und nehmen daher gern ein warmes Bad. Nicht jeder hat eine Badewanne, trotzdem muss man auf den entspannenden Effekt nicht verzichten. Nehmen Sie stattdessen einfach abends ein warmes Fußbad. Viele Beckenschmerz- und Blasenpatienten leiden an kalten Füßen, und diese kalten Füße können Blasenbeschwerden verstärken und das Einschlafen erschweren. Außerdem ist das Fußbad sparsamer und kostet weniger Zeit als ein Vollbad.
Bei Vulvodynie und Missempfindungen am äußeren Genital kann es auch helfen, kühle Güsse anzuwenden. Dazu nehmen Sie die Handbrause, wenn Sie kein Bidet haben, und brausen sich kühl ab (nicht kalt!). Mit der Handbrause sollten Sie keinen Druck ausüben, nur sanft abspülen und danach sachte trocken tupfen. Das können Sie morgens oder abends tun.

Ausblick

Liebe Leserin und lieber Leser, ich bin mit meinen Hinweisen und Erklärungen nun ans Ende gekommen und hoffe, Sie verstehen Ihren Körper jetzt besser. Vielleicht haben Sie durchs Üben und die Selbstbehandlung schon festgestellt, dass sich etwas bei Ihnen zum Guten verändert hat. Machen Sie weiter, bleiben Sie dran. Wenn Sie das Gefühl haben, allein nicht vorwärtszukommen, melden Sie sich gern bei einer oder einem unserer Therapeuten an; Sie finden eine Liste unter https://pohltherapie.de.

Auf der Website unserer Praxis www.alternative-schmerzbehandlung.de finden Sie weitere Hinweise, auch zu Kursen. In Planung sind derzeit Kurse speziell für Beckenschmerzpatienten, um sich auch mit anderen Betroffenen austauschen zu können und Fragen zu klären, und zur Selbsthilfe.

Danke

Danken möchte ich allen, die mir etwas beigebracht haben, die mich gefördert und unterstützt haben. Helga Pohl für die hervorragende Ausbildung und ihre Ermunterung beim Schreiben dieses Buchs, Beate Haube, die meine Supervisorin war, Kolleginnen, die mir Feedback gegeben haben, vor allem Andrea Entgens und Suzann Pellaux, und meinem Kollegen und Ehemann Tilo Mörgen für seinen fachlichen Rat und seinen unerschütterlichen Beistand in allen Lebenslagen. Ohne dich wäre alles nix. Meinen Töchtern, dass sie mich immer haben machen lassen. Cathrin und Konstantin sage ich Danke für ihre Bereitschaft, sich zwischen Prüfungen und Reisen noch fotografieren zu lassen. Undine Rau für die Illustrationen und Angelika Kein für ihre unermüdliche Energie beim Fotografieren. Der guten Seele unserer Praxis Sibylla Kubera-Mayer gebührt mein Dank für ihr offenes Ohr für unsere Patienten und ihre Fähigkeit, mir den Rücken freizuhalten, damit ich schreiben konnte. Frau Jaenicke vom Verlag für ihre Geduld mit all meinen Anliegen. Meinem Lektor Ralf Lay danke ich für seinen weisen Rat und seine Akribie. Außerdem Herrn Röleke vom Verlag dafür, dass er mir geholfen hat, meine Wunschbilder zu bekommen. Danke auch an alle Patienten, die mir vertraut haben und deren Geschichten ich veröffentlichen durfte.
Das letzte Wort hat ein Patient: »Das Allerschönste für mich ist, dass sich die Entspannung mit der Zeit automatisiert hat und für mich und meinen Körper ein ganz neuer Zustand eingetreten ist.«

Anhang

Diagnosen und Symptome

Beckenbodenmyalgie: Der Begriff bedeutet Muskelschmerzen im Bereich des Beckenbodens. Bei dieser Diagnose werden die Muskeln des Beckenbodens als Verursacher der Schmerzen angenommen.

CBBS: chronischer Beckenbodenschmerz (siehe »CPPS«).

Chronische (abakterielle) Prostatitis: In der Praxis wird der Begriff verwandt für eine ganze Ansammlung von Symptomen wie Schmerzen, Funktionsstörungen und Missempfindungen des männlichen Genitals. Eine Ursache wird nicht genannt, jedoch eine Entzündung durch Bakterien ausgeschlossen.

Chronische Cystitis: Damit ist eine chronische Blasenentzündung gemeint. Nicht immer ist dabei ein bakterieller Befund nachweisbar. Wird oft als Sammelbegriff für Schmerzen, Funktionsstörungen und Missempfindungen im Unterbauch und Blasenbereich verwendet.

Coccygodynie oder cokzygeale Schmerzen: Das sind Schmerzen am Steißbein oder um das Steißbein herum.

CPPS: Das ist eine Abkürzung aus dem Englischen und bedeutet »Chronic Pelvic Pain Syndrome«, also »chronisches Beckenschmerzsyndrom«. Die Autoren Wise und Anderson (2015), die den Begriff geprägt haben, vertreten die Auffassung, dass die anhaltenden Schmerzen und Funktionsstörungen durch Verspannungen in Muskeln und Bindegewebe entstanden sind.

Dyspareunie: Damit sind Schmerzen beim Geschlechtsverkehr gemeint. Sie können den Geschlechtsverkehr unangenehm machen, verhindern oder zur Angst davor führen.

Dysurie: Das sind Schmerzen beim Wasserlassen. Sie können stechend oder brennend sein, in Blase, Harnröhre, Penis gespürt werden.

Interstitielle Cystitis: Diese Erkrankung ist als eigenständige Diagnose etwas umstritten. Das Wort bedeutet, dass der Zellzwischenraum, das Interstitium, entzündet ist. Es wird angenommen, die Blasenwand sei entzündet. Die Symptome sind wie die der chronischen Blasenentzündung, also Schmerzen am und oberhalb des Schambeins (in der Blasengegend, Harndrang, Schmerzen beim Wasserlassen, Unfähigkeit, den Harndrang aufzuschieben). Genauso kann ein verzögerter Beginn der Entleerung vorliegen. Bei manchen wird die Symptomatik nach dem Genuss von scharfem Essen oder Kaffee verstärkt. Selten wird diese Diagnose auch bei Männern gestellt.

Levator-ani-Syndrom: Das ist wieder ein Sammelbegriff, der schon älter ist. Auch hier wird gesagt, dass der Beckenboden, genauer der Muskel Levator ani, für Schmerzen und Funktionsstörungen verantwortlich sei. Die Diagnose wird ebenfalls selten gestellt.

Miktionsfrequenz: Häufigkeit des Wasserlassens. Normal sind alle zwei bis drei Stunden.

Myofasziales Schmerzsyndrom: Muskeln und Faszien verursachen Schmerzen.

Nykturie: nächtliches Aufwachen, weil man Wasser lassen muss.

Orchialgie: Hodenschmerzen.

Perineale Schmerzen: Schmerzen und Missempfindungen im Bereich des Damms.

Pollakisurie: vermehrter Harndrang. Damit ist das häufige Wasserlassen mit kleinen Harnmengen gemeint, das sowohl bei wirklichen Entzündungen wie auch bei verspannten Beckenböden vorkommt.

Prostatodynie: Eigentlich sind damit Schmerzen der Prostata gemeint, der Begriff wird jedoch für das gleiche Beschwerdebild wie das der chronischen abakteriellen Prostatitis verwandt, nur dass er seltener benutzt wird. Sie zählt zu den psychosomatischen Störungen.

Pudendusneuralgie: Der Pudendusnerv ist ein Nerv, der die Dammmuskeln, die äußeren Schließmuskeln von Blase und Rektum und die Haut der Genitalregion versorgt. Es heißt, bei einer Pudendusneuralgie sei dieser Nerv durch eine Engstelle behindert und zusammengedrückt. Bei den Neurologen ist jedoch umstritten, ob es so etwas wie ein Engpasssyndrom des Pudendusnervs gibt, eine zuverlässig Diagnosesicherung soll nicht vorliegen. Bei Verletzungen des Nervs etwa durch Operationen soll es eher zu Funktionsstörungen kommen, nicht zu Schmerzen (Wiesner und Jost 2003).

Möglich erscheint mir, dass verspannte Muskeln oder Bindegewebe ihn auf seinem Weg um den Sitzbeinhöcker herum und durch den Canalis Pudendalis (Alcock-Kanal) bedrängen. Infrage kämen dafür der Muskel Obturatorius internus sowie das Bindegewebe darauf, vor allem im Bereich des Pudenduskanals. Eine beweisende Diagnose wird von medizinischen Fachautoren als schwierig beschrieben, laut Jost ist die Infiltration des Nervs im Bereich des Alcock'schen Kanals mit einem Schmerzmittel nicht beweisend für die Diagnose, da dabei der Nerv als Ganzes betäubt wird (Jost 1997). Die Erfahrung mit den Patienten zeigt, dass diese Einschätzung nicht von allen Neurologen geteilt wird, sondern eine vorübergehende Schmerzfreiheit nach der Spitze als Beweis für die Diagnose gilt, sodass häufig eine Operation empfohlen wird. Die Erfolgsquoten dabei werden in der Fachliteratur unterschiedlich dargestellt.

Reizblase: Damit wird manchmal nur der vermehrte Harndrang gemeint (Pollakisurie), manchmal auch die Bereitschaft der Blase zu rezidivierenden Entzündungen, diese können bakteriell oder nichtbakteriell sein. Manchmal wird der Begriff auch nur verwandt, um Harndrang und Blasenschmerzen zu erklären.

Vulva Vestibulitis: Das ist eine stark erhöhte Empfindlichkeit des äußeren Genitals, bei der schon leichte Berührungen Schmerzen verursachen. Die Haut kann dabei gerötet sein, und selbstredend ist Geschlechtsverkehr schmerzhaft. Bereits das Tragen von Kleidung kann unangenehm bis schmerzhaft sein (siehe auch »Vulvodynie«).

Vulvodynie: Darunter versteht man Schmerzen im äußeren Genital, am Eingang der Vagina, manchmal ohne Berührung, manchmal nur durch Berührung auslösbar. Der Geschlechtsverkehr wird dadurch schmerzhaft oder unmöglich. Schmerzen beim Geschlechtsverkehr nennt man auch »Dyspareunie«. (Die beiden Diagnosen »Vulvodynie« und »Vulva Vestibulitis« werden auch synonym verwendet. Wegen der Rötungen und Reizungen am äußeren Genital wird darüber hinaus angenommen, es handele sich um ein Hautproblem.)

Quellen: Verspannungen der Muskulatur als Ursache und erfolgreicher Therapieansatz bei Beckenbeschwerden

2018 veröffentlichte das *Journal of Bodywork and Movement Therapies* einen Fallbericht über die erfolgreiche manuelle Behandlung von Muskeln durch das Lösen von Verspannungen bei Pudendusneuralgie (Origo und Tarantino 2018).

2017 erschien im *Ärzteblatt* eine Studie zum Beckenschmerzsyndrom, wonach eine Behandlung in Form einer Kombination aus manuellen

Techniken sowie Körperübungen auch noch nach über einem Jahr eine deutliche Verbesserung erbracht haben (Klingler 2016).
2015 wird von den Autoren Baessler und Junginger als »ein häufiger gemeinsamer Nenner in der Pathogenese [der Entstehung des chronischen Beckenbodenschmerzes] ein hypertoner [übermäßig angespannter] Beckenboden« genannt (Baessler und Junginger 2015).
2012 erschien im amerikanischen *Journal of Urology* ein Bericht, wonach Frauen mit der Diagnose »Blasenschmerz/Interstitielle Cystitis« (im Vergleich zu normalen Massagebehandlungen) deutliche Verbesserungen durch myofasziale Therapie hatten (Fitzgerald et al. 2012).
2010 kam das Buch *Unerklärliche Beschwerden?* von Dr. Helga Pohl heraus. Sie ist psychologische Psychotherapeutin und wurde durch eigene Beschwerden (im Rücken) nahezu arbeitsunfähig, bis sie begann, sich mit den Ursachen zu beschäftigen. Sie bezog die bisherigen wissenschaftlichen Erkenntnisse genauso mit ein wie körperbasierte Therapieverfahren. Daraus entwickelte, erprobte und verbesserte sie in über dreißig Jahren die Sensomotorische Körpertherapie nach Dr. Pohl, auch einfach »Pohltherapie®« genannt. Ihre Arbeit half vielen Betroffenen zu verstehen, dass chronische Schmerzen und zahlreiche funktionelle Störungen im ganzen Körper und auch im Becken durch chronische Anspannung entstehen können (Pohl 2010).
2008 erschien im amerikanischen *Journal of Urology* ein Bericht über eine Studie zum Thema »Chronische Prostatitis, chronischer Beckenbodenschmerz«. Dazu wurden Daten von 384 Männern ausgewertet. Die Autoren kamen zu dem Schluss, dass bei CPPS und der chronischen Prostatitis die Beschwerden durch Muskeln und Faszien verursacht sein können (Shoskes et al. 2008).
2004 erschien in Deutschland der Band *Psychosomatische Urologie* von Dr. Ernst-Albrecht Günthert. Er ist Facharzt für Urologie und für psychotherapeutische Medizin. Er formulierte, dass Dauerspannungen Beckenbeschwerden auslösen können (Günthert 2004).
2003 erschien in den USA das mittlerweile ins Deutsche übersetzte Buch *A Headache in the Pelvis.* Die beiden Autoren Anderson und Wise nennen ihr Buch *Kopfschmerzen im Becken,* weil sie sagen, dass »die Störungen von chronischen Muskelverspannungen herrühren, genau wie Kopfschmerzen«. David Wise entwickelte zusammen mit

Rodney A. Anderson an der Stanford University School of Medicine in den USA das Anderson-Wise-Verfahren. Es wird auch als »Stanford-Protokoll« bezeichnet (Wise und Anderson 2015).
1992 kam von den amerikanischen Autoren Travell und Simons das *Handbuch der Muskeltriggerpunkte* heraus. Travell entwickelte seit den Vierzigerjahren das Konzept der myofaszialen Triggerpunkte als Erklärung für chronische Schmerzen. Weltweit wurde durch ihre Arbeit die Behandlung von Triggerpunkten in das Behandlungsspektrum von Therapeuten und Ärzten aufgenommen und weiterentwickelt. Neben anderen Schmerzphänomenen befassen sich die Autoren in Band II mit Funktionsstörungen und Schmerzen im urogenitalen Bereich (Travell und Simons 1992).
1991 erschien eine Studie, in der 132 Patientinnen mit CPPS (Chronic Pelvic Pain Syndrome) untersucht wurden, von denen 75 Prozent einen Befund hinsichtlich Fehlhaltungen und Verspannungen aufwiesen. Bei Behandlung dieser Verspannungen und Fehlhaltungen erlebten 70 Prozent eine deutliche Besserung (King et al. 1991).
Dann noch ein Blick weit zurück: 1926 erschien ein sehr modernes *Lehrbuch der Massage* von Sanitätsrat Dr. A. Müller, der den Muskelhartspann als Ursache für »funktionelle Erkrankungen des Bewegungsapparats« beschrieb und auch vor dem Unterleib nicht zurückschreckte. Ganz im Gegenteil, er beschrieb sehr ausführlich die Zusammenhänge zwischen Verspannungen der Muskeln und Beschwerden wie Harndrang, Einnässen, Blasenschmerzen, Schmerzen nach und während des Geschlechtsverkehrs, Menstruationsschmerzen sowie Afterkrämpfen, Hämorrhoiden und Verstopfung. Mindestens genauso ausführlich beschrieb er die manuelle Behandlung der muskulären und bindegewebigen Strukturen durch entsprechende Massagen. Er schrieb: »All diese Funktionsstörungen gelten bisher als nervös und … für rein seelisch bedingt und als Widerspiegelungen rein psychischer Vorgänge … Ich weise mit Nachdruck darauf hin, daß diese Voraussetzung falsch ist. Die Beckenmuskulatur ist in allen diesen Fällen hypertonisch [in Dauerspannung]« (Müller 1926).

Literatur

Amherd, C., 2011. *Wenn die Liebe schmerzt.* 3. Auflage Hrsg. Norderstedt: Books on Demand GmbH.

Baessler, K., und Juninger, B., 2015. Beckenbodenschmerzen – primär und sekundär. In: M. Sillem, S. Mechnser und F. Siedentopf, Hrsg. *Leitsymptom chronischer Unterbauchschmerz der Frau.* Berlin/Heidelberg: Springer Verlag, S. 72–81

Benninghoff und Drenckhahn, 2014. *Taschenbuch Anatomie.* D. Drenckhahn und J. Waschke, Hrsg. München: Elsevier

Bernhardt, K., 2016. *Panikattacken und andere Angststörungen loswerden.* München: Random House Verlagsgruppe

Bodden-Heidrich, R., 2003. *Chronische Schmerzsyndrome in der Gynäkologie: Unterbauchschmerzen und Vulvodynie.* Aachen: Shaker Verlag GmbH

Buchner, E., 2000. *Wenn Körper und Gefühle Achterbahn spielen …* Kleinsendelbach: Elisabeth Buchner FVB Verlag

Davies, A., und Davies, C., 2011. *Arbeitsbuch Triggerpunkt-Therapie.* 2. Auflage, Paderborn: Junfermann Verlag

de Liz, D. S., 2019. *Unverschämt.* 2. Auflage, Hamburg: Rowohlt

Deutsche Apotheker Zeitung, 2010. Vitamin-B_{12}-Spiegel sinkt unter Metformin. Nr. 24, 17.6.2010, S. 32

Drechsel, U., und Plato, G., 2003. Der chronische Beckenbodenschmerz aus der Sicht der Schmerztherapie. In: W. Merkle, Hrsg. *Der chronische Beckenbodenschmerz – Chronic Pelvic Pain Syndrome.* Darmstadt: Steinkopff Verlag, S. 27–53

Ehmer, I., und Herbert, M., 2016. *Probleme im Intimbereich … damit müssen Sie nicht leben.* 4. Auflage, München: W. Zuckschwerdt Verlag

Feldenkrais, M., 2005. *Das starke Selbst.* Frankfurt am Main: Suhrkamp Verlag

Feldenkrais, M., 2014. *Bewusstheit durch Bewegung.* 13. Auflage. Frankfurt am Main: Suhrkamp Verlag

Feldenkrais, M., 2014. *Die Entdeckung des Selbstverständlichen.* 14. Auflage. Frankfurt am Main: Suhrkamp Verlag

Fitzgerald, M., et al., 2012. *Journal of Urology.* https://doi.org/10.1016/j.juro.2012.01.123, Zugriff am 4. Mai 2019

Günthert, E.-A., 2004. *Psychosomatische Urologie – Leitfaden für die Praxis.* Stuttgart: Schattauer Verlag

Gasser, T., 2015. *Basiswissen Urologie.* Berlin/Heidelberg: Springer Verlag

Gralla, O., 2016. *Untenrum glücklich.* Köln: Lübbe Verlag

Guimberteau, J.-C., und Armstrong, C., 2016. Anpassungen und Modifizierungen des multifibrillären Netzwerks. In: K. Stechmann, Hrsg. *Faszien – Architektur des menschlichen Fasziengewebes.* Berlin: KVM, S. 172–196

Hanna, T., 1988. Somatics. *Reawakening the Mind's Control of Movement, Flexibility and Health.* Reading: Addison-Wesley Publishing Company

Hanna, T., 2016. *Beweglich sein ein Leben lang.* München: Kösel Verlag

Harari, Y. N., 2015. *Eine kurze Geschichte der Menschheit.* 29. Auflage. München: Deutsche Verlags-Anstalt

Höfler, H., 2012. *Atementspannung.* 2. Auflage. Stuttgart: Trias Verlag

Jacobson, E., 1934. *You must relax.* New York: McGraw-Hill Publishing Company

Jacobson, E., 2011. *Entspannung als Therapie.* 7. erweiterte Auflage mit einem Vorwort und Nachwort von Robert Klinkenberg, Hrsg. Stuttgart: Klett-Cotta Verlag

Jost, W. H., 1997. Kompressionsyndrom des Nervus Pudendus. In: W. H. Jost, Hrsg. *Neurologie des Beckenbodens.* Weinheim: Chapman und Hall, S. 315 f.

Kaluza, G., 2011. *Salute! Was die Seele stark macht.* Stuttgart: Klett-Cotta Verlag

Kaluza, G., 7. Auflage 2018. Gelassen und sicher im Stress. In: *Das Stresskompetenz-Buch: Stress erkennen, verstehen und bewältigen.* Berlin: Springer Verlag

King, P., Myers, C., Ling, F., und Rosenthal, R., 1991. Musculoskeletal Factors in Chronic Pelvic Pain. *Journal Psychosomatic Obstet Gynaecology,* 12, S. 87–98

Klingler, W., 2016. Physiolgie und Biochemie. In: *Faszien in Sport und Alltag.* München: Riva Verlag

Lee, D. J. R., und Buchner, E., 2005. *Wie Männer stark bleiben.* Kleinsendelbach: FVB Verlag

Luipers, W., 2015. *Nie wieder Rückengymnastik.* München: Arkana Verlag

Müller, D. G., und Hertzer, K., 2015. *Training für die Faszien.* München: Südwest Verlag

Müller, A., 1926. *Lehrbuch der Massage. Die funktionellen Erkrankungen des Bewegungsapparates und die Theorie der Massage.* 2. Auflage. Bonn: A. Marcus und E. Weber's Verlag

Marx, S., Cimmiak, M., Rütz, M., und Resch, K. L., 2013. *Langzeiteffekte osteopathischer Behandlungen bei chronischer Prostatitis/chronischem Beckenschmerz-*

syndrom. https://link.springer.com/article/10.1007Prozent2Fs00120-012-3075-3, Zugriff am 4. Mai 2019

Merkle, W., 2003. *Der chronische Beckenbodenschmerz.* Darmstadt: Steinkopff Verlag

Origo, D., und Tarantino, A., 2018. Osteopathic manipulative treatment in pudendal neuralgia: A case report. *Journal of Bodywork und Movement Therapies 23,* 12. Februar, S. 247–250

Parks, T., 2010. *Die Kunst stillzusitzen.* München: Antje Kunstmann Verlag

Petersson, M., 2011. *Move without Pain.* New York: Sterling Verlag

Pohl, H., 2010. *Unerklärliche Beschwerden.* München: Knaur Verlag

Prendergast, S. A., und Rummer, E. H., 2016. *Pelvic Pain Explained – What Everyone Needs to Know.* Lanham: Rowman und Littlefield Publishing

Schenk, C., 2006. *Loslassen – Stress bewältigen – besser schlafen.* O. O.: Pro Literatur Verlag

Scheuernstuhl, A., und Hild, A., 16. Auflage 2019. *Natürliche Homontherapie.* Bielefeld: Aurum Verlag

Shoskes, D., et al., 2008. *Journal of Urology.* https://doi.org/10.1016/j.juro.2007.09.088, Zugriff am 1. April 2019

Sinaki, M., 1977. Tension Myalgia of the Pelvic floor. 52 (11). *Mayo Clin Proc.,* S. 717–722

Stecco, L., und Stecco, A., 2016. *Fasziale Manipulation zur Behandlung von Funktionsstörungen des Bewegungsapparats.* Stettin: Odnova-med Verlag

Stein, A., 2009. *Heal Pelvic Pain.* New York: McGraw Hill Publishing

Tanzberger, R., 2013. Beckenboden, Inkontinenz und weibliche Hormone. In: *Der Beckenboden – Funktion, Anpassung und Therapie.* München: Elsevier Verlag, S. 170–173

Tanzberger, R., Kuhn, A., Möbs, G., und Baumgartner, U., 2013. *Der Beckenboden – Funktion, Anpassung und Therapie.* München: Elsevier Verlag

Travell, J. G., und Simons, D. G., 1992. *Handbuch der Muskel-Triggerpunkte.* München: Elsevier Verlag

Wiesner, A., und Jost, W., 2003. Der chronische Beckenbodenschmerz aus Sicht der Neurologie. In: D. W. Merkle, Hrsg. *Der Chronische Beckenbodenschmerz.* Darmstadt: Steinkopff Verlag, S. 83–95

Wise, D., und Anderson, R., 2015. *Kopfschmerzen im Becken.* Occidental, Ca.: National Center for Pelvic Pain Research

Übersicht: Beschwerden, Behandlung, Gewohnheiten

Beschwerden	Behandeln	Gewohnheiten checken
Blasenbeschwerden	Unterbauch, Seite 237 Schambein, Seite 260 Iliopsoas, Seite 243 Beininnenseiten, Seite 247 Innerer Beckenboden, Seiten 271 und 272 Narben, Seite 233	Bauch anspannen Rundrücken Die Banane machen Steißbein einziehen, mit angezogenen Knien sitzen Die Ente machen Beine übereinanderschlagen Keine Bauchatmung Beckenboden anspannen Wasser anhalten Zu viele Sit-ups oder Powerhouse-Übungen
Sitzbeschwerden	Beinrückseiten, Seite 253 Beine innen, Seite 247 Gesäßmuskeln, Seite 255 Genital außen und Sitzbeine, Seite 236 Steißbein, Seite 259 Iliopsoas, Seite 243	Vielsitzer Joggen ohne Beinstreckung Steißbein einziehen Die Banane machen Strammstehen Po anspannen Beckenboden anspannen
Bauchschmerzen und Übelkeit	Unterbauch und Oberbauch, Seite 236 Iliopsoas, Seite 243 Zwerchfell, Seite 242 Narben, Seite 233	Bauch einziehen oder anspannen Rundrücken Die Ente machen Die Banane machen Wasser und Stuhl anhalten Keine Bauchatmung

Beschwerden	**Behandeln**	**Gewohnheiten checken**
Missempfindungen und Schmerzen der Vulva und der Vagina	Äußeres Genital, Seite 263 Innerer Beckenboden, Seiten 271 und 272 Beininnenseiten, Seite 247 Unterbauch, Seite 237 Narben, Seite 233	Beine übereinanderschlagen Beckenboden anspannen Wasser anhalten Beckenboden vom Stuhl abheben Die Banane machen Steißbein einziehen
Menstruationsschmerzen	Iliopsoas, Seite 243 Unterbauch, Seite 237 Beininnenseiten, Seite 247	Die Ente machen Im Hohlkreuz sitzen Mit angezogenen Knien sitzen Beine übereinanderschlagen Bauch einziehen Rundrücken
Missempfindungen an Damm und Rektum	Äußeres Genital, Seite 263 Anus, Seite 271 Innerer Beckenboden rektal, Seiten 271 und 272 Bindegewebe Damm, Seiten 264 und 269 Gesäßmuskeln, Seite 255 Steißbein, Seite 259	Beckenboden anspannen Mit eingezogenem Steißbein sitzen Strammstehen Pobacken anspannen Stuhlgang aufschieben
Juckreiz am After	Bindegewebe Anus, Seite 271	Beckenboden vom Stuhl abheben Strammstehen Steißbein einziehen Stuhldrang anhalten
Prostatabeschwerden	Bindegewebe Damm, Seiten 266 und 267 Sitzbeine, Seite 263 Rektale Behandlung Innerer Beckenboden, Seiten 271 und 272	Beckenboden anspannen Mit eingezogenem Steißbein sitzen Wasser lassen und Stuhlgang aufschieben Strammstehen Pobacken anspannen

Beschwerden	Behandeln	Gewohnheiten checken
Penisschmerzen	Bauchbehandlung, Seite 236 Äußeres Genital, Seite 268 Innerer Beckenboden, Seite 272 Narben am Unterbauch, Seite 233	Keine Bauchatmung Bauch einziehen Beckenboden anspannen
Hodenschmerzen	Unterbauch, Seite 237 Schambein, Seite 262 Cremaster, Seite 270 Iliopsoas, Seite 243 Narben, Leisten und Unterbauch, Seite 233	Wenn einseitig: einseitige Körperhaltungen Das Steißbein einziehen Beckenboden vom Stuhl abheben
Atemstörungen, Herzrasen	Zwerchfell, Seite 242 Iliopsoas, Seite 243 Oberbauch, Seite 239 Rücken, Seite 277	Luft anhalten, keine Bauchatmung Rundrücken oben Die Ente machen
Leistenschmerzen	Iliopsoas, Seite 243 Unterbauch, Seite 237 Narben, Unterbauch und Leisten, Seite 233	Hohlkreuz Entenhaltung Gesäß nach hinten strecken Sitzen mit angezogenen und übereinandergeschlagenen Beinen Wenn einseitig: einseitige Körperhaltung auf dem Standbein
Rückenschmerzen	Rücken, Seite 277 Iliopsoas, Seite 243 Gesäßmuskeln, Seite 255 Beinrückseiten, Seite 253	Hohlkreuz sitzend oder stehend Die Ente Strammstehen Wenn einseitig: einseitige Haltungen, Standbein, Beine übereinanderschlagen, verdreht sitzen

Abbildungsverzeichnis

Register

L

M

N

O

P

R

W

Y

Z

Dr. Helga Pohl

Unerklärliche Beschwerden?

Chronische Schmerzen und andere Leiden körpertherapeutisch verstehen und behandeln

Viele Menschen leiden heute unter chronischen, funktionellen Erkrankungen, Ängsten und Depressionen und sind verzweifelt über Erklärungen wie »Da ist nichts«, »Sie haben nichts!«, »Es ist nur psychosomatisch«.

Helga Pohl entwickelte ein revolutionär neues, körpertherapeutisches Konzept, mit dem sich die Leiden neurobiologisch verstehen und ohne Medikamente erfolgreich behandeln lassen. Sie nimmt den Leser mit auf eine Reise durch die einzelnen Körperregionen und die dort auftretenden Beschwerden. Auf sehr persönliche Art verbindet sie reichhaltige Erfahrung mit Patienten, Forschungsberichte und leicht verständliche Erklärungen, sodass der Leser am eigenen Leib unmittelbar nachvollziehen und begreifen kann, was ihn und andere plagt. Übungen und Empfehlungen für den Alltag runden die Darstellung ab.

KNAUR
MENSSANA